JN452107

# DVD로 배우는 근골격계 질환별 물리치료 기법

Musculoskeletal Physical Therapy in Specific Technique by DVD

DVD로 배우는

# 근골격계 질환별 물리치료 기법

임상기법을 향상시키는 동영상 106

대한정형도수치료학회 옮김

# Musculoskeletal Physical Therapy in Specific Technique by DVD

Yoshitaka Hayashi

KAOMT
MANUAL • 1992 • THERAPY

영 문 출 판 사

**■ 옮긴이** (가나다순)

**김명준** 서울청담 우리들병원 척추치료센터부장
**김상엽** 광주보건대학 물리치료과 교수
**김용수** 신성대학 물리치료과 교수
**김호봉** 제주한라대학 물리치료과 교수
**조현래** 마산대학 물리치료과 교수
**박윤기** 대구보건대학 물리치료과 교수
**양기웅** 청암대학 물리치료과 겸임교수
**최석주** 대구과학대학 물리치료과 교수
**황성수** 신구대학 물리치료과 교수

" Musculoskeletal Physical Therapy in Specific Techniques by DVD "
©Yoshitaka Hayashi 2008
Originally Published by Nankodo Co., Ltd., Tokyo, 2008
編集者：林　義孝（大阪府立大学大学院教授）
執筆者：林　義孝（大阪府立大学大学院教授）
西村　敦（大阪リハビリテーション専門学校校長）
清水啓史（大阪府済生会吹田病院リハビリテーション科）
安藤　卓（大阪府済生会吹田病院リハビリテーション科）
新保健次（大阪府済生会吹田病院リハビリテーション科）
今井　保（市立池田病院リハビリテーション科）
松山博文（市立池田病院リハビリテーション科）
杉原建介（市立池田病院リハビリテーション科）
古谷逸夫（大阪市立大学リハビリテーション部）
今久保 伸二（大阪市立大学リハビリテーション部）
井上　悟（大阪大学医学部リハビリテーション部）
中江徳彦（豊中渡辺病院リハビリテーション科）
木村佳記（東豊中渡辺病院リハビリテーション科）
小柳磨毅（大阪電気通信大学教授）
山野仁志（豊中渡辺病院リハビリテーション科）
越智久雄（大阪リハビリテーション専門学校教務課長）
今井公一（大阪リハビリテーション専門学校理学療法科長）
淵岡　聡（大阪府立大学大学院准教授）
林　好子（大阪府立急性期・総合医療センターリハビリテーシ ョ
手術監修者：冨士武史（大阪厚生年金病院整形外科部長）
「本書は南江堂との契約により出版するものである」



DVD로 배우는
# 근골격계 질환별 물리치료 기법

2010년 7월 21일 초판인쇄
2010년 7월 28일 초판발행

지은이 : Yoshitaka Hayashi
옮긴이 : 대한정형도수치료학회
발행인 : 박 병 조
발행처 : 도서출판 영문출판사
등　록 : 1987년 12월 21일 제2-419호
주　소 : 서울시 강남구 삼성동 69-1
전　화 : (02) 514-5590, 776-5590
팩　스 : (02) 756-8943
E-mail : yeongmunsa@empal.com
정　가 : 30,000원
ISBN 978-89-7224-232-1 98510

※ 파본은 교환해 드립니다.

# 서 문

이 책에 정말 도움이 되는 내용이 적혀 있는 것일까? 아마도 염려할 수 있다. 요즘은 그만큼 물리치료 전문서적이 서점의 진열장이 비좁아 넘쳐흐를 정도로 성황이다.

그러나 여러 가지 문헌을 집합시킨 탁상공론이나 매일의 임상현장의 감성으로부터 거리감을 느끼는 내용으로 구성된 전문서적이 독자의 기대에 부응하지 못한다는 것은 새삼 말할 것도 없다.

이러한 상황 속에서, 이 책은 비교적 임상경험이 짧은 물리치료사를 위해서 임상현장에서 환자를 대하였을 때에 그 치료방법의 선택에 신속하게 도움이 됨과 동시에 학교 강의실에서 학생에게 임상적 감성을 이해시킬 수 있는 내용으로 하였다.

여기서 이 책의 기획 취지에 대해서 조금 언급해 보면,

1. 임상경험 1년에서부터 5년째의 물리치료사에게 필요하다고 생각되는 임상기술을 주된 내용으로 하여 정리하였다.
2. 획기적인 시도로써 실제의 정형외과 수술을 DVD 동영상으로 해설하고, 수술 후 물리치료와 리스크 관리의 이해를 용이하게 하였다.
3. 기본에 충실한 물리치료 기술의 실제를 DVD 동영상으로 해설하고, 기본 기술에 기초한 임상기술의 이해와 응용에 도움이 될 것을 목표로 하였다.
4. 탁상공론을 피하기 위해 집필을 임상경험이 풍부한 물리치료사에게 맡기고, 기본 기술을 중요시하면서도 "임상의 요령"을 편입시켰다.
5. 적은 인원수의 근무환경에서 상담 상대가 적은 물리치료사만이 아니라, 학생강의에도 활용하도록 하였다.

지금이야말로 물리치료 영역의 연구논문이나 학술대회의 증상사례 보고에 있어서 증거(evidence)를 애매하게 한 상태로 발표의 기회가 주어지는 경우는 극소수이다.

이러한 것은 물리치료가 경험적 이론 · 기술로부터 탈피하여 객관적 재현성을 기본으로 하는 과학적 근거에 기초한 물리치료체계로서 발전하기 위해서는 필요불가결할 것이다. 그러면, 임상현장에서 이들의 사고에 기초하는 질이 높은 물리치료 기술을 어떻게 제공하면 되는 것일까를 생각했으면 하는 것이다.

임상현장에서는 자기에게 형편이 좋은 문헌을 서로 연결하여 독선적 이론 위에 구축되어 있다고 밖에는 생각할 수 없는, 현실에 기초한 물리치료 (physical therapy based on reality)를 보는 경우가 있다. 그러나 참으로 추구되고 있는 것은 빠른 회복을 원하는 많은 환자에게 부응할

수 있는 과학적 근거에 기초한 확실한 물리치료 기술이다. 이 책이 기본에 충실하고 질이 높은 물리치료 기술의 이해와 습득을 돕고, 현 상황의 개선에 조금이라도 도움이 된다면 집필자 일동으로서 더할 나위 없는 기쁨이다.

마지막으로 이 책의 간행이 당초의 예정보다 많이 늦어져 관계자 여러분에게 심려를 끼친 결과가 되었다. 그 이유는 집필자와 함께 몇 번이나 내용의 검토에 시간을 계속 소비하였기 때문이다.

관대하게 지켜봐 주시면서 여기에 출판이 된 것은 난코도 임상기획부 1과의 메시지마 준코 여사의, 편집담당자로서의 탁월한 감성과 인내심 덕분이라 할 수 있다. 여기에 깊이 감사드린다.

2008년 5월 좋은 날

공립대학법인 오사카부립대학 대학원
종합재활학 연구과
교수 하야시 요시다카

# 역자 서문

이 책이 "근골격계 질환별 물리치료 기법"이란 이름으로 번역되어 출간되지만, 실제로 이 책이 다루는 치료기법들은 질환별 물리치료에 국한되지 않고 있다. 그리고 이 책은 일본의 물리치료에 대해 간략하게 설명하고 있는데, 그 방법으로 물리치료 처방전을 보는 방법과, 의사나 간호사의 챠트를 보는 방법에 대해 설명하고 있다. 이 책이 "근골격계 질환별 물리치료"로 번역되었듯이, 정형외과적인 질환을 주로 다루고 있다. 물론 각 질환에 대한 처방전의 견본과 처방 내용, 평가, 이완, 물리치료 등의 순서로 설명하고 있다. 제2부의 1장과 2장은 각각 팔과 다리의 골절에 대해 설명하고 있고, 3장, 4장, 5장, 7장, 8장, 9장, 10장은 임상에서 자주 접하게 되는 질환들을 다루고 있다. 무엇보다 이 책의 가장 큰 장점은 신입물리치료사를 위해 정형외과수술과 기본적인 물리치료 기법을 동영상으로 보여주고 있는 점이다. 많은 물리치료사와 학생들이 이 DVD를 통해, 이 책 뿐만 아니라, 관련된 다른 교재를 보다 쉽게 이해할 수 있을 것으로 확신한다.

이 책을 번역하는데 있어, 저자의 원래 의미를 왜곡하거나, 혹시 제대로 이해하지 못함에 따른 문제들을 독자들에게 그대로 전달해버렸는지에 대한 두려움이 존재하지만, 역자들은 그런 두려움에도 불구하고, 많은 사람들에게 이 책이 좋은 교재가 될 것이라고 생각되어 번역에 참여한 점을 독자들이 이해 해 주길 바란다.

끝으로, 이번 번역판이 나오기까지 많은 도움을 주신 영문출판사 박병조 사장님과 직원들에게도 진심으로 감사드린다.

2010년

역자 일동

# 부록 DVD-Video에 대해서

- 본 DVD에는 책의 내용과 연동한 "질환별 물리치료"와 이 책의 이해를 보다 심화시키기 위한 "수술의 이해"가 수록되어 있다.
- 동영상은 모두 컬러영상 (동영상 수 106, 합계 100분)이다.
- 모든 동영상에는 내레이션 또는 음성 (치료사와 환자의 대화 등)이 들어가 있다.
- 본문 중 및 사진 아래에 삽입된 Click 은 해당 동영상과 관련된 문장, 정지화면이라는 것을 나타내고 있다 (예컨대, "Click 1-1"이 쓰여진 곳은 "제1장 팔의 골절의", "동영상 1 어깨관절 가동범위운동 (1) : 굽힘 · 벌림 수동운동"에 관련된 문장 또는 정지화면을 나타내고 있다).
- DVD를 사용할 때 책 말미에 "부록 DVD을 사용할 때의 주의사항"을 참조하기 바란다.

# 동영상 타이틀 일람표

## ■ 질환별 물리치료

### 1장 팔의 골절 〈동영상 수 25, 합계 16분 32초〉

동영상 1 어깨관절 가동범위운동 (1) : 굽힘 · 벌림 수동운동
동영상 2 어깨관절 등척성 근력강화운동 : 굽힘 · 벌림 · 가쪽돌림 · 안쪽돌림
동영상 3 어깨관절 가동범위운동 (2) : 굽힘수동운동
동영상 4 어깨관절 가동범위운동 (3) : 안쪽/가쪽돌림 수동운동
동영상 5 어깨관절 가동범위운동 (4) : 폄수동운동
동영상 6 cuff exercise (1) : 옆으로 누운 자세에서의 능동운동
동영상 7 cuff exercise (2) : 선 자세에서의 능동운동
동영상 8 어깨관절 가동범위운동 : 90° 벌림위치에서의 안쪽/가쪽돌림 수동운동
동영상 9 팔꿉관절의 능동보조운동
동영상 10 아래팔 엎침/뒤침의 능동보조 운동
동영상 11 아래팔 능동운동에 의한 엎침/뒤침 보상운동
동영상 12 엎드려 누운 자세에서의 팔꿉관절 폄의 능동보조 운동 (등장성 운동)
동영상 13 바로 누운 자세에서의 팔꿉관절폄의 저항운동
동영상 14 엎드려 누운 자세에서의 팔꿉관절 폄의 저항운동
동영상 15 아래팔 엎침/뒤침의 저항운동
동영상 16 손가락관절의 부운동 및 가동범위운동
동영상 17 노자관절의 종속 운동 (미끄럼 운동)
동영상 18 위팔노관절의 종속 운동 (미끄럼 운동)
동영상 19 손목부분의 굽힘 · 폄 운동
동영상 20 손목부분의 노쪽굽힘 · 자쪽굽힘운동
동영상 21 PIP관절의 굽힘 · 폄 운동
동영상 22 신경근육 재교육 (엎침 · 뒤침운동, quick stretching)
동영상 23 손목부분의 굽힘 · 폄 저항운동
동영상 24 PIP · MP관절의 굽힘 · 폄 저항운동
동영상 25 공을 사용한 운동 (체스트 패스)

## 2장 다리의 골절 〈동영상 수 13, 합계 11분 2초〉

동영상 1 엉덩관절의 관절가동범위운동
동영상 2 엉덩관절의 굽힘 · 폄에 의한 관절가동범위 운동
동영상 3 엉덩관절의 벌림 · 모음에 의한 관절가동 범위 운동
동영상 4 무릎관절의 굽힘 · 폄에 의한 관절가동범위 운동
동영상 5 기본동작 연습 : 바로 누운 자세에서부터 끝에 걸터앉은 자세까지, 끝에 걸터앉은 자세에서부터 바로 누운 자세까지
동영상 6 무릎뼈의 관절가동범위운동 (1) : 굽힘각도 90° 이내
동영상 7 무릎뼈의 관절가동범위운동 (2) : 무릎뼈의 가동성
동영상 8 무릎뼈의 관절가동범위운동 (3) : 각도제한 없음
동영상 9 무릎관절 굽힘 가동범위운동
동영상 10 무릎관절 폄 가동범위운동
동영상 11 발목관절 등쪽굽힘 가동범위운동 (1)
동영상 12 발목관절 등쪽굽힘 가동범위운동 (2)
동영상 13 발목관절 바닥쪽 굽힘 가동범위운동

## 3장 변형성 엉덩관절증 〈동영상 수 5, 합계 4분 56초〉

동영상 1 넙다리네갈래근의 등척성 수축
동영상 2 몸 구르기
동영상 3 일어나기, 마루 위 운동, 앉은 자세 유지
동영상 4 마루에서부터의 일어서기 : 아무것도 사용하지 않는 경우
동영상 5 관절가동범위운동, 근력강화운동

## 4장 변형성 무릎관절증 〈동영상 수 6, 합계 5분 32초〉

동영상 1 수술 후 평가 · 운동 (1) : 무릎뼈의 가동성
동영상 2 수술 후 평가 · 운동 (2) : 관절가동범위운동
동영상 3 수술 후 평가 · 운동 (3) : 근력강화운동 SLR
동영상 4 수술 후 평가 · 운동 (4) : 근력강화운동 (무릎관절 굽힘 · 폄)
동영상 5 통증의 치료 (무릎관절 주위의 통증)
동영상 6 기본동작 연습 : 바로 누운 자세에서부터 선 자세까지, 선 자세에서부터 바로 누운 자세까지

## 5장 관절류마티스 〈동영상 수 7, 합계 4분 31초〉



## 6장 혈관원성 다리 절단 〈동영상 수 3, 합계 2분 57초〉



## 7장 외상 〈동영상 수 20, 합계 13분 41초〉

## 8장 어깨관절주위염 〈동영상 수 8, 합계 7분 19초〉



## 9장 허리질환 (요통 등) 〈동영상 수 8, 합계 5분 39초〉



## 10장 목 척추증성 척수증 · 목-어깨-팔 증후군 〈동영상 6 합계 8분 4초〉



# ■ 수술의 이해

〈동영상 수 5, 합계 19분 7초〉

# 차 례

# 제 1 부

# 물리치료를 하기 전에

물리치료는 환자나 질병, 장애의 정보 수집 후, 필요한 검사 · 측정을 시행하고 목표의 설정, 목표도달을 위한 계획의 입안과 일련의 과정을 거쳐 치료나 지도를 실시한다 (**그림** 1).

그러나 임상에서의 물리치료의 실제는 평가의 과정에 거의 시간적인 차이를 두지 않고 물리치료를 실시하는 것이 요구된다. 생각해보면 평가의 기술은 환자의 팔다리나 몸통에 대한 다양한 도수적 · 물리적 조작을 가하는 치료적 조작과 거의 같은 개입을 시행하는 경우가 많고, 환자의 신체적, 시간적 부담을 경감하는 것이 우선된다. 즉, 실천적인 물리치료는 "치료하면서 평가하는" (**그림** 2) 것에 끝난다고 할 수 있다.

평가적인 개입의 결과에 즉시 반응하여 치료를 변경하고, 치료적인 개입에 대한 대상 부위의 반응을 살펴서 평가를 진전시키는 것이 중요하며, 이들의 질이 높은 개입과 반응을 거듭하는 것이 실천물리치료가 된다. 이 책에서는 이러한 관점에서부터 각 근골격계 질환에서의 고안을 실제의 개입적 조작을 영상과 함께 보여 주고 있다.

실천물리치료는 환자를 담당한 그 시점 즉, 의사의 처방 (지시)을 받았을 때부터 시작된다. 여기서는 우선 처방전을 보는 방법이나 정보수집 등의 실제에 대해서 해설한다. 의료기관에서의 근골격계 질환에 대한 물리치료는 현재, 급성기, 회복기, 유지기의 재활의 범주 (또는 시설) 안에서 시행되고 있으나, 여기서는 급성기 병원에서의 처방을 중심으로 설명한다.

급성기 병원에서는 입원기간이 짧고 (평균 재원일수 17일 이내) 각 진료과목의 치료가 끝나면, 즉각 전원, 퇴원, 전상 (회복기 병동)이 된다. 이 때문에 처방전을 비롯하여 정보의 수집을 효율적으로 시행하며 물리치료의 실질적인 시작을 지연시키지 않도록 주의할 필요가 있다.

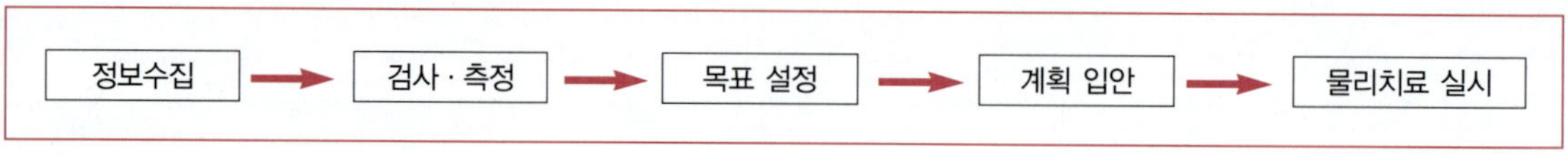

그림 1 물리치료 과정의 개념

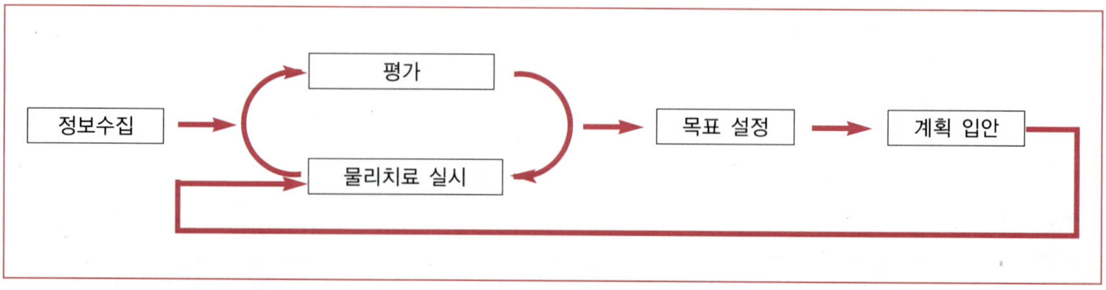

그림 2 실천물리치료 과정의 개념

# A. 물리치료 처방전을 보는 방법

## 1 물리치료 처방전의 흐름

물리치료는 각 진료과목의 주치의로부터의 의뢰에 의해서 시작된다. 입원 · 외래의 환자에게 물리치료가 필요하다고 판단한 주치의는 물리치료 부문에 의뢰를 한다. 현재는 종이에 의뢰서를 기입하는 경우와 지시시스템 (ordering system)에 의한 컴퓨터 입력의 두 종류가 있고, 향후에는 지시시스템이 주류가 되리라 생각한다.

각 과의 주치의의 의뢰를 받은 재활과 의사는 의뢰환자의 진찰을 시행하여 물리치료의 적부와 그 내용을 판단하고 적응이 있는 경우에 물리치료를 처방 (지시)한다 (**그림 3**). 다만 크리티컬 (클리니컬) 패스 (critical path)의 적응이 되는 질환에 대해서는 진료에 참여하는 전체 전문직의 프로그램이 사전에 결정되어 있으므로 그 시간표 (timetable)에 따라서 지시가 이루어지고 바로 물리치료가 시작된다. 또한

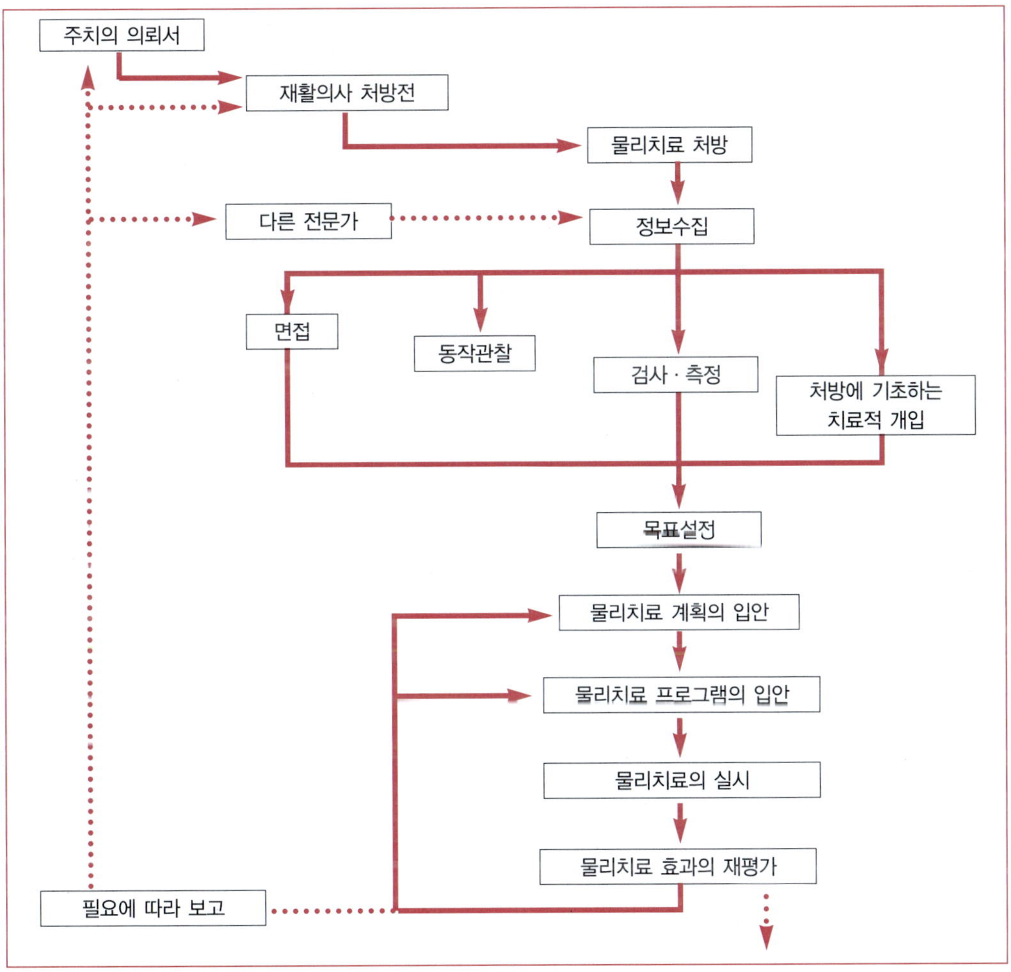


그림 3 물리치료 과정

각 병원의 규모, 재활부문의 운영방법에 따라서는 각 진료과목 주치의가 물리치료 처방 (지시)을 동시에 시행하는 경우가 있다.

## 2 물리치료 처방전

처방전에는 환자의 의학적 치료에 책임을 가진 의사 (주치의, 재활담당 의사)가

**재활 처방전**

ㅇㅇㅇㅇ병원
의뢰일 : 2007/5/14

〈환자 ID〉 700700700
환자성명 ㅇㅇㅇ

〈진단명〉

| 넙다리뼈목 골절 |
| --- |
| 허리타박 |
| |

〈연령 (생년월일)〉 70세 (1936/5/15)

〈외래 · 입원〉 정형외과

〈의뢰 의사〉 ㅇㅇㅇ

〈합병증〉
10년 전부터 당뇨병으로 치료 중
5년 전부터 고혈압으로 혈압강하제 복용 중

〈리스크 등 특기사항〉

〈현 병력 · 기왕증〉

〈시작 장소〉 5층 병동 (007호 1인실) 〈시작일〉 2007/05/15

〈수술 후 지시〉 〈1주일간 예정〉

〈치료 내용〉

물리치료

주치의사 코멘트

작업치료

주치의사 코멘트

언어치료

주치의사 코멘트

특기사항

그림 4 재활 처방전

물리치료사에게 의뢰하는 의사 (intention)가 정리되어 있다 (**그림** 4). 의사에 의한 치료 (수술치료, 약물치료, 방사선 치료 등)나 간호사에 의한 요양지도 등과 협동한 의학적 치료의 일환인 물리치료에 기대되고 있다는 것을 확실하게 파악하는 것이 중요하다. 또한 처방전은 공식적인 기록 (의료정보)으로서 유지 관리되는 것이 중요하다. 전화를 포함한 구두에 의한 처방은 긴급 이외에는 피하고, 그러한 경우라도 반드시 기록에 남길 필요가 있다.

또한 최근에는 크리티컬 패스, 재활 (종합) 실시계획서를 겸한 양식의 처방전을 도입하고 있는 병원도 있어 효율화의 연구가 이루어지는 것을 볼 수 있다.

## 3 물리치료 처방전의 내용

처방전의 양식에는 다양한 것이 있으나, 그 내용은 대략 다음과 같은 항목으로 구성되어 있다. 성명, 연령 (생년월일), 성별, 진단명 (발병 시에는 확정되어 있지 않은 경우도 있다). 장애명 (질환명과 같거나 기재가 없는 경우도 있다), 치료방침, 예후, 수술명, 수술일, 합병증, 현 병력, 처방내용, 주의사항, 리스크 등이다 (**표** 1).

### a. 성명, 연령, 성별

환자를 특정하는 데에 필요한 정보이며 지시 (ordering)에서는 ID번호로서 정의된다. 평가에서의 초기면접을 신뢰관계를 구축하는 데에 중요한 기회라 파악한다면, 성명을 읽는 방법을 사전에 확인해두는 것이 필요하다. 성별이나 연령은 질환의 특질과 연관성이 있거나, 사회적 배경을 상정하는 데에 중요한 정보라 할 수 있다. 또한 고령자의 경우, 위기관리나 물리치료의 치료효과의 관점에서부터 주의가 필요하다.

### b. 진단명, 합병증

물리치료의 대상이 되는 병명이 최초에 기입 (입력)되어 있는 것을 확인한다. 많은 진단명이나 기초질환을 가진 환자에서는 물리치료의 적응이 된 진단명이 기록되

**표 1** 처방전의 항목

| 처방전의 항목 | 주의할 내용, 추측, 상정하는 것 |
|---|---|
| a. 성명, 연령, 성별 | 대상자 특정의 정보 (ID번호), 개인정보 보호에 해당, 연령은 주의를 요함 |
| b. 진단명, 합병증 | 물리치료의 대상 질환, 기능저하 추측에 의한 검사측정 항목을 예상<br>확정된 진단인지 아닌지, 리스크 상징 |
| c. 장애명 | 진단명과의 연관성, 장애의 기왕증을 추측 |
| d. 치료방침 | |
| e. 수술명, 수술일 | |
| f. 현 병력 | |
| g. 처방내용 | |
| h. 주의사항, 리스크 | |
| i. 기타 | |

어 있을 필요가 있다.

진단명이나 합병증에 기재되어 있는 질환명에 의해서 장애되어 있는 기관, 조직의 기능저하를 예측하고, 실시에 필요한 검사 · 측정을 상정할 수 있다. 입원과 동시에 물리치료가 시작되는 일도 많고, 이 경우는 진단명이 확정적이 아닌 경우도 있어, 시행하는 운동이나 동작에 신중성이 요구되며 의사의 생각을 충분히 확인해둘 필요가 있다. 마찬가지로 피로나 과로에 유의하는 것도 중요하다.

### c. 장애명

같은 편마비라는 장애명일지라도, 원질환 (뇌종양, 외상, 신경변성질환, 혈관장애 외)이나 그 기초질환은 다양하다. 진단명과 장애명의 연관성을 충분히 인식해둔다. 또한 장애의 기왕력에 관한 정보는 예후를 유추하는 데에 유용하며 다양한 기회를 놓치지 않고 조기에 수집할 필요가 있다. 물리치료사는 장애명과 동시에 장애부위의 특정, 전신의 분포상황, 각 부위에서의 정도의 차이에 대해서 평가를 통해서 파악한다.

### d. 원질환의 치료방침, 예후

원질환과 합병증에 대한 주된 과의 치료방침과 기대되는 치료효과를 확인한다. 예후에 대해서는 원질환의 예후, 생명예후, 장애의 기능적 예후를 파악해두는 것이 중요하다.

### e. 수술명, 수술일

수술내용을 수술기록 (챠트)으로부터 파악해둔다. 수술방식은 물론 피부절제부위, 신경, 혈관, 근육, 뼈 등에 대한 영향을 이해하는 것은 물리치료를 실시하는 데에 중요하다.

### f. 현 병력

물리치료의 실시에 직접 관계되는 질환 및 물리치료 실시 상의 위기관리에서 문제가 되는 경과에 대해서 확인해둔다.

### g. 처방 (지시)내용

물리치료 처방내용에 보조기를 이용한 물리치료 (physical agent), 운동치료, 기본동작 연습 등, 가급적 구체적으로 기재되어 있는지 확인한다. 내용에 불분명한 점이 있는 경우는 반드시 물리치료 처방의사에게 확인하고, 그 기록을 남길 필요가 있다.

### h. 주의사항, 리스크

물리치료의 실시에 있어서 특히, 유의해야 할 점에 대해서 확인한다. 수술 후의 금기사항 (제II부 "질환별 물리치료" 참조), 심장질환이나 뇌혈관장애, 호흡기질환, 당뇨병 등에서 운동부하량에 제한이 필요한 경우, 감염증이나 감염에 대한 저항력이 저하하여 있는 경우 등이 기입되어 있는가를 확인한다. 이들이 애매한 채로 물리치료를 진행시키는 것은 사고로 직결되기 때문에 의문점은 반드시 재활담당의사, 주치의에게 확인한다.

### i. 기타

급성기 병원 등에서는 환자의 퇴원은 반드시 치유를 의미하는 것은 아니므로, 예정 입원기간, 전원 예정 등에 대해서도 환자담당 의사와 동시에 확인한다. 실천물리치료에서는 입원기간으로 도달할 수 있는 물리치료 목표를 정하여 효과적이고 효율적인 물리치료를 계획하여야 한다. 입원기간의 단축이 진전되어 있는 현 상황에서는 처방전 내용에 편입시켜 두는 것이 이상적이다.

## B. 챠트, 간호기록을 보는 방법 (정보수집)

주된 진료과목의 챠트나 간호기록을 확인하는 것은 앞에서 언급한 처방전 정보를 보완하고 그 상세를 파악하는 의미로부터도 중요하다. 챠트는 최근 1환자 1챠트 방식을 도입하고 있는 병원이 증가하고 있기 때문에 정보 수집을 시행하기 쉬워졌다. 또한 전자 챠트의 도입에 의해서 정보 수집, 전달도 더욱 신속하고 용이하게 되어가고 있다. 다만 정보를 입수하기 쉬운 반면, 방대한 의료정보 (물리치료 기록을 포함) 중에서부터 필요한 정보에 접근하여 선택하는 것은 어렵다. **표 2**에 챠트로부터 확인해두어야 할 필요사항을 나타냈다. 여기서는 최소한 확인해두어야 할 정보에 대해서 언급한다.

**표 2 챠트 (의사 · 간호사)에서부터 확인해 두는 필요사항**

| |
|---|
| 1. 처방전 항목의 내용 보충 |
| 2. 의사에 의한 사전 동의 (informed consent)의 내용 |
| 3. 원질환의 치료내용, 약제 사용 현황 |
| 4. 현 병력의 보충 |
| 5. 임상검사의 결과와 소견 |
| 6 각종 영상의 소견 · 코멘트 |
| 7. 수술내용 : 뼈 · 관절 · 연부조직 (근육, 혈관, 신경, 피부)의 처리방법 |
| 8. 수술 후 창상부위의 관리방법과 그 상태 |
| 9. 간호 관리의 상황, 안정도, 기본동작의 보조 상황 등 |
| 10. 환자의 언동 |
| 11. 장애수용에 관한 환자의 심리상태 |
| 12. 가족구성, 핵심인물, 직업과 사회적 배경 등 |

## 1 의사에 의한 사전 동의 (informed consent)의 내용

이 설명기록 중에는 병상설명, 치료, 수술의 설명 등이 알기 쉽게 기록되어 있고 환자의 가족이 어떻게 이해하고 있는지를 알 수 있다. 이들의 정보를 환자와의 면접 전에 알아둠으로써 의사를 중심으로 한 치료방침의 일관성을 유지할 수 있고, 환자와의 신뢰성을 얻기 위해서도 중요하다. 특히 질환의 고지내용 (특히, 악성질환), 수술의 내용과 수술 후 관리, 재활 예정, 예정 입원기간 (급성기 병원에서는 특히 유의함) 등이 수술 전에 어느 정도 설명되어 있는지를 반드시 확인한다. 가능하다면 수술 전의 사전 동의의 장에 동석하여 정보를 수집한다.

또한 크리티컬 패스의 적응이 되는 치료나 수술에서는 이 설명에 환자용의 크리티컬 패스가 사용된다. 환자로서도 물리치료사로서도 치료 · 관리의 전체적인 흐름 · 예정을 파악할 수 있고 합리적이다.

## 2 원질환의 치료내용, 약제 사용 상황

원질환에 대한 치료제의 부작용이나 물리치료 실시에 대한 영향, 수술 후에 사용되는 진통제, 혈전 예방을 위한 약제의 종류 등에 주의한다. 당뇨병 등 대사질환에 사용하는 약물, 정신과에서 처방되는 약제 등은 그 영향 때문에 물리치료를 실시하는 시간대를 고려할 필요가 있다.

## 3 현 병력의 보충

물리치료 처방전에는 현 병력이 상세하게 기재되어 있지 않은 경우가 많아, 필요에 따라서 주된 진료과목 챠트나 간호기록으로부터 얻어둘 필요가 있다. 특히 과거의 장애의 병력이나 그 내용을 확인하는 것이 물리치료사로서 중요하다.

## 4 임상검사의 결과와 판단

뼈 · 관절의 감염증이나 관절류마티스 등의 염증성 질환에서는 적혈구침각속도, CRP, 류마토이드 인자 (rheumatoid factor : RF) 등, 종양성 질환에서는 혈청 알칼리포스파타아제, LDH (젖산탈수소효소), 혈청 총단백, 글로불린 등 뼈 대사질환에서는 혈청 칼슘, 인, 알칼리포스파타아제 등의 검사치가 물리치료 실시에 배려해야 할 수치를 나타내고 있는지의 이해가 필요하고, 주치의의 판단을 확인해둘 필요가 있다. 수술 후의 증상사례 등에서는 염증, 혈액의 성상, 빈혈, 영양상태 등에 관한 검사치를 이해할 수 있으면, 환자의 전신상태의 파악에 도움이 된다.

## 5 각종 영상진단과 의사의 소견, 코멘트

최근의 영상진단 기술의 진보는 눈부시며 각종 영상진단의 소견 · 코멘트가 주된 진료과목의 챠트에 기재되어 있고, 물리치료 실시에서 그에 대한 이해는 중요하다.

근골격계 질환에서는 단순 X선 검사를 비롯하여, 각종 영상검사가 시행된다. 몸을 단면이 둥글게 절단되도록 X선 촬영하고, 컴퓨터로 처리하는 CT검사는 단순 X선 촬영과 비교하여 영상이 명료하고 조직이나 기관의 병변부위를 알기 쉽다. 최근에는 헤리컬 CT, 멀티 스캔 CT 등 입체적인 영상검사도 있고, 조직이나 기관의 형태적 이상을 확인할 수 있어, 기능장애를 추측하는 데에 매우 도움이 된다.

이들 영상진단의 소견 · 코멘트 등이 주된 진료과목 챠트에 기재되어 있고, 거기서부터의 정보가 물리치료를 실시하는 데에 유익하게 된다.

## 6 수술기록

근골격계의 수술에서는 뼈 · 관절 · 연부조직 (근육, 혈관, 신경, 피부)의 처리방법에 대해서 파악한다. 또한 인공관절이나 각종 고정치구에 의한 뼈의 고정방법 등도 확인해둔다. 수술기록에서 처리의 내용이 해설되어 있으면 이해하기 쉽다. 예컨대, 다리 절단술에서는 근육의 처리방법에 대해서 근막봉합법, 근육형성법, 근육고정법 등 절단된 근육군별로 어느 방법이 사용되었는지를 알아둔다. 이들의 정보는 수술 후의 팔다리의 운동치료를 안전하게 정확히 시행하기 위해 필수적인 사항이다 (DVD " Click 수술의 이해" 참조).

또한, 최근에는 근골격계의 수술도 최소 침습수술 (minimally invasive surgery : MIS)의 도입에 의해서 수술 후의 물리치료 · 관리의 시간이 대폭적으로 단축되어 가고 있다. MIS에 의해서 뼈 · 관절 · 연부조직에 대한 침습을 최소한으로 하는 노력을 하고 있다.

## 7 수술 후의 창상부위의 관리방법과 그 상태

창상부위의 봉합방법이나 혈종 제거를 위한 배출관 (drain)의 뽑아냄, 창상부위의 실을 뽑아낸 상황 등의 정보를 수집해간다. 최근은 MIS에 의해서 수술창상의 실을 뽑는 것이 불필요한 피하봉합과 표피는 필름 · 드레싱만으로 하고, 창상부위 소독 등의 처치도 불필요한 방법이 사용되고 있다. 또한 깊은정맥혈전증 (심부정맥혈전증, deep vein thrombosis : DVT)의 가능성 등에 대해서도 확인해둔다.

### 8 간호 관리의 상황, 안정도, 기본동작의 보조 상황 등

간호기록으로부터는 안정도의 수준이나 그것에 연동하는 환자의 기본동작능력의 상황 등을 확인한다. 병동 (실)에서의 환자의 상태를 파악해두는 것은 팀 의료를 효과적으로 진행시키는 데에 매우 중요하며 간호사와의 정보교환은 항상 적극적으로 시행하는 것이 요망된다.

### 9 환자의 언동

간호기록에는 의사나 치료사가 알 수 없었던 환자의 절실한 호소가 기록되어 있는 경우가 적지 않다. 질병이나 치료에 관련되는 환자의 불안이나 불만, 요구 등이 이야기되어 있는 경우도 있고, 물리치료를 진행하는 데에 있어서 환자를 이해하는 데에 도움이 된다.

### 10 장애수용에 관한 환자의 심리상태

보통의 장애수용에서는 거부, 혼란, 체념, 절망 등의 심리적 스트레스를 거쳐, 장애의 객관화가 이루어진다. 그러나 정신과 의사나 임상심리사 등 전문가에 의한 특별한 대응을 필요로 하는 환자에서는 이들 전문가의 의견을 존중하여 물리치료를 진행시켜야 한다.

### 11 가족구성, 핵심인물, 직업과 사회적 배경 등

환자가 가정이나 지역사회, 직장으로 복귀할 때, 가까운 가족의 지원은 물리적, 심리적으로 중요하고, 가족구성이나 핵심인물의 파악이 필요하다.

## C. 면접 (문진)의 방법

보통, 환자의 초진 때의 문진은 의사나 간호사에 의해서 정보수집이 시행되고 있으므로 물리치료사가 면접에서 정보를 수집해야 할 많은 내용은 이미 챠트나 간호기록에 기록이 남겨져 있다 (이 단원 B "챠트, 간호기록을 보는 방법" 참조). 따라서 물리치료사는 이들의 정보를 기초로 물리치료에서 특히 필요한 정보 또는 상세하게 알 필요가 있는 정보만을 환자로부터 직접 문진한다. 환자측으로서는 의사나 간호사에게 질문을 받고, 이것에 더해서 물리치료사로부터 같은 것을 질문받는 것은 의료의 일관성이라는 관점에서부터 불신감을 갖게 하는 것이 되므로, 같은 내용의 질문을 몇 번이나 하지 않도록 유의하는 것이 중요하다.

올바른 정보를 정확히 효율적으로 얻는 것은 환자와의 신뢰관계가 반드시 필요하고, 상당한 경험과 숙련이 요구된다.

## 1 환자 ID에 관한 정보처리 (환자 확인, 환자 오인의 방지)

동성동명에서는 환자를 오인한 채로 문진에 들어갈 가능성이 있다. 외래환자에서는 진찰권 번호 등으로 본인을 확인한다. 입원환자에서는 환자표식 라벨 등으로 본인을 확인한다. 그 다음에 신뢰관계를 구축하기 위한 입구로서 적절한 인사, 자기소개를 하고 환자의 이름, 생년월일을 확인한다. 또한 거주지, 전화번호, 직업 등을 청취하는 것은 정신상태나 지적수준을 아는 데에도 유력한 정보가 되지만, 개인정보 보호의 관점에서부터 프라이버시에 대한 배려 등 신중한 대응이 요구된다.

## 2 주된 호소, 요구의 청취

물리치료사는 물리치료에 요구하는 환자의 요구를 파악하기 위해 주된 호소를 환자로부터 직접 듣는 것이 중요하다. "지금 무엇에 어려움이 있습니까?" 라는 질문에 대한 대답에는 환자가 의료쪽에 요구하고 있는 최대한 긴급한 문제가 잘 반영되어 있다. 자유로이 이야기할 수 있는 환경 (분위기)에 유념하고, 개방적인 질문부터 시작하여 어떠한 기능장애나 능력장애 (동작제한)에 어려움을 겪고 있는가? 빨리 치유되어 어떠한 생활로 되돌아가고 싶은가에 대해서 목적을 정해서 이야기를 듣는다.

주된 호소나 요구의 파악은 환자가 바라고 있는 물리치료의 우선순위를 결정하는 데에 중요하고, 질병으로부터 생각할 수 있는 기능장애를 중심으로 한 물리치료의 우선순위와의 차이가 있는 일도 많아, 이 점을 설명하고 동의를 얻는 것이 물리치료를 효과적으로 진행시키는 데에 중요하다.

## 3 면접할 때에 관찰해야 할 것

처음으로 환자와 만날 때에 어떠한 자세나 동작으로 오는가의 정보는 중요하다. 순간적으로 가까운 장면에서 얻을 수 있는 정보는 한정되어 있으나, 세심한 주의를 기울여서 관찰하는 것을 유념해야 한다. 문을 여는 방법이나 닫는 방법, 걷는 방법, 기립 방법이나 앉는 방법, 그리고 기립 자세 유지, 앉은 자세 유지의 자세를 가능한 한 정면, 뒷면, 옆면에서부터 관찰한다. 또한 면접 때의 주된 호소에 따라서 관계되는 부위를 만지는 (촉진) 것도 필요하다. 냉감 (순환장애)이나 열감 (염증반응), 말초혈관의 박동, 근육이나 힘줄의 촉진 (근육의 이완이나 긴장, 경화의 정도) 등 나중에 유익한 정보가 되는 경우가 많다.

# D. 크리티컬 패스와 재활 (종합) 실시계획서

## 1 크리티컬 패스 (critical path)

크리티걸 패스를 의료의 장에 도입한 이점은 ① 입원 (치료)기간의 관리 (단축)를 할 수 있다는 것, ② 각 의료전문직, 각 부문에서 정보를 공유할 수 있게 됨으로써 각 부문의 연계를 하기 쉬워졌다는 것, ③ 치료 · 관리의 각 시기에서의 목표를 달성할 수 있는지 어떤지를 체크할 수 있다는 것, ④ 고른 의료서비스를 제공할 수 있다는 것, ⑤ 어느 치료 · 관리과정의 지연이 발생하고 있는지 파악할 수 있고, 예정 외의 문제 지연(variance)을 빨리 알아 대응할 수 있다는 것, ⑥ 환자에 대한 치료 · 관리의 예정 설명이 가능하고, 환자도 자기 자신에게 시행되는 치료 · 관리의 예정을 파악할 수 있어 안심할 수 있다는 것 등이다. 더욱이 전자 챠트 상에서 상시 조회 · 체크할 수 있는 시스템이 부가되어 있으면 보다 합리적이다.

치료사가 크리티컬 패스의 목표를 달성할 수 있도록, 현재 크리티컬 패스는 치료 방법별, 질환별 등으로 분류되어 책정되어 가고 있다. **그림** 5는 인공엉덩관절의 전

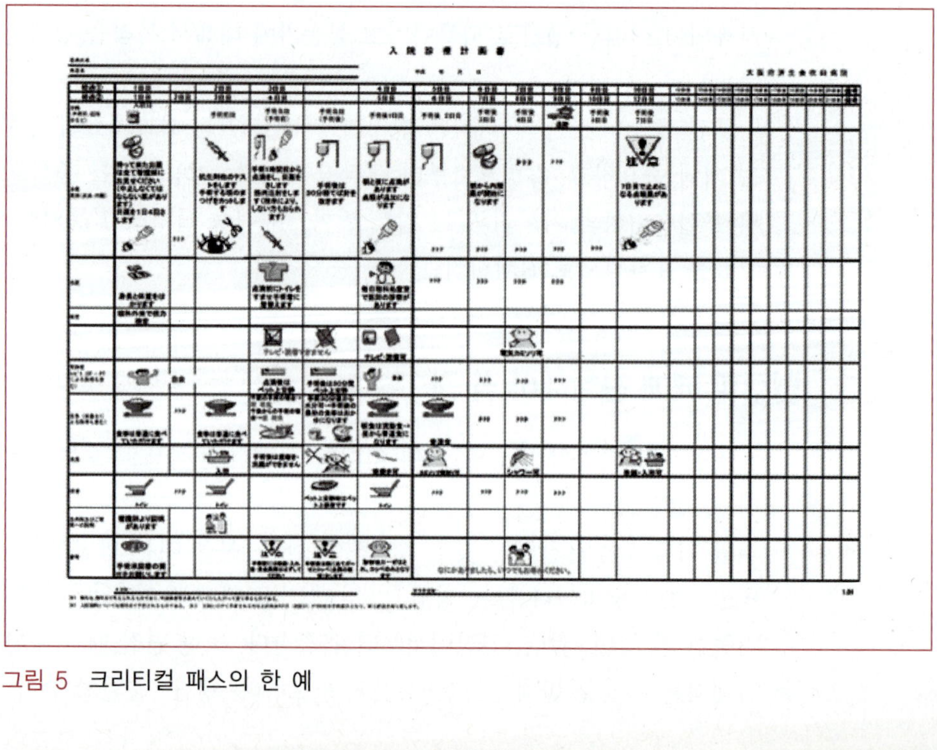

그림 5 크리티컬 패스의 한 예

치환술의 한 예, 기타의 질환은 크리티컬 패스 연구소 등에서 널리 공개되어 있으므로 참조하기 바란다). 물리치료도 환자의 의료 (cure이고 care) 전체의 일부이며 모두가 병행하여 시행되고 있다는 것을 의식하여 크리티컬 패스의 목표에 지체 없이 달성할 수 있도록 노력할 필요가 있다. 물리치료 문제에서 지연 (variance)되는 경우는 그 이유를 명확히 할 수 있도록 노력한다. 또한 최근에는 병원 연계, 병의 진료 연계 상에서의 시설 사이에 걸쳐 있는 연계 관리 패스의 도입이 시작되며 향후, 중간시설, 지역사회에서의 물리치료에도 큰 영향이 나타날 것으로 생각된다.

제II부 "질환별 물리치료"에서는 다른 의료직의 의료행위 · 관리 내용을 생략하고 설명한다.

## 2 재활 (통합) 실시계획서

의학적 재활에서는 많은 전문가가 팀워크를 짜서 환자 중심으로 서비스를 제공하는 것이 요구된다. 환자쪽으로부터는 일련의 치료로서 의료서비스라 인식할 수 있어 안심이 되며, 재활 (종합) 실시계획서를 제시하여 설명하는 것이 바람직하다. 실시계획서는 평가의 종합과 목표, 실시내용을 명기한 설명서이다. 재활에 관한 의료기술자가 공동하여 작성하고, 환자 또는 가족에게 설명한 다음에 교부해야 한다. 진료보수에 관하여 실시계획서를 작성한 경우는 평가요금을 산정할 수 있다. 쌍방 모두 양식이 규정되어 있으나, 실시계획서는 질환 · 장애의 특징에 맞춰서 양식변경이 가능하다 (진료 점수표의 해석에 기재되어 있다) (**그림 6**). 처방전에서도 언급하였으나, 본 계획서를 처방전으로서 사용하고 있는 병원도 있다. 이 경우는 재활 담당 의사가 중심이 되어 본 계획서가 작성되어 있다.

또한, 본 계획서는 보험진료상의 규정일 뿐만 아니라, 환자에 대한 물리치료 실시에 관한 사전 동의 (informed consent)로서의 의미도 포함하고 있다. 따라서 우선 최초에 검사 · 측정을 신속하게 시행하여 평가결과를 본 계획서에 기입하며 가급적 빨리 환자 · 가족에게 설명 · 교부하는 것이 요구된다.

# E. 물리치료의 순서 (평가와 치료)

## 1 물리치료의 목표설정

물리치료의 목표설정은 질환의 자연경과, 의학적 치료에 의한 개선에 입각하여 기능장애와 능력저하의 경과를 예측하며 효과적인 치료목표를 세우는 것에 있다. 물리치료의 실제에서는 단기간에 해결 가능한 목표를 우선하고, 그 목표를 단기간

(별지양식 16의 1)

## 재활 실시계획서

| 환자성명 | 남 · 여 | 년생 (　　세) | 계획평가 실시일　　년　　월　　일 |
|---|---|---|---|

| 재활담당의 | | PT | | OT | | ST | | |
|---|---|---|---|---|---|---|---|---|

| 원인질환 (발병 · 부상일) | 합병질환 · 조절상태 (고혈압, 심질환, 당뇨병 등) |
|---|---|
| | |

| 평가항목 · 내용 (콜론 (:)의 뒤에 구체적 내용을 기입) | | |
|---|---|---|
| 심신기능 · 구조 | □의식장애 : (3-3-9 :<br>□치매 :<br>□중추성 마비<br>(stage grade) 오른팔 :　오른손가락 :　오른다리 :<br>왼팔 :　왼손가락 :　왼다리 :<br>□근력저하 (부위, MMT :　　　)<br>기본자세<br>선 자세유지 (장구 :　) □손을 뗌, □잡기,　□불가<br>평행봉 내 보행 (장구 :　) □독립,　□일부보조,　□비실시<br>훈련실 내 보행 (장구 :　) □독립,　□일부보조,　□비실시 | □행위상실증 · 인식불능증 :<br>□음성 · 발화 장애 (□구음장애, □언어상실증 : 종류　　　)<br>□음식물 섭취기능 장애 :<br>□배설기능 장애 :<br>□구축 :<br>□욕창 :<br>□기립성저혈압 : |

| 활동: 자립도 / ADL · ASL 등 | 일상생활 (병동) 실행상황: 「하고 있는 "활동"」 자립 | 감시 | 일부보조 | 완전보조 | 비실시 | 사용용구 지팡이 · 장구 | 자세 · 실행장소 보조내용 등 | 훈련 시 능력 : 「할 수 있는 "활동"」 독립 | 감시 | 일부보조 | 완전보조 | 비실시 | 사용용구 지팡이 · 장구 | 자세 · 장소 (훈련실 · 병동 등) 보조내용 등 |
|---|---|---|---|---|---|---|---|---|---|---|---|---|---|---|
| 옥외보행<br>병동 화장실에의 보행 | | | | | | | | | | | | | | |
| 병동 화장실에의 휠체어 구동<br>휠체어 · 침대사이 옮겨타기 | | | | | | | | | | | | | | |
| 의자 앉은 자세 유지<br>침대 일어나기 | | | | | | | | | | | | | | |
| 배뇨 (주간)<br>배뇨 (야간) | | | | | | | | | | | | | | |
| 식사<br>몸 단정히 하기 | | | | | | | | | | | | | | |
| 착탈의<br>장구 · 신발의 착탈<br>목욕 | | | | | | | | | | | | | | |
| 의사소통 | | | | | | | | | | | | | | |
| 활동정도 | 낮 동안 병상에 누워 있음 : □없음, □있음 (시간대 :　　　이유　　　)<br>낮 동안 앉은 자세 : □휠체어, □침대 위, □개취업 (Gatch up) | | | | | | | | | | | | | |

| 참여 | 직업 (포함 : 주부 · 학생) (직종 · 업종 · 일 내용: ) | 사회참여 (내용 · 빈도 등, 발병 전 상황을 포함) |
|---|---|---|

| 목표 | 본인의 희망 |
|---|---|
| 방침 | 가족의 희망 |
| | 재활 종료의 기준 · 시기 |

| 본인 · 가족에의 설명　년　월　일 | 본인의 서명 | | 가족의 서명 | | 설명자 서명 | |
|---|---|---|---|---|---|---|

그림 6 재활 실시계획서

에 높은 수준으로 도달하는 것이 물리치료의 진행방법이다. 목표설정은 환자의 요구 (needs)로부터 벗어나지 않는 범위에서 물리치료에 의해서 해결할 수 있는 목표로 해야 하고, 구체적이고 기간의 설정이 가능한 것으로 한다.

## 2 재활 (물리치료) 실시계획서의 작성

물리치료의 치료계획은 ① 치료 가능한 문제에 대해서 시행하는 물리치료, ② 합병증이나 폐용 (disuse) 등 2차 장애의 개선이나 예방에 대한 물리치료, ③ 능력저하에 대해서 일상생활 활동의 개선을 목적으로 하여 시행하는 물리치료, ④ 개선 불가능한 문제에 대해서 보상기능으로서의 장구, 자조구의 적응, 그리고 환자가 놓여 있는 환경의 정비와 조정의 네 가지 관점에서 입안한다.

물리치료의 실시는 환자가 갖는 신체적, 사회적 개별성을 참고하여, 어떤 문제에 대해서 어떤 물리치료 기술을 언제, 어떻게 시행하는지 구체적인 방법을 생각하여 실시하는 것이 필요하다. 그리고 치료하면서 그 반응을 주의 깊게 관찰하고, 적당한 시기에 그 치료를 변화시키는 것이 중요하다. 또한 그 물리치료 실시는 재활진료 전체의 계획에 일치하여 있을 필요가 있다.

## 3 콘퍼런스

재활계획에 일관성이 있고 효과적이고 실시 가능한 전문적 치료 (각 요법)에 대해서, 객관적인 평가를 기초로 재활치료 계획을 검토한다. 콘퍼런스 (conference)는 2006년 4월 1일부터 보험진료상에 있어서도 그 실시가 의무화되었는데, 그 목적과 시기에 따라 몇 가지의 종류가 있다.

### a. 새 환자 콘퍼런스

가장 일반적으로 시행되는 콘퍼런스이며 신규 환자의 초기치료의 방침을 결정하고 관여하는 전문가에게 주지시키기 위한 콘퍼런스로서 자리매김이 된다. 그 구성원은 보통 재활담당의사, 물리치료사, 작업치료사, 언어청각사, 간호사, case worker 등에 더하여 연수생이나 실습생 등도 참여한다. 재활담당 의사의 치료지침을 기초로 그것에 대한 각 전문가의 의견에 입각하여 치료방침과 기간, 도달목표 등이 검토된다.

### b. 다른 부문 (병동 · 각 진료과)과의 콘퍼런스

이 콘퍼런스의 목적은 환자를 한정된 치료시간에만 관찰해야 하는 재활치료 현장에서의 정보와, 24시간 환자가 지내고 있는 병원 내 생활공간에서의 정보의 통합작업이다. 환자의 생활수준에서의 문제에 초점을 맞춰서 능력저하나 사회적 불이익을 추측하는 데에 유력한 정보가 된다. 즉, 재활 전문직에게는 각 요법에 의해서 개선된 능력이 생활수준에서 활용되고 있는지 아닌지의 참고가 되고, 병동 간호사에게는 지금 현재 시행할 수 있는, 최고 수준의 능력을 인식하는 것이 가능해진다.

### c. 개별 증상사례 콘퍼런스

물리치료과 내에서 지도적 입장에 있는 물리치료사가 경험이 적은 후배 물리치료사의 기술이나 계획을 환자를 개입시켜 검토하는 것은 의미가 있으며, 부정기적 일지라도 시행해야 한다. 환자의 재활을 저해하는 인자를 갖고 있는 증상사례나 순조롭지 못한 증상사례, 퇴원해서 갈 곳이 결정되지 않은 퇴원 콘퍼런스 환자 등은 의료 소셜 워커 (medical social worker : MSW)를 포함하는 증상사례 담당 전체 직원이 그 문제를 검토하는 콘퍼런스도 필요하다. 이 기록도 남겨두는 것이 필요하다.

### d. 퇴원 시 콘퍼런스

원칙적으로 퇴원 (전원) 예정의 전체 환자를 대상으로 시행하는 것이 바람직하다. 퇴원이나 전원 때의 환자의 상태를 확인하고 각 요법의 효과에 대한 보고나 퇴원 후 및 전원해서 갈 곳에서 인계되는 문제 등을 검토한다.

## 4 효과판정 (재평가)

물리치료에서는 일일의 물리치료의 효과와 함께 주 및 월 단위로 물리치료 효과를 가능한 한 객관적으로 판정하여 보다 효과를 높일 수 있는 물리치료 계획의 재검토와 실천이 반드시 필요하다.

특히 순조롭지 못한 증상사례, 위험도가 높은 증상사례의 경우는 반드시 재활담당 의사에게 상담하며 콘퍼런스에서 적극적으로 증상사례 검토를 도모하는 것이 의료인으로서의 책무이다. 자기 판단만으로 치료기간을 목표 없이 헛되게 흘려버리는 일이 없도록 한다.

## 5 물리치료의 효과를 향상시키는 요점

물리치료의 효과를 향상시키기 위해서는 물리치료사의 좁은 의미의 치료 (예컨대, 간접 가동범위운동 그 자체)의 기술향상이 반드시 필요하다. 그러나 그 치료를 시행하기까지의 준비나 시행하고 있을 때의 환자에 대한 다양한 배려라 하는 넓은 의미의 치료기술도, 물리치료를 시행하여가는 가운데에 매우 중요한 요소이다. **그림** 7에 그 요점을 나타냈다.

## 6 전원 때의 물리치료 보고서의 작성

전원을 하는 환자에 대해서는 현재 치료병원에서의 정확한 물리치료 경과보고서(소개장에 첨부하는 것)를 작성하여 전원을 하는 곳의 시설의 치료사에게 원활하게 치료를 인계할 수 있도록 한다. 환자의 치료에서 필요한 개인정보, 진단명, 합병증, 리스크 정보, 초기평가 때의 요약, 실시된 물리치료의 내용이나 향후의 문제점, 최종평가 때의 요약, 물리치료를 저해하는 인자, 다른 치료법의 특기사항 등, 간결하게 정리한 경과 보고서의 작성이 요구된다. 이 보고서 작성으로 급성기 재활에서의 물리치료는 완료가 된다.

| 전 단계 | 물리치료 전 | 물리치료 중 | 물리치료 후<br>침대 곁 프로그램 |
|---|---|---|---|
| **●환자와의 신뢰관계의 확립**<br>환자와의 인간적인 접촉을 소중히 하여 환자로부터 신뢰를 얻도록 노력한다.<br><br>**●충분한 오리엔테이션**<br>물리치료사의 입장, 역할의 설명을 한다.<br><br>**●객관적인 데이터의 제시**<br>물리치료를 시행한 경우에 얻어지는 이익을 객관적인 데이터에 의해서 설명하여, 물리치료에 대한 의욕을 높인다.<br><br>**●별개의 환자에서의 성공경험을 제시한다.**<br>물리치료에 의한 기능 · 능력향상에의 객관적 사실만을 설명한다.<br><br>**●지신감을 갖게 해준다.**<br>"자신으로서도 할 수 있는 것이야"라는 자신감을 갖게 해주어, 그 자신감을 높이도록 지원한다. | **●실패를 반복하지 않는 프로그램을 설정한다.**<br>과제를 세분화하여 가능한 한 실패를 반복하지 않는 프로그램을 설정한다.<br><br>**●프로그램을 연구한다.**<br>항상 같은 프로그램의 반복은 환자의 의욕을 저하시킨다. 또한 충분한 오리엔테이션이 없는, 예고가 없는, 그리고 즉흥적이라 생각될지도 모르는 개입을 하지 않는다.<br><br>**●프로그램을 설명한다.**<br>사전에 프로그램의 진행예정을 설명해둔다. 변경되는 경우도 있다는 것을 양해시킨다.<br><br>**●"간단한 것"에서부터 "어려운 것"으로 한다.**<br>간단한 프로그램에서부터 조금씩 난이도를 올린다. 매일 성취감을 얻는 느낌을 주는 프로그램이 가장 좋다. | **●동작의 모방**<br>실제로 동작을 시키기 전에 그 동작을 환자가 이해할 수 있도록 반복해서 보여준다.<br><br>**●성공을 상상시킨다.**<br>동영상 등으로 실제의 동작을 보여주고 좋은 동작을 상상시킨다.<br><br>**●추상적인 표현을 피하고 구체적인 지시를 한다.**<br>"더 체중을 실으시오.", "조금 더 오른쪽으로 몸을 기울이시오."라는 것 같은 추상적 표현은 피하고, 체중계나 자세거울을 사용하여 "오른발에 30㎏의 체중을 실으시오.", "거울의 테이프를 붙인 부분에 오른쪽 어깨가 합쳐지도록 하시오." 등의 구체적인 지시를 한다.<br><br>**●관용의 자세로 임한다.**<br>실패하였을 때에는 하내는 느낌을 주는 주의는 하지 않는다. 성공하였을 때는 칭찬을 한다. | **●자주 프로그램의 실시표**<br>알기 쉽도록 지면 위에 도표(영상)도 곁들여서 명시하고, 아울러서 환자가 실시 상황 등을 적어 넣을 수 있도록 달력 모양으로 작성한다.<br><br>**●자주 프로그램 용지는 가능한 한 침대 곁의 벽에 붙인다.**<br>팸플릿 같은 것은 치워버릴 확률이 높기 때문이다.<br><br>**●실시 상황의 확인**<br>실시 상황을 확인하고 실시한 경우는 칭찬을 한다.<br><br>**●행동 자체를 칭찬한다.**<br>설정한 강도 · 양에 도달하지 않아도 행동 자체를 칭찬한다.<br><br>**●화를 내는 것 같은 수의는 수지 않는다.**<br>실시하지 않은 경우<br><br>**●표나 그래프를 작성한다.**<br>효과를 알 수 있도록 날짜가 경과함에 따른 기능 · 능력을 명시한다. |

그림 7 물리치료의 효과를 향상시키는 요점

# 제 2 부

# 질환별 물리치료

# 1 팔의 골절

팔(상지)의 골절에 대한 물리치료의 목표는 부상 또는 수술 후에 발생하는 관절가동범위 제한의 개선, 2차적인 근력저하의 방지에 노력하며 일상생활에 사용할 수 있는 팔의 기능을 재획득하는 것이다.

물리치료 개시기는 안정기 (부상 또는 수술 직후~2주일), 관절가동범위운동 개시기 (보호적인 운동개시기 : 부상 또는 수술 후 3, 4주~), 근력강화운동 개시기 (적극적 운동개시기 : 부상 또는 수술 후 7, 8주~)로 나뉜다.

아래에 각 시기의 물리치료의 목표를 기재한다 (**그림 1**).

## A. 어깨관절주위 골절 (빗장뼈 골절, 위팔뼈 근위끝 골절, 위팔뼈 몸통부위 골절)

### 1 처방전 견본

처방전 견본을 **그림 2**에 나타냈다.

### 2 처방내용

처방내용을 파악하여 정보를 수집, 정리한다.

| 안정기<br>(부상 또는 수술 직후~2주) | 관절가동범위운동 개시기<br>(부상 또는 수술 후 3, 4주~) | 근력강화운동 개시기<br>(부상 또는 수술 후 7, 8주~) |
|---|---|---|
| • 이완 (relaxation)<br>• 근력저하, 관절구축, 염증증상의 강화 등 2차적 장애의 예방<br>• 고령자에서는 전신 조정을 포함한 폐용증후군의 예방, 조기기상 | • 관절가동범위의 확대 (능동 · 수동)<br>• 부상부위의 근육 재교육, 환부 밖 근력강화<br>• ADL (가벼운 작업)의 확대 및 환자 지도<br>• 고령자에서는 전신 조정을 포함한 폐용증후군의 예방, 넘어짐 예방을 위한 동작운동 | • 관절가동범위의 확대<br>• 부상부위의 근육 재교육, 근력강화<br>• 직업 (가정) 복귀에 입각한 동작 획득 · 지도<br>• 고령자에서는 전신 조정을 포함한 넘어짐 예방을 위한 동작운동 |

그림 1 각 기의 물리치료의 목표

<table>
<tr><td>1. 성명 :</td><td>2. 성별 :</td><td>3. 연령 :</td></tr>
<tr><td colspan="3">4. 진단명 : 오른쪽 위팔뼈 근위끝 골절</td></tr>
<tr><td colspan="3">5. 합병증 : 당뇨병</td></tr>
<tr><td colspan="3">6. 처방내용 :<br>a. 관절가동범위의 유지 · 증대<br>b. 근력의 유지 · 강화<br>c. 지구력의 유지 · 개선<br>d. 협동성 개선<br>e. ADL 개선</td></tr>
<tr><td colspan="3">7. 코멘트 : 수술 후 2주째부터 흔들이 운동 개시. 물리치료 중 바깥고정을 벗기고 시행해도 된다.</td></tr>
</table>

그림 2 처방전 견본 (어깨관절주위 골절)

## a. 질환의 이해

### 1) 빗장뼈 골절

골절부위는 중앙 1/3이 약 80%를 차지한다. 근위뼈 조각은 목빗근 (흉쇄유돌근)에 견인되어 앞 위쪽으로 전위하고, 원위뼈 조각은 팔의 자체무게에 의해서 뒤 아래쪽으로 전위한다. 골절부위에서 서로 겹쳐 빗장뼈 길이는 단축하여 어깨 폭이 좁아진다. 빗장뼈 (쇄골)에는 어깨뼈 (견갑골)를 지지하는 역할이 있고, 단축변형에 의해서 어깨뼈의 돌림 (회전) · 휘돌림 (회선)이상을 일으켜, 어깨 전체의 기능에 영향을 미칠 가능성이 있다.

치료는 원칙적으로 보존치료가 시행된다. 빗장뼈 원위부위의 골절에서 부리빗장인대 (오훼쇄골인대)의 파열을 수반하는 경우 (Neer 분류의 Type II)는 불안정하여 수술적응이 되는 경우가 있다.

### 2) 위팔뼈 근위끝 골절

Neer에 의한 분류가 널리 사용되고 있다. 위팔뼈 뼈머리, 외과목 (외과경), 큰결절, 작은결절의 4개 부분으로 나눠 뼈 소식의 수와 선위의 정도에 따라 분류된다. 1-part 골절은 전위가 없는 (minimal displacement) 골절이며, 보존치료가 선택된다. 2-part 골절부터는 전위의 정도나 분쇄 골절 등 골절부분이 불안정한 것으로 수술치료가 선택되는 일이 있다. 큰결절 골절에서는 골절부위가 근육둘레띠의 부착부분이기 때문에 수술 후의 능동올림, 가쪽돌림 (외측회전)운동 개시기에 대해서는 주치의에게 확인을 받아 실시할 필요가 있다. 또한, 겨드랑신경 (액와신경)마비를 합병하는 경우가 있다.

### 3) 위팔뼈 몸통부분 골절

큰가슴근 (대흉근), 어깨세모근 (삼각근)의 부착부분에서 3개의 형태 즉, ① 큰가슴근 부착부분보다 위의 골절에서 근위뼈가 근육둘레띠에 견인되어 벌림 (외전)

을 하는 것, ② 두 근육사이의 골절에서 근위뼈 조각이 큰가슴근의 작용으로 모음(내전)을 하고, 원위뼈 조각이 어깨세모근의 작용으로 벌림을 하는 것, ③ 어깨세모근 부착부분보다 아래의 골절에서 근위뼈 조각이 벌림을 하는 것으로 분류된다. 거듭 개방 · 폐쇄 골절, 가로 골절, 나선 골절, 분쇄 골절 등으로 분류된다. 도수 정복이 곤란한 경우는 수술 적응이 된다. 노신경 (요골신경) 마비를 합병하는 경우가 있다.

### b. 크리티컬 패스

크리티컬 패스 (critical path)를 **그림 3**에 나타냈다.

## 3 평가

### a. 정보수집

부상일 (언제), 부상기전 (어디서, 어떻게), 잘 쓰는 손, 연령, 성별, 직업, 영상소견 (X선 사진, CT, MRI 등), 가족구성, 가정 내에서의 역할, 고령자의 경우라면 개호보험 이용의 유무, 수술치료를 받은 환자에 대해서는 수술기록으로부터 수술방식, 절개부위, 침습을 받고 있는 근육, 고정기간에 대해서 조사한다.

또한, 주치의에게 후치료 (aftercare)에서의 구체적인 운동방법, 운동 개시시기, 리스크에 대해서 상담한다. 고령자의 경우는 골다공증을 합병하고 있는 예가 많고 수술 중의 상황 (뼈의 강도, 관절상태, 기타 조직상태 등)에 대해서 알아둘 필요가 있다.

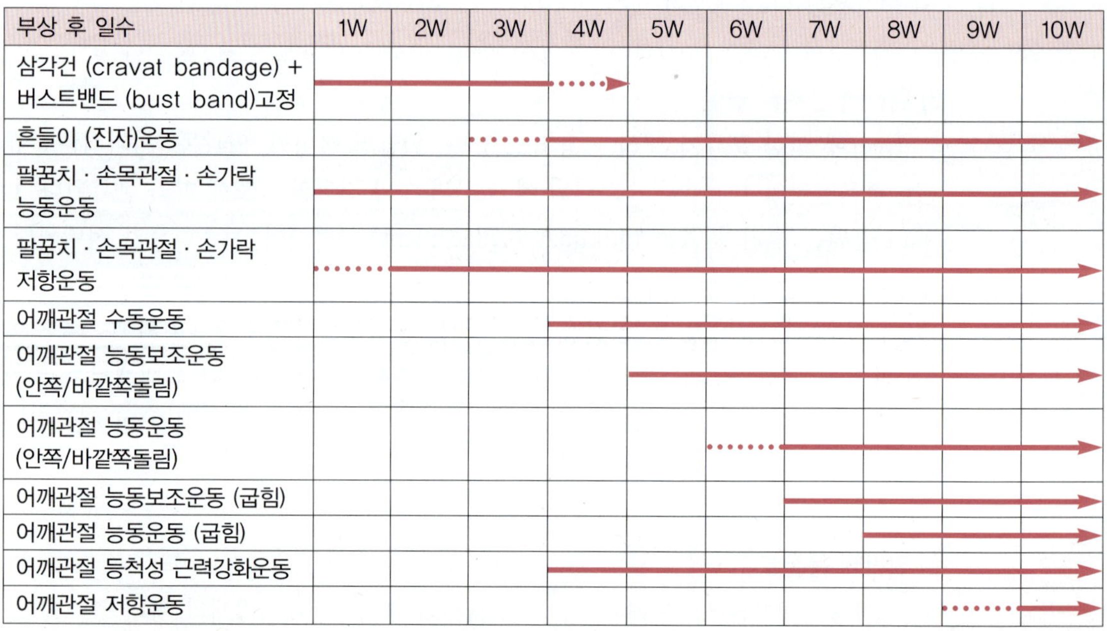

그림 3 크리티컬 패스 (위팔뼈 근위끝 골절 : 보존치료)

## b. 촉진

부상 후 (또는 수술 후)는 바깥고정이 이루어진다 (**그림** 4). 통증이나 근력저하 때문에 비정상 자세 (**그림** 5)를 취하는 일이 많고, 근육긴장의 이상이 관찰되기 때문에 자세의 평가를 시행한다. 환부 주위의 상태, 예컨대 통증의 유무, 종창, 열감, 발적 등의 염증증상에 대해서 촉진의 평가를 실시한다 (**그림** 6). 환부보다 원위에 걸쳐서 종창이 수반되는 일이 있고, 2차적인 관절가동범위 제한이나 근력저하를 일으키는 경우가 있다.

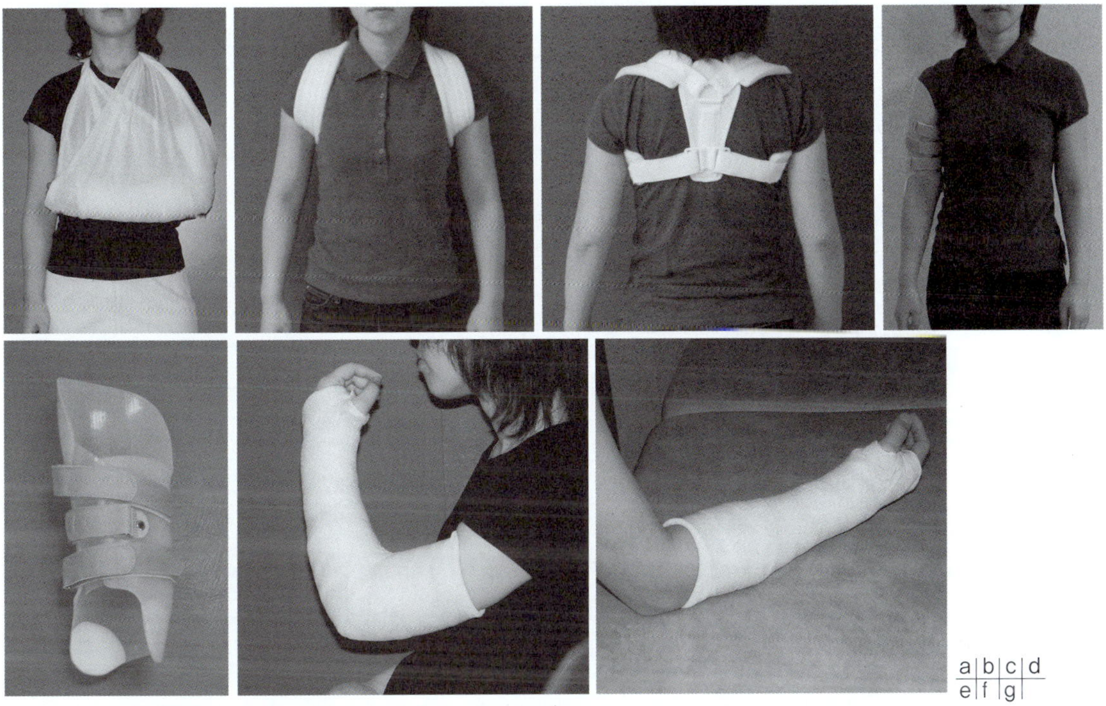

a|b|c|d
e|f|g

그림 4 바깥고정 (외고정)의 종류
a : 삼각건 b : clavicular band (앞면) c : clavicular band (등쪽면)
d : functional brace (관상면) e : functional brace f : 석고붕대 고정 (1) g : 석고붕대 고정 (2)

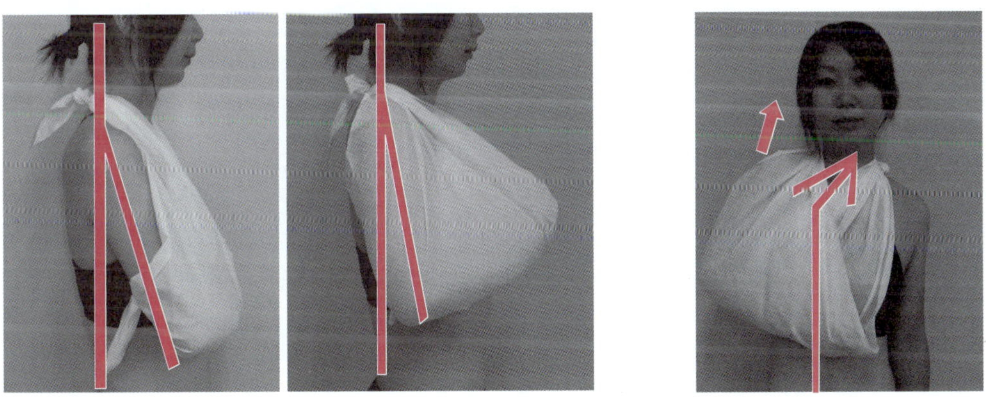

a|b

그림 5 이상자세
a : (왼쪽 그림) : 좋은 자세 (오른쪽 그림) : 어깨뼈 올림 · 후퇴, 어깨관절의 폄
b : 어깨뼈 올림 · 후퇴, 몸통의 건강한 쪽으로의 옆굽힘

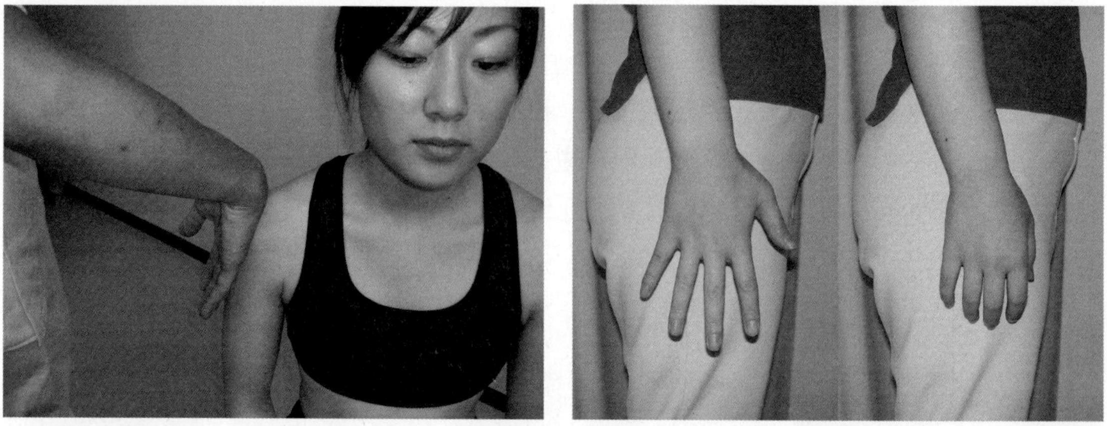

그림 6 촉진 a|b

a : 열감을 보는 방법 : 손등으로 시행하면 알기 쉽다.

b : 긴장의 유무의 판단 : 손가락의 상태에 따라 긴장상태를 알 수 있다. 긴장하여 있는 경우에는 손가락이 펌 위치이다 (좌). 이완하여 있는 경우에는 손가락은 약간 굽힘 위치이다 (우).

과도하게 이완을 강조하면, 반대로 긴장이 높아지는 일이 있으므로 주의한다.

## c. 통증평가

통증의 평가는 항상 염두에 둔다. 안정할 때의 통증과 운동할 때의 통증으로 나눠서 생각한다.

안정할 때에 통증이 있는 경우, 아침, 낮, 저녁, 수면 때 등 하루 안에서의 변화를 확인한다. 수면 때의 자세, 전날, 다음날의 환부쪽 팔의 사용량을 문진한다. 문진상, 일상생활에 문제가 없고 부상부위에 안정할 때의 통증이 존재하는 경우는 주치의에게 확인을 하여 가동범위운동을 중지 또는 신중하게 시행한다.

운동할 때의 통증에 대한 평가의 착안점을 기술한다.

① 운동방법 (수동운동, 능동운동) : 근육수축에 의한 통증이 어떤지 판단할 수 있다.
② 통증부위 : 부상부위인지, 주변의 근육인지, 연부조직인지, 인접하는 관절인지
③ 어느 각도에서 통증이 출현하는가? 통증호 징후 (painful arc sign) 등
④ 어떠한 통증인가? : 근육의 신장통증, 창상부위의 통증, 타박에 의한 통증 등
⑤ 끝느낌 (end feel) : 골성, 근육성, 연부조직성, 통증성 등

객관적으로 나타내려면 VAS (visual analogue scale)의 이용도 효과적이다.

## d. 관절가동범위

통증이나 종창 등에 의해서 환부 밖의 2차적인 관절가동범위 제한을 일으킬 가능성이 있어 환부만이 아니라, 인접 관절도 평가할 필요가 있다.

## e. 신경손상 평가

손상부위나 관혈적 수술의 합병에 의해서 저림 등의 이상감각, 감각장애를 일으

킬 가능성이 있으며, 장애의 정도, 부위, 운동할 때의 감각장애 변화 등을 확인한다.

① 위팔뼈 근위끝 골절 : 겨드랑신경 영역
② 위팔뼈 뼈몸통부분 골절 : 노신경 영역
③ 위팔뼈 관절융기위 골절 (과상골절) : 정중 · 자 · 노 각 신경 영역
④ 팔꿈치머리 골절 : 자신경 (척골신경) 영역
⑤ 노뼈머리 골절 : 정중신경 영역, 뒤뼈사이신경 (후골간신경) 손상 (MP 폄)
⑥ 노뼈 원위끝 골절 : 정중신경 영역

### f. 근력평가

근력평가는 앞의 항의 신경손상에 수반하는 근력저하와 폐용 (disuse)에 의한 근력저하를 평가하는 것이 중요하다. 환부를 보호하면서 보상운동을 억제하여 실시한다. 고정 중에는 과도한 저항운동으로 골절부분의 전위를 일으킬 위험성이 있다. 뼈의 치유과정에서 저항운동이 가능해지면, ADL (일상생활동작)을 의식하면서 근력평가뿐이 아니라, 지구성에 대해서도 평가할 필요가 있다.

또한, 고령자에서는 2차적인 근력저하가 동작 장애에 연결되기 때문에, 팔만이 아니라 몸통근육이니 디리에 대해서도 평가하고, 전신운동 내용능력 (지구력 등)에 대해서도 평가한다. 자각운동 강도 [보그 (Borg)의 지수 스케일 등]를 사용하면 객관적으로 평가할 수 있고, 운동의 효과판정에도 사용할 수 있다.

## 4 이완

부상부분 주위는 바깥고정, 통증에 수반하는 이상자세 때문에 근육긴장이 항진하여 있는 경우가 많다. 물리치료 전이나 병상에 누웠을 때에 이완을 목적으로 한 포지셔닝을 지도한다 (**그림** 7, 8). 통증완화나 2차적 기능장애를 예방하는 의미에서도 압박에 의한 신장, 마사지를 시행하여 환부 및 주위근육의 이완을 시행한다 (**그림** 9, 10). 또한 환부 밖에 대한 온열요법 등의 보조기를 이용한 물리치료의 병행도 효과적이다.

## 5 물리치료

빗장뼈 골절은 봉우리빗장관절 (견쇄관절)의 움직임에 유의하며 어깨뼈의 운동에 의한 빗장뼈에 대한 영향에 주의할 필요가 있다. 또한 어깨위팔관절 (견갑상완관절)은 부상하여 있지 않기 때문에 조기부터 어깨세모근의 등척성 근력강화운동이나 어깨관절 안쪽/가쪽 돌림운동이 허용되는 경우가 있으므로 주치의에게 확인한 다음에 실시한다.

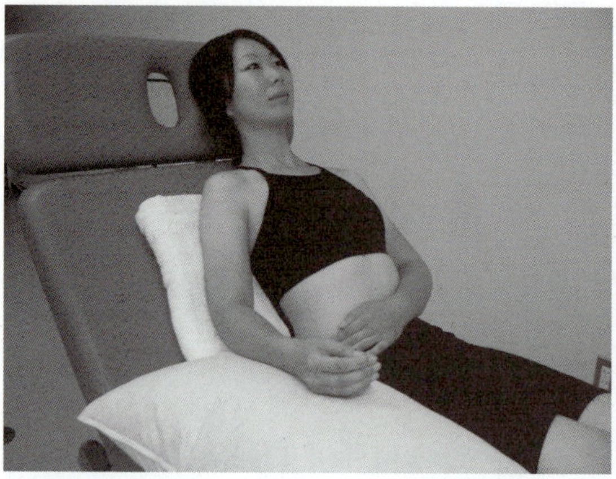

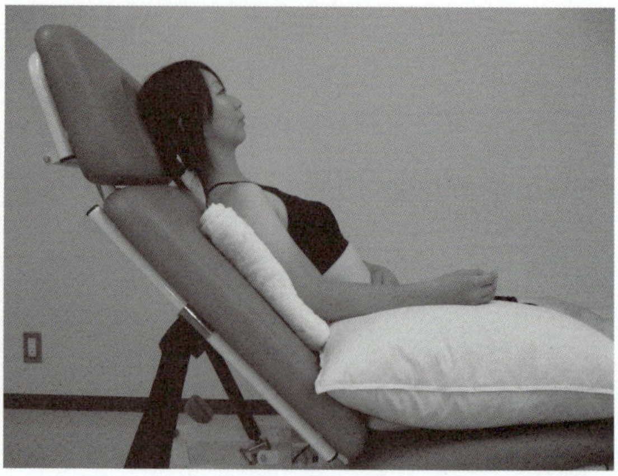

그림 7 치료대에서의 자세
위팔부분에 목욕타월을 깐다. 침대의 개취업 (Gatch up)을 시행하는 등, 가장 이완할 수 있는 자세를 선택한다.

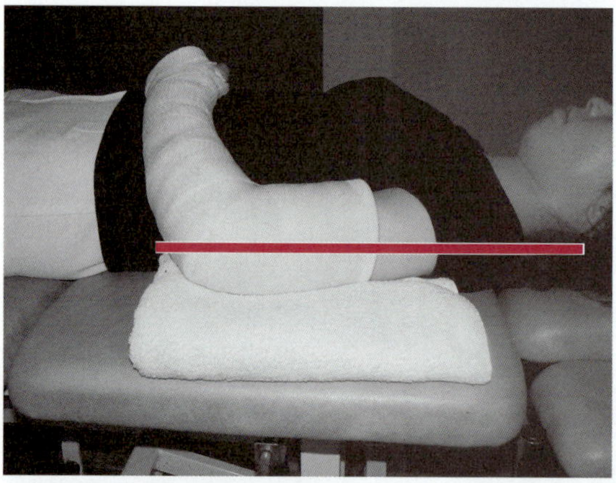

그림 8 바로 누운 자세에서의 포지셔닝
팔이 바닥면에 옴폭 들어가지 않도록 타월이나 방석 등으로 어깨관절과 팔꿉관절의 높이를 맞춘다.

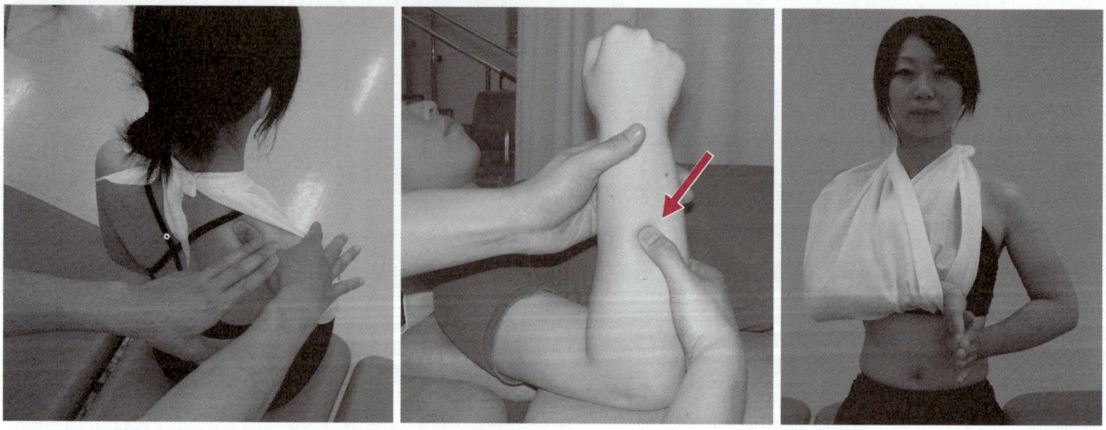

그림 9 이완 a|b|c
a : 압박에 의한 근육의 신장 (등세모근 상부섬유) : 팔의 무게를 지지하기 위해 어깨뼈 주위에서 근육긴장이 높다. 빗장뼈 원위끝 골절의 경우는 등세모근 상부섬유, 목빗근의 긴장이 높으면 빗장뼈가 위쪽으로 전위하는 감각이 강화되는 경우가 있다.
b : 아래팔 뼈사이막 (골간막)에 대한 직접 스트레칭 : 어깨 · 팔꿉관절 주위 골절에서의 보상적인 손목관절의 운동이나, 팔꿈치 · 손목관절 주위 골절에 의한 노자뼈 (요척골)의 관절운동의 부족에 의해서 아래팔 근육군의 신장성이 저하하고, 이에 더해서 아래팔 뼈사이막의 신장성도 저하한다.
c : 손가락, 손목관절의 폄 스트레칭 : 어깨관절에 회전이 일어나지 않도록 팔꿉관절 90° 굽힘 위치에서 실시한다. 고정중에는 굽힘이 우위가 되어 손가락의 굽힘 구축이 일어나기 쉽다.

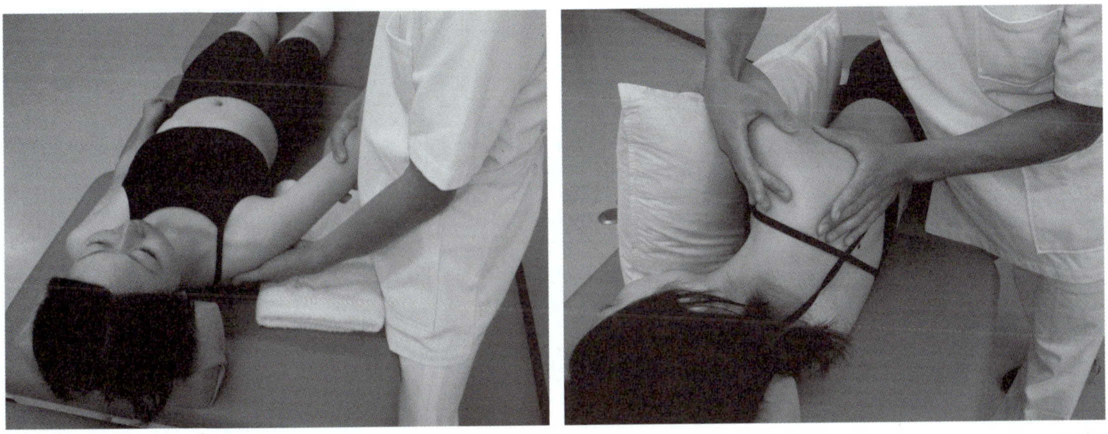

a | b

그림 10 팔이음뼈 (견갑대)의 이완
a : 바로 누운 자세 b : 옆으로 누운 자세

위팔뼈 근위끝 골절은 고령자에 많은 골절의 하나이며 치료 중에 병상에 누움으로써 폐용증후군에 빠지는 일이 많아, 물리치료를 진행하는 데에 소기기성, 전신 조정운동에도 접근을 시행한다. 또한 뼈 유합이 지연하는 등 치료기간이 장기화하는 경우가 있다. 뼈 유합의 상태를 주치의와 확인하면서 어깨관절운동을 실시해간다.

위팔뼈 몸통부분 골절은 근육 등 연부조직 손상을 합병하는 일이 있어, 팔꿉관절운동 때의 근육의 통증에 유의할 필요가 있다.

## a. 안정기

### 1) 관절가동범위운동 (그림 11, 12, Click 1-1)

환부 밖 (팔꿉관절, 아래팔, 손목관절, 손가락)의 가동범위운동 (수동 · 능동보조 · 능동운동)을 실시하며 종창의 경감을 도모하여 2차적인 관절 구축, 종창의 증대를 예방한다. 부상 (수술)직후이기 때문에 가동범위 확대보다도 이완목적으로 시행한다. 인접 관절인 팔꿉관절에서는 부상 (수술) 직후 며칠은 능동운동이 곤란한 경우도 있어 이완 중심으로 수동~능동보조운동 정도로 실시하는 경우가 많다.

위팔뼈 뼈몸통부분 골절의 수술 후에는 어깨관절에 보호적인 가동범위운동을 실시하여 염증증상을 증강시키지 않도록 한다. 영상소견에 의해서 골절부위, 골절의 형태를 이해하고 골절부분보다 근위를 잡는다 (그림 13).

### 2) 근력강화운동

근력저하 예방에 손목관절, 손가락에 대해서는 가능한 한 실시하고, 자주훈련으로서도 지도한다. 빗장뼈 골절에서는 어깨관절 등척성 근력강화운동이 시행되는 일이 있다 (그림 14, Click 1-2).

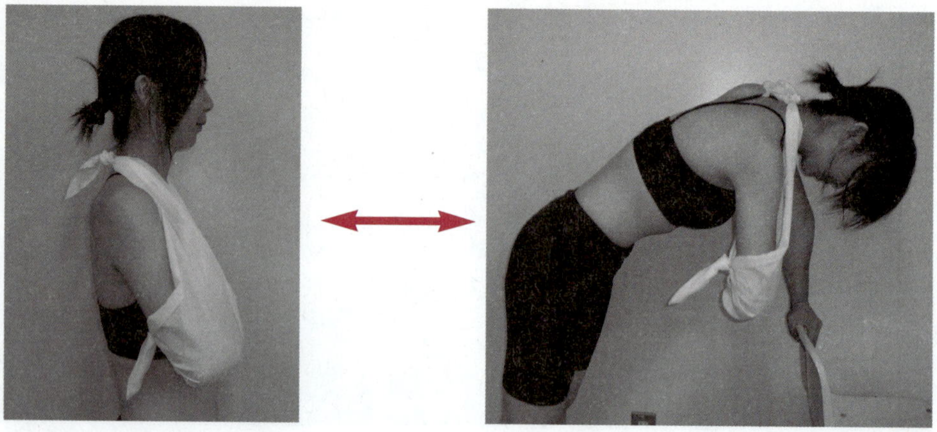

그림 11 stooping exercise
몸통의 앞경사 각도에 의해서 어깨관절 굽힘 각도를 조절한다. 통증, 부상 (수술)부위의 위화감을 호소하지 않는 정도로 시행한다.

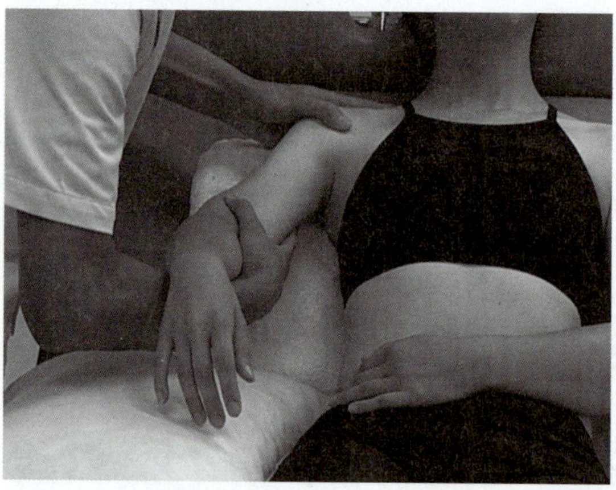

그림 12 어깨관절 가동범위운동 (1) 굽힘 · 벌림 수동운동 Click 1-1

어느 방향으로 움직이는지를 명확히 오리엔테이션을 한다. 움직이고 있을 때의 환자의 표정을 항상 관찰한다. 치료사는 부담이 가해지지 않는 높이로 치료대를 맞춘다. 몸통을 이용해서 팔을 움직이도록 한다. 부상 (수술) 직후의 경우는 어깨뼈와 일체가 되어 움직일 수 있으나, 염증증상이 진정되면 서서히 분리된 운동이 획득되어 간다.

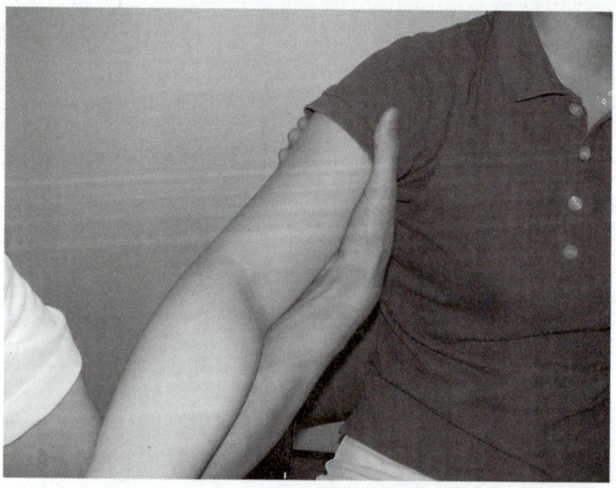

그림 13 팔을 잡는 방법 (예 : 위팔뼈 뼈몸통 부분 골절의 수술 후)
위팔부분을 골절부분보다 근위에서부터 껴안는 것처럼 하여 환자에게 불안을 주지 않도록 한다.

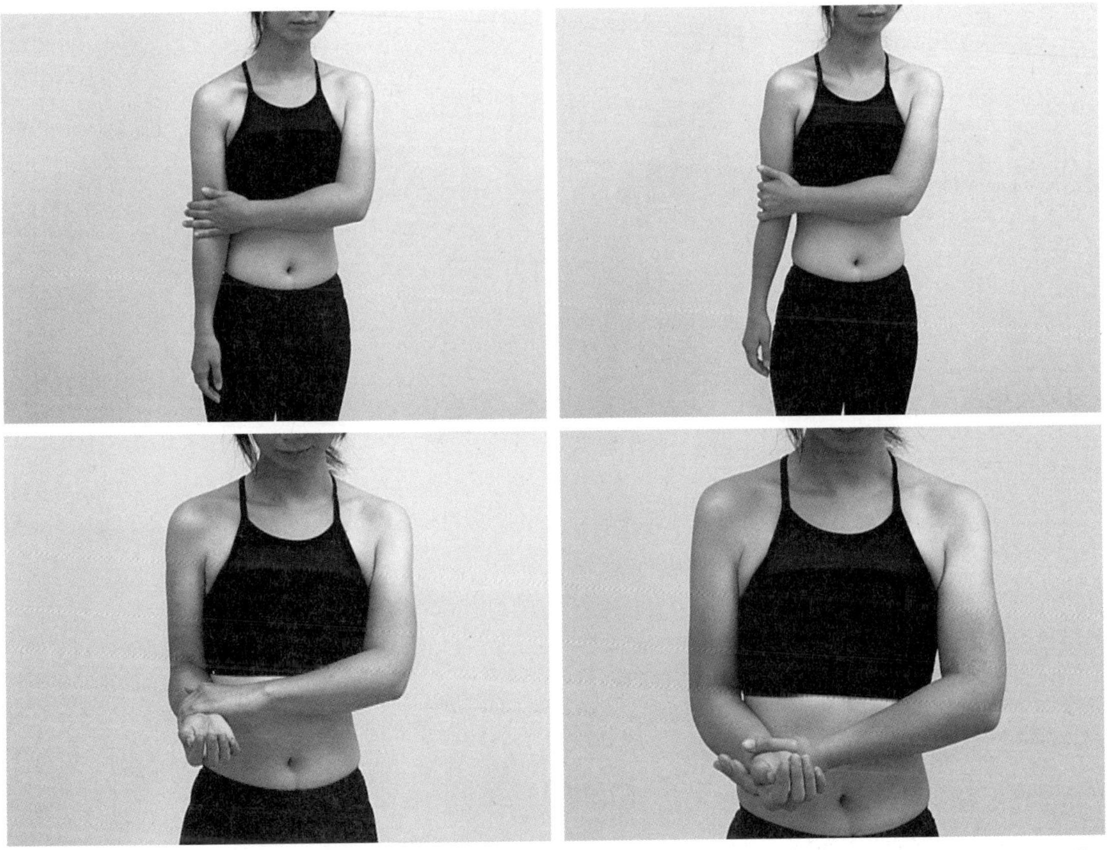

그림 14 어깨관절 등척성 근력강화운동 Click 1-2

a : 굽힘 b : 벌림 c : 가쪽돌림 d : 안쪽돌림

a|b
c|d

## b. 관절가동범위운동 개시기

### 1) 관절가동범위운동 (그림 15~20, Click 1-3~5)

수동운동, 능동보조운동, 능동운동의 선택에 대해서는 골절의 치유과정 안에서 주치의와 상담하면서 결정한다. 위팔뼈 근위끝 골절이나 위팔뼈 뼈몸통부분 골절에서는 비틀림 (torsion)의 힘이 골절부위에 과도한 스트레스를 주는 일도 있어, 어깨관절 안쪽/가쪽돌림에 대해서는 확인이 필요하다. 또한 빗장뼈 골절의 수술사례로 긴장대 강선 고정술 (tension band wiring : TBW) 등에서는 복장빗장관절 (흉쇄관절), 봉우리빗장관절 (견쇄관절)의 축회전의 운동을 고려하여 굽힘, 벌림 각도는 90° 까지로 제한되어 있는 경우도 있다. 가동범위운동을 시작할 때, 환자는 이완이 얻어져 있지 않은 일이 많다. 처음부터 최대 가동범위까지 움직이지 않고 횟수를 거듭하여 이완이 얻어진 상태에서 서서히 가동범위 확대를 도모한다.

### 2) 근력강화운동 (그림 21~24, Click 1-6, 7)

근육둘레띠 기능, 어깨뼈 주위의 근육군의 근육 재교육이 필수적이다. 능동보조운동, 능동운동 때에 관찰되는 보상운동을 반드시 관찰한다 (**그림 21**). 이 시기는

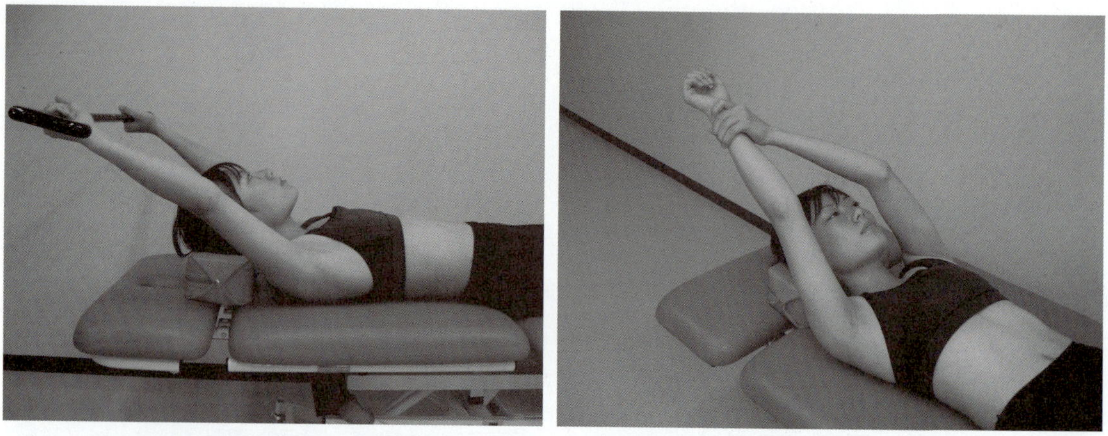

a|b

그림 15 어깨관절 올림 능동보조운동
a : 막대체조 b : 건강한 쪽을 이용하는 방법
바로 누운 자세에서 시행하면, 가동범위 확대에도 효과적이다. 선 자세에서 시행하면, 중력의 영향으로 보다 근력이 요구된다.

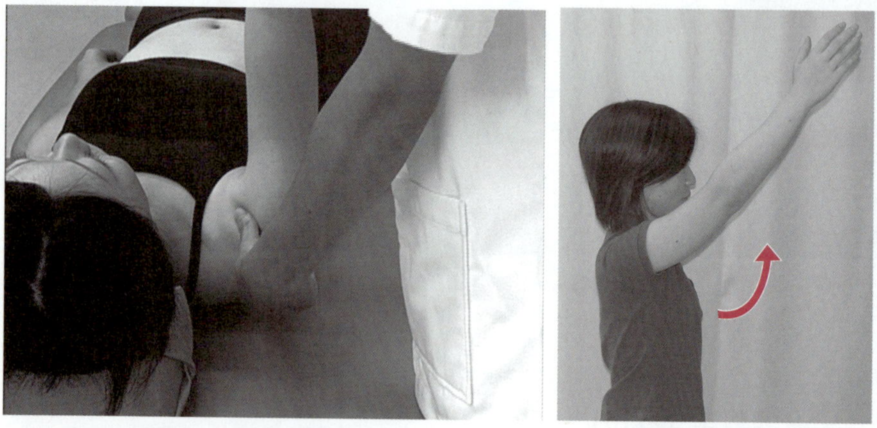

a|b

그림 16 어깨관절 굽힘 능동운동
a : 바로 누운 자세 b : 선 자세
바로 누운 자세에서 실시하는 경우는 위팔뼈머리의 아래쪽 미끄럼을 시진 · 촉진으로 확인한다. 근육둘레띠의 depressor로서의 기능을 평가할 수 있다. 선 자세에서는 어깨뼈의 보상운동을 관찰한다. 능동운동은 ADL을 어떻게 시행하고 있는가를 추측, 평가하는 데에 중요한 정보이기 때문에 동작관찰을 충분히 시행한다.

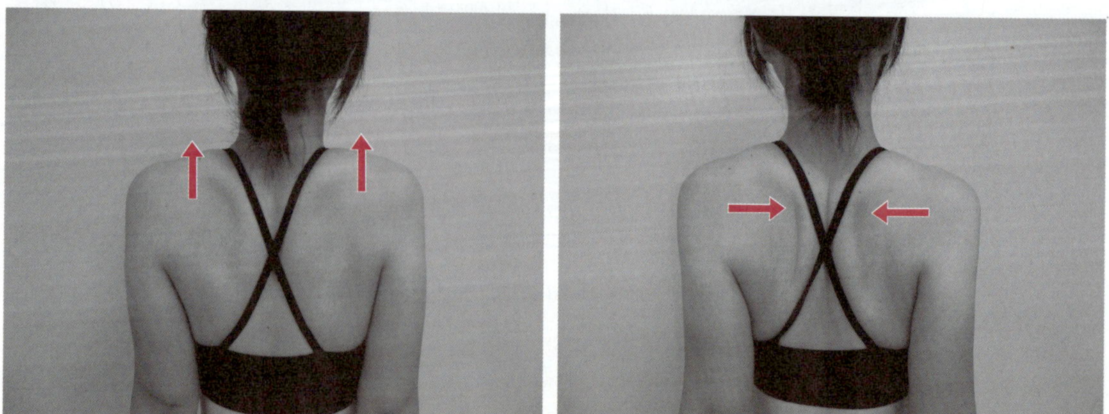

a|b

그림 17 어깨뼈 능동운동
a : 올림 b : 모음 (내전)
어깨뼈를 촉진하고 좌우차이를 확인하면서 시행한다.

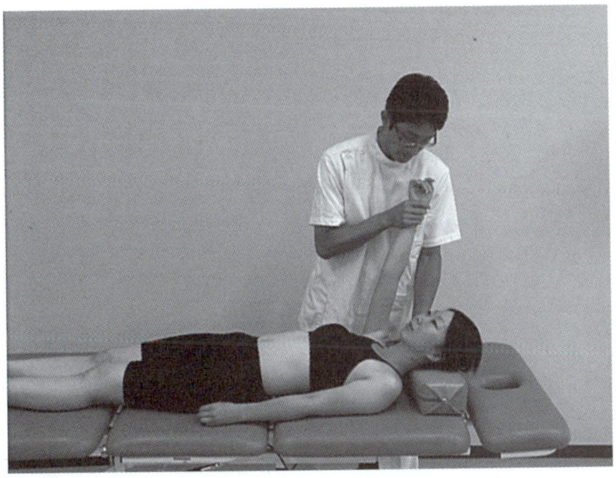

그림 18 어깨관절 가동범위운동 (2) : 굽힘수동운동 Click 1-3

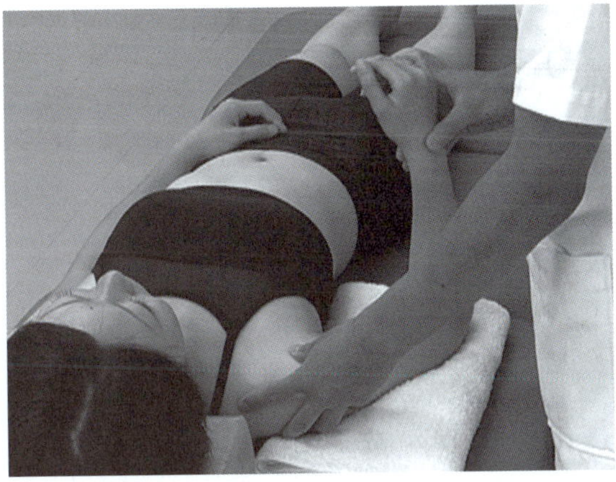

그림 19 어깨관절 가동범위운동 (3) : 안쪽/가쪽 돌림수동운동 Click 1-4

골절부위의 안정성이 얻어져 있지 않기 때문에 어깨위팔관절 (견갑상완관절)에서의 가동술(mobilization)은 통증을 유발할 우려가 있고 위험하다. 굽힘 60~120°에서 위팔뼈머리가 아래쪽으로 미끄러져 움직이는 것을 시진, 촉진으로 확인한다.

위팔뼈머리를 촉진하여 어깨위팔관절에서의 움직임을 확인한다. 어깨뼈 주위가 과긴장이면 어깨위팔관절에서의 움직임이 제한되는 일이 있기 때문에 어깨뼈 주위의 이완이 얻어진 상태에서 시행한다. 과도한 가쪽돌림운동에 의해서 팔꿉관절에 외반 스트레스가 가해져 위팔부분, 아래팔부분에 통증을 유발하는 일이 있으므로 주의한다.

팔에 대한 적극적인 하중은 골절부분의 안정성으로부터 위험성이 높아, 어깨뼈 주위근육에 대해서는 능동운동 정도로 그친다. 큰결절 (대결절) 골절의 경우는 근육둘레띠군의 부착부분의 골절이기 때문에 과도하게 근육둘레띠를 작동시킴으로써 통증을 유발하고, 골절부분의 전위를 일으킬 위험성이 있어 개시시기에 대해서는 주치의와 상담하여 신중히 시행한다.

근육재교육을 처음으로 시행할 때, 환자는 힘이 지나치게 들어가 다른 근육을 사

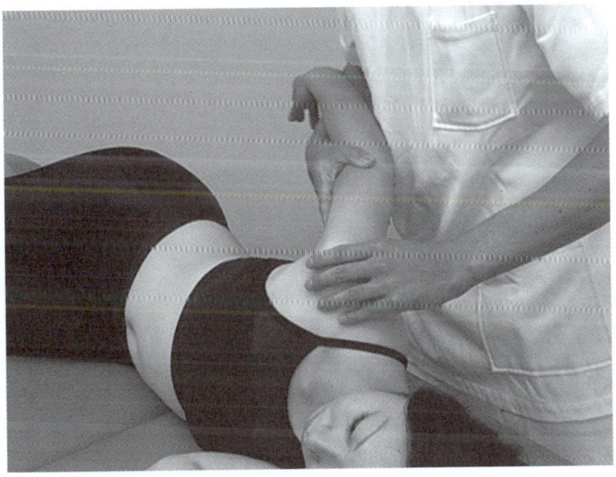

그림 20 어깨관절 가동범위운동 (4) : 폄수동운동 Click 1-5

위팔부분을 잡고 다른 쪽의 손으로 위팔뼈머리를 촉진하여 움직임을 확인한다. 폄 방향일 때에는 위팔뼈머리는 앞쪽으로, 굽힘 방향일 때는 뒤쪽으로 미끄럼운동을 확인할 수 있다. 통증에 대해서 문진하여 부위를 확인한다. 앞쪽의 경우는 근육, 연부조직의 신장을, 뒤쪽의 경우는 위팔세갈래근 등의 근육의 방어수축을 생각한다.

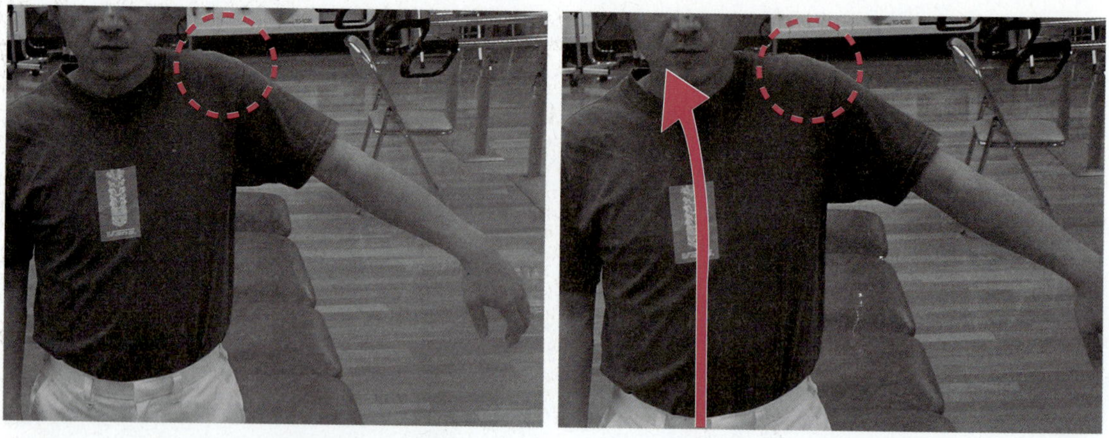

그림 21 cuff exercise에 의한 보상운동 a|b

a : 최초의 벌림(initial abduction) : 위팔뼈머리가 어깨세모근의 위쪽 견인력에 의해서 위쪽으로 이동, 팔이음뼈를 올리고 있다. b : 아래로 늘어뜨린 자세 가쪽돌림 : 가쪽돌림에서의 어깨뼈 모음, 팔이음뼈 올림, 몸통의 옆굽힘이 관찰된다.

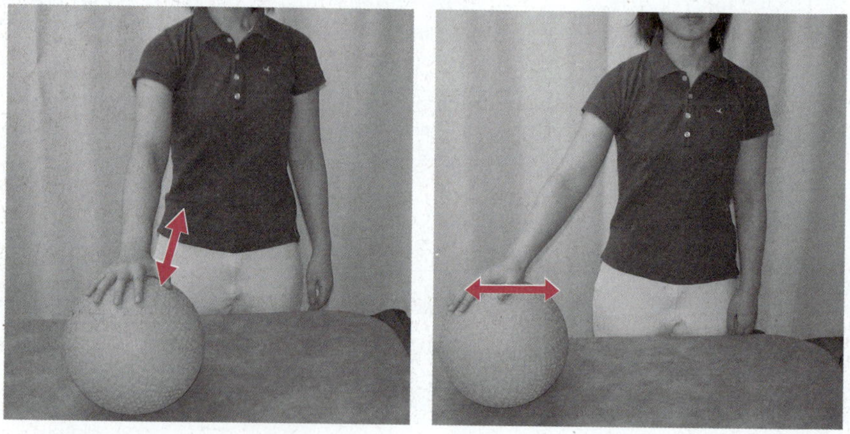

a|b

그림 22 공을 이용한 운동

a : 앞쪽 b : 옆쪽

부드러운 공의 위에 손을 올려놓음으로써 팔의 자체중량이 제거되고, outer muscle (어깨세모근, 등세모근, 큰가슴근)의 긴장이 느슨해져 이완(relaxation)이 얻어진 상태에서 어깨관절운동이 가능해지는 경우가 있다.

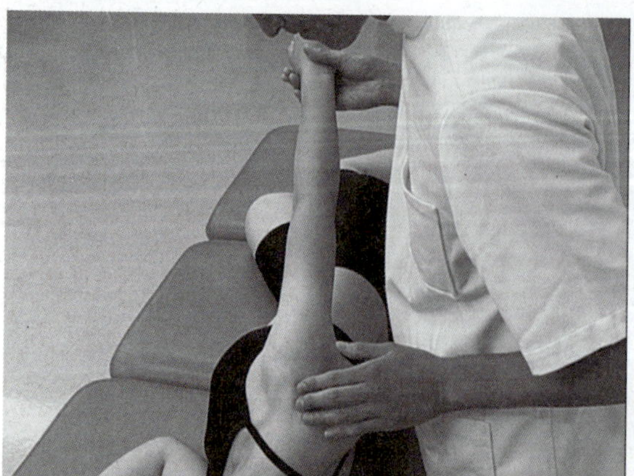

그림 23 cuff exercise (1) : 옆으로 누운 자세에서의 능동보조운동, 능동운동 Click 1-6

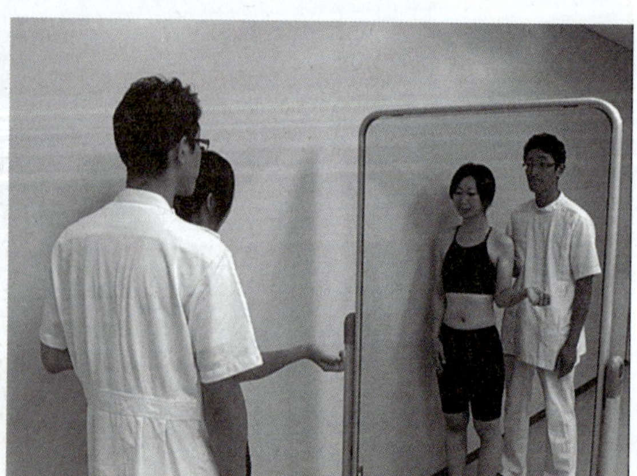

그림 24 cuff exercise (2) : 선 자세에서의 능동운동 Click 1-7

> 이완이 얻어진 상태에서 시행한다. 초기벌림 (initial abduction)에서 가시위근 (극상근) 기능을 확인한다. 아래로 늘어뜨린 자세 가쪽돌림에서 가시아래근 (극하근) 기능을 확인한다. 선 자세의 경우는 자세교정 거울을 이용하여 시각적으로 환자 자신에게도 확인을 시킨다. 가시위근, 가시아래근을 촉진하면서 시행한다. 환자가 팔이 무거움, 나른함을 호소하는 일이 있다. 근육둘레띠가 정상적으로 기능하고 있지 않은 일이 많고 다양한 보상운동을 관찰할 수 있다. 건강한 사람과 비교함으로써 운동감각을 이해하기 쉽다.

용해서 보상적인 운동을 함으로써 위팔부분이나 아래팔부분에 통증을 호소하는 일이 자주 있다. 치료사는 대상근육에 대한 기능을 충분히 이해하여, 환자에 대해서 알기 쉽게 오리엔테이션을 시행한다. 자세교정 거울을 이용하여 시각적으로 이해를 시키는 방법, 건강한 쪽으로 시행하여 운동감각을 피드백 할 수 있도록 지도하는 방법이 유용하다.

### c. 근력강화운동 개시기

ADL에서 환부쪽 팔을 사용하게 됨으로써 outer muscle의 근육긴장이 높아지는 일이 있다. 자세관찰 (시진)을 시행하며 목의 기울기나 양 어깨의 높이의 차이, 몸통의 옆굽힘을 확인한다. 또한 위팔뼈머리, 어깨뼈의 상태도 평가하여 정적인 정렬을 확인한다. 근육긴장 (촉진)의 평가를 시행하여 긴장이 항진하여 있는 부위를 평가한다. 예컨대, 큰가슴근의 근육긴장이 높고 위팔뼈머리가 앞쪽으로 전위하여 있는 경우, 스트레칭에 의해서 큰가슴근의 과도한 근육긴장이 완화함으로써 올림, 가쪽돌림운동 때의 통증이 소실하는 일이 있다. 능동 올림운동에서 어깨위팔리듬이나 보상운동의 유무를 확인한다. 이것은 일상생활에서 환부쪽 팔을 사용할 때의 운동패턴을 추측할 때의 정보가 된다.

어깨위팔리듬의 평가를 기술한다.

〈올릴 때에 위팔뼈머리가 위쪽으로 전위한다〉

① 어깨세모근의 작용이 강하다.
② 위팔뼈머리를 어깨뼈관절오목으로 끌어당기는 작용 (compressor)을 가진 근육둘레띠의 근력저하.
③ 위팔뼈머리의 아래쪽으로의 미끄럼을 나타내는 작용 (depressor)을 가진 근육둘레띠의 근력저하.
④ 관절주머니 아래쪽의 유연성이 저하하여 위팔뼈머리가 아래쪽으로 미끄러지지 않는다

〈어깨뼈가 과도하게 위쪽돌림, 벌림을 한다〉

① 등세모근 상부섬유의 작용이 강하다.
② 작은원근, 큰원근의 유연성 저하.
③ 어깨뼈를 흉곽에 끌어당기는 작용을 가진 앞톱니근 (전거근) 근력저하.
④ 어깨관절 뒤쪽 구성체의 유연성의 저하에 의해서, 위팔뼈의 움직임에 어깨뼈가 끌어 당겨진다.

### 1) 관절가동범위운동 (그림 25, 26 Click 1-8)

고정기간 중의 근육긴장 이상에 수반하는 유연성의 저하, 근육의 단축이 가동범위 제한으로 되는 경우가 많아, 적극적으로 스트레칭을 시행한다. 올림 기회가 제한되어 있었기 때문에 어깨관절 뒤 아래쪽의 조직의 유연성이 저하하여 있는 경우가 많다. 또한 고정 중의 모음, 안쪽돌림 자세나 일상생활에서의 사용기회가 증가하게 되어 큰가슴근을 비롯하여 앞쪽 조직의 유연성이 저하하여 있는 일도 있다.

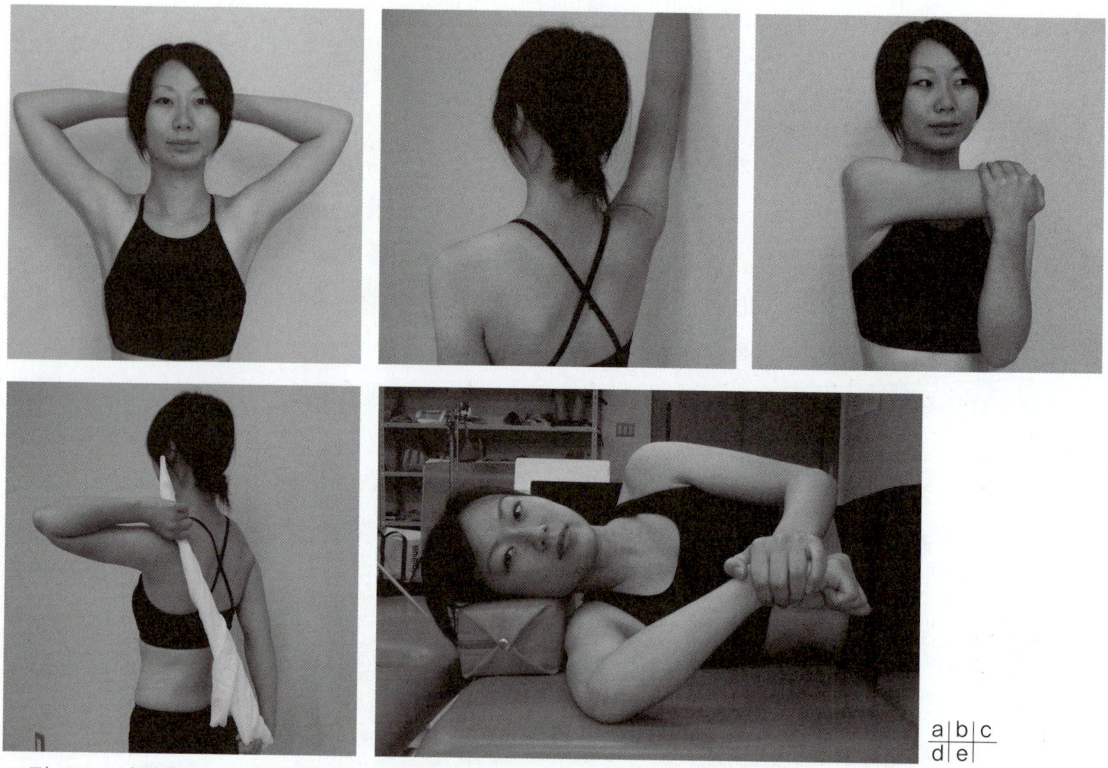

a|b|c
d|e

그림 25 신장운동
a : 머리의 뒤에서 손을 맞잡는 방법 b : 팔의 올림 위치에서 벽에 기대는 방법
c : 수평모음 스트레칭 d : 타월 등을 이용하여 띠를 매는 동작 e : 90° 굽힘 위치 가쪽돌림

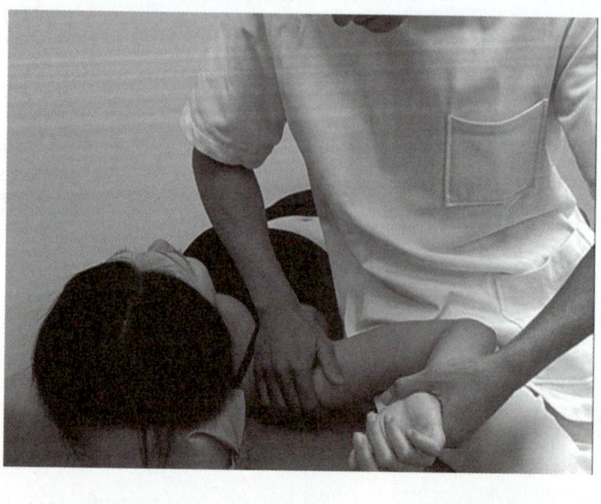

> 가쪽돌림 때, 과도하게 위팔뼈머리가 앞쪽으로 전위하는 일이 있다. 위팔뼈머리를 앞쪽으로부터 누르는 것에 의해서 관절을 안정시킨 상태에서 운동이 가능해지는 경우가 있다. 능동보조운동, 능동운동을 시행할 때에는 어깨세모근 후부섬유가 과도하게 작용하고 있지 않은지를 촉진에 의해서 확인한다.

그림 26 어깨관절 가동범위운동 (5) : 90° 벌림 위치에서의 안쪽/가쪽돌림수동 (~능동) 운동 Click 1-8

### 2) 근력강화운동 (그림 27~34)

근육둘레띠의 근력저하, 어깨뼈의 안정성 저하에 의한 어깨위팔관절의 동적 안정성의 저하가 팔의 올림 제한의 원인이 된다. 환자로서 근육둘레띠나 어깨뼈 주위근육이 작용하고 있다는 것은 평소에는 거의 염려하지 않는 일이기 때문에 각각의 운동에 대해서 대상근육의 작용을 충분히 이해하여 보상운동을 포함한 주의할 점 등을 알기 쉽게 오리엔테이션을 한다.

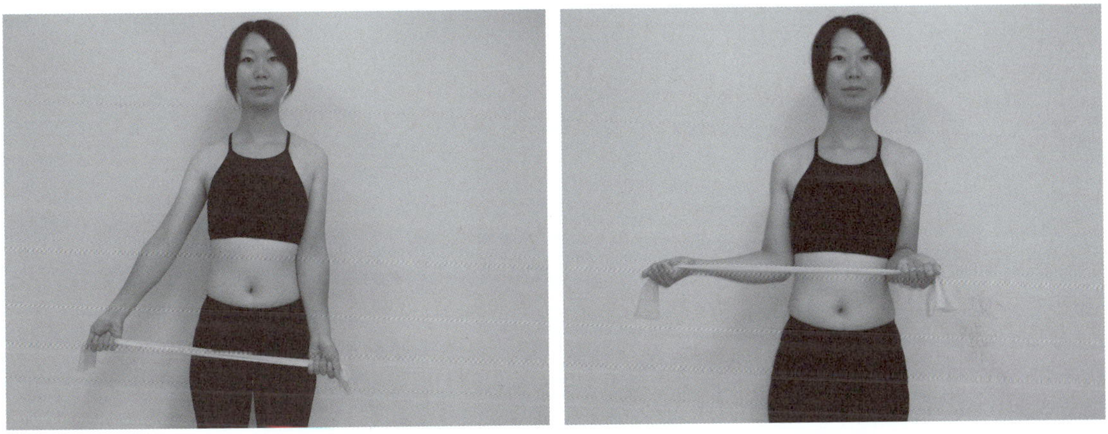

그림 27 고무를 이용한 cuff exercise a|b
a : 최초의 벌림 (initial abduction) b : 아래로 늘어뜨린 자세 가쪽돌림 (그림 21)에서의 보상운동에 주의하여 시행한다.

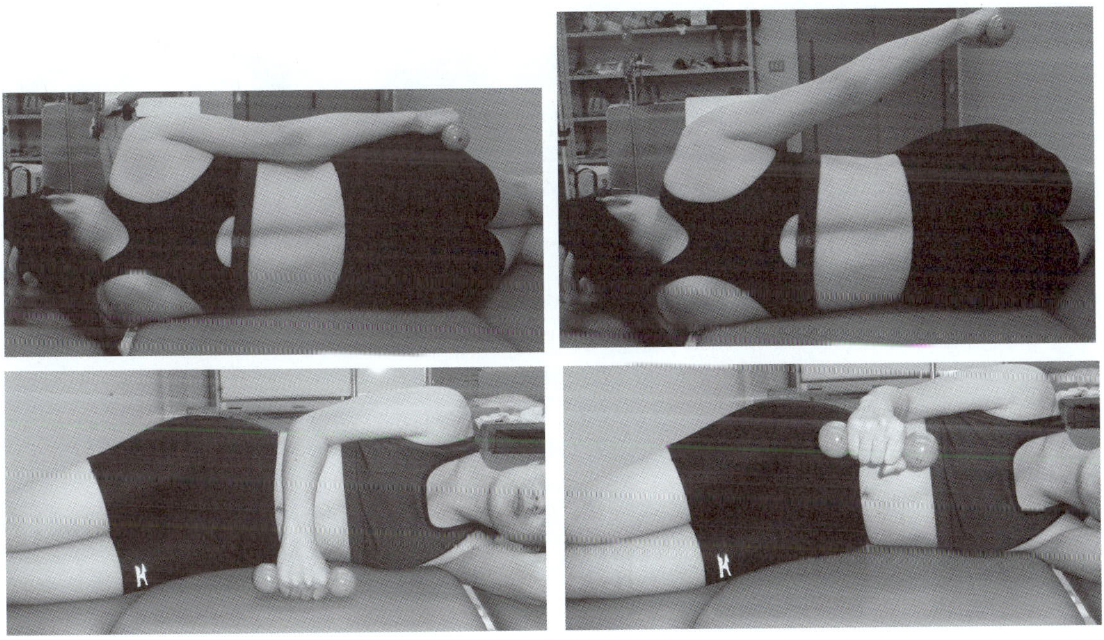

그림 28 쇠 아령을 이용한 cuff exercise a/b
a : 최초의 벌림 (initial abduction)
b : 아래로 늘어뜨린 자세의 가쪽돌림 옆으로 누운 자세에서 실시한다. 500g 정도부터 시작한다. 100g 단위에서 동작에 영향이 나타나는 경우가 있다.

바깥고정이나 동작의 제한에 의해서 환부쪽 팔을 사용하지 않는 기간이 있어, 폐용에 의한 근력저하가 존재한다. 어깨위팔 리듬에 유의하면서 어깨세모근을 비롯한 outer muscles의 강화도 실시한다.

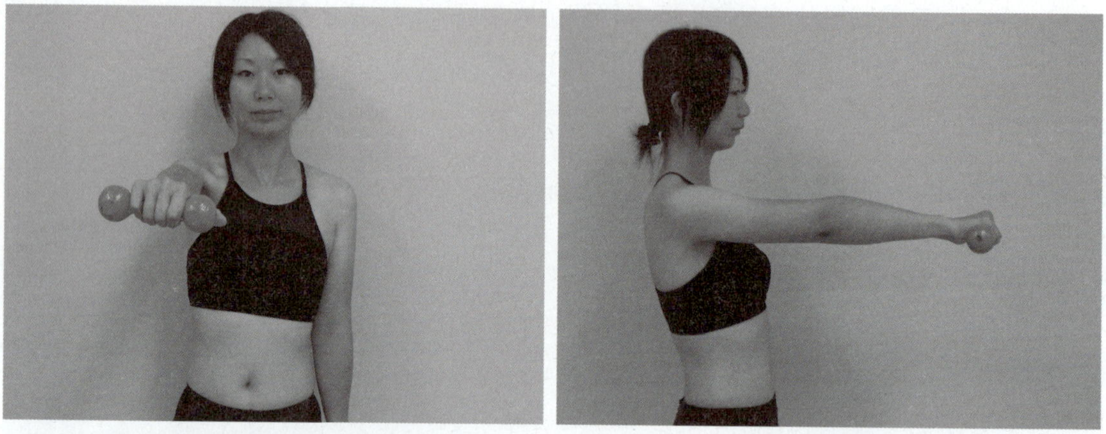

그림 29 90° 올림위치에서의 유지 a|b

a : 관상면 b : 시상면

어깨세모근 근력만이 아니라, 어깨뼈의 안정성, 근육둘레띠에 의한 어깨위팔관절의 동적 안정성이 요구된다. 500g 정도부터 시작한다.

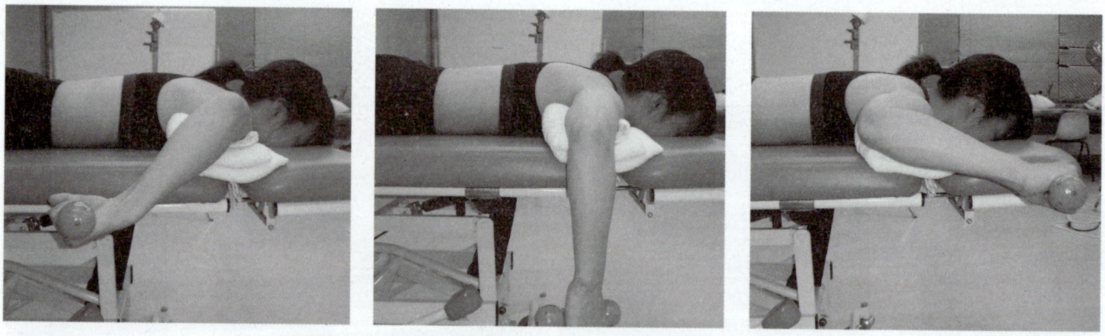

그림 30 엎드려 누운 자세에서의 90° 벌림 위치 안쪽/가쪽돌림 근력강화운동 a|b|c

a : 90° 벌림 위치 안쪽돌림 b : 중간위치 c : 90° 벌림 위치 가쪽돌림

바로 누운 자세에서 시행하는 경우는 어깨뼈가 침대와의 마찰에 의해서 운동이 제한된다.

엎드려 누운 자세의 경우는 어깨뼈의 운동이 제한되지 않고, 어깨뼈를 안정시킨 상태에서의 근육둘레띠의 기능이 필요하다.

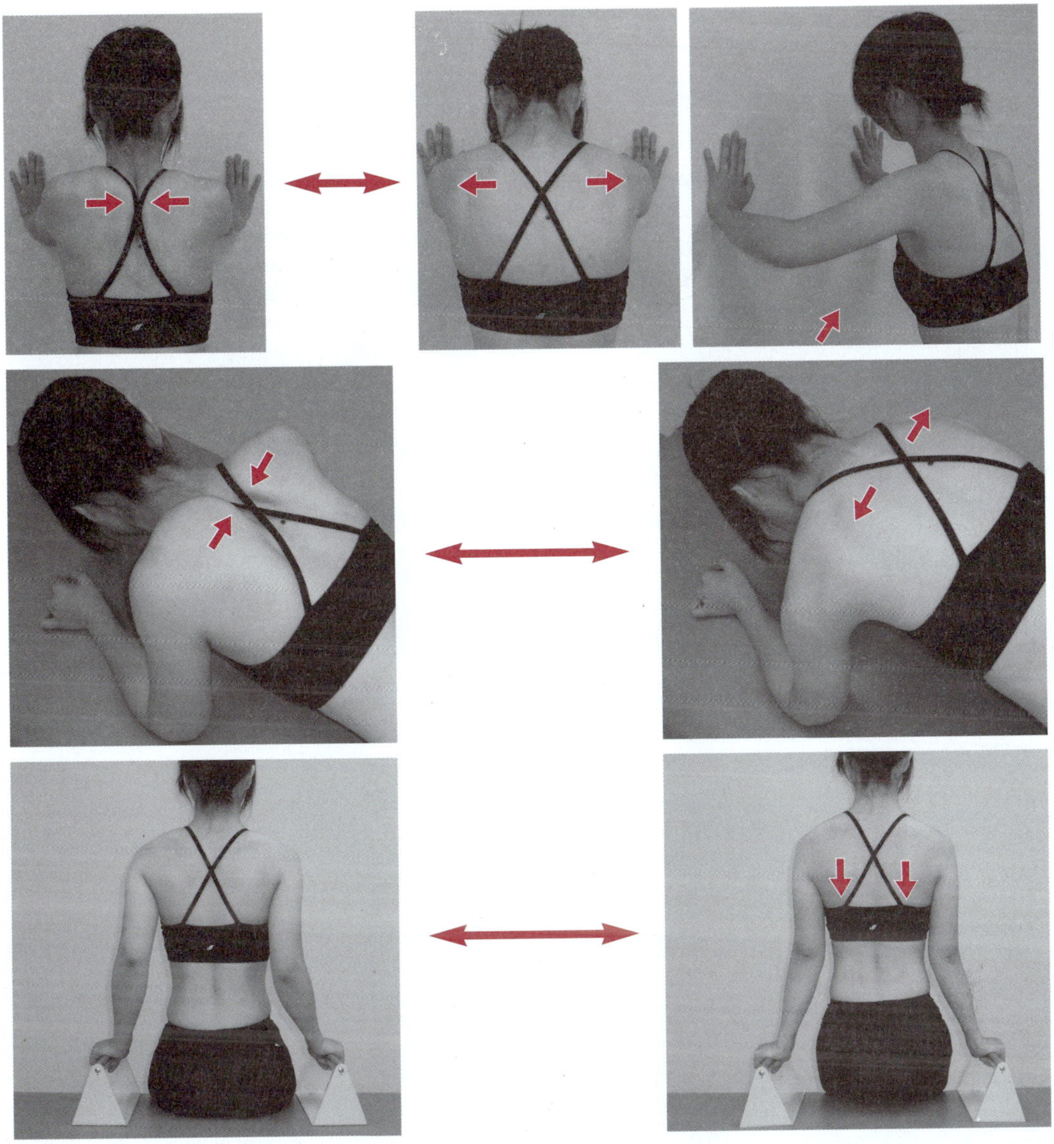

a | b

c

d

그림 31 하강위치에서의 어깨뼈 주위근육 훈련
a : 벽 밀기 b : 나쁜 예 (팔꿈치 굽힘) c : 엎드려팔굽혀펴기 d : 푸쉬업 (push up)

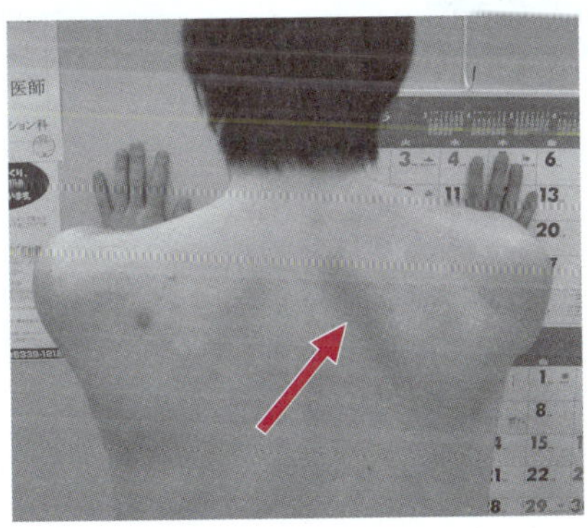

그림 32 날개어깨뼈 (익상견갑)
그림 31의 벽 밀기 때에 관찰되는 일이 있다.

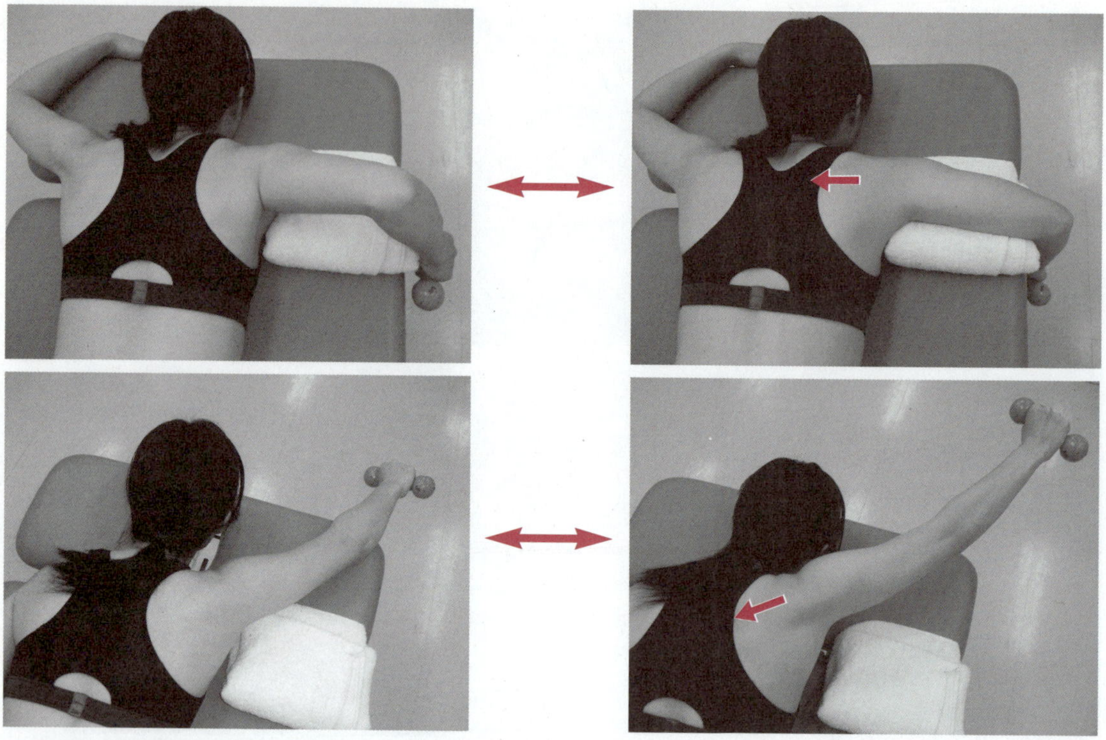

그림 33 등세모근 근력강화운동

a : 중부섬유 b : 하부섬유

엎드려 누운 자세에서 시행한다. 각각 어깨뼈 모음, 아래쪽 회전의 움직임을 의식하여 시행한다.

a/b

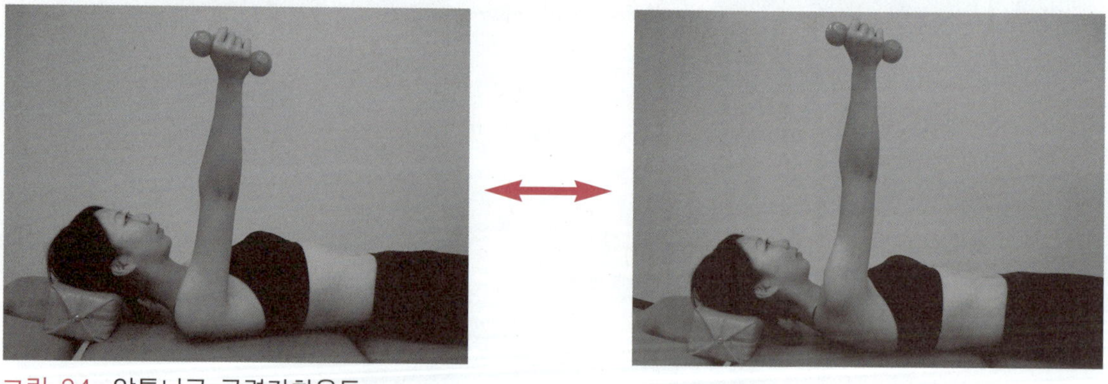

그림 34 앞톱니근 근력강화운동

바로 누운 자세에서 시행한다. 어깨뼈의 앞쪽 돌출의 움직임을 의식하여 시행한다.

# B. 팔꿉관절 주위 골절 (위팔뼈 원위끝 골절, 팔꿈치머리 골절, 노뼈머리 골절)

## 1 처방전 견본

처방전 견본을 **그림 35**에 나타냈다.

## 2 처방내용

### a. 질환의 이해

위팔뼈 원위끝 골절은 위팔뼈 뼈몸통 끝부분에 발생하며 관절내 골절과 관절외 골절로 분류된다. 부상기전은 팔꿉관절을 편 상태에서 손을 짚는 형태에서의 넘어짐이나 팔꿉관절에 대한 직접전달 외력이다. 합병증으로서는 팔꿉관절 탈구, 신경손상 (정중신경, 자신경, 노신경), 혈관손상 (위팔동맥) 등을 열거할 수 있다. 정형외과적 치료는 보존요법, 경피적 핀 고정, 수술적 뼈 접합술, 창상부위 밖 고정 등이 있다.

팔꿈치머리 골절은 자뼈 근위부분에 발생하고, 관절내외, 전위의 유무 등으로 분류된다. 또한 뼈의 상태에 따라서 가로골절 (횡골절), 빗골절 (사골절), 으깸골절 (분쇄골절) 등으로 분류된다. 부상기전은 직접 전달 외력 또는 팔꿉관절 굽힘 위치에서의 넘어짐에 의한 위팔세갈래근의 수축이다. 합병증으로서는 자신경 손상, 갈고리돌기 (구상돌기) 골절, 안쪽곁인대 (내측측부인대) 손상 등을 열거할 수 있다. 정형외과적 치료는 보존요법, Kirschner강선을 사용한 긴장대 강선 고정술 (TBW)

<table>
<tr><td>1. 성명 :</td><td>2. 성별 : 남성</td><td>3. 연령 : 46세</td></tr>
<tr><td colspan="3">4. 진단명 : 오른쪽 위팔뼈 원위끝 골절</td></tr>
<tr><td colspan="3">5. 합병증 : 특별히 없다.</td></tr>
<tr><td colspan="3">6. 처방내용 :<br>a. 관절가동범위의 유지 · 확대<br>b. 근력의 유지 · 강화<br>c. 지구력의 유지 · 개선<br>d. 협동성 개선<br>e. ADL 개선</td></tr>
<tr><td colspan="3">7. 코멘트 : ×월 △일, 수술적 뼈 접합술 시행, 조기에 보호적인 관절가동범위운동을 시작하시오.</td></tr>
</table>

그림 35 처방전 견본 (팔꿉관절 주위골절)

등이 있다. TBW는 팔꿉관절 굽힘운동에 의해서 강선의 신장력을 골절부위의 압박력으로 변환시키는 방법이다.

노뼈머리는 팔꿉관절에 가해지는 외반 스트레스의 약 30%를 지지하며 팔꿉관절의 두 번째의 지지구조이다. 노뼈머리 골절은 팔꿉관절의 외반 강제에 의해서 노뼈머리가 위팔작은머리 (상완소두)에 박힘으로써 일어나는 골절이다. 합병증으로서는 정중신경 손상, 뒤뼈사이신경 (후골간신경) 손상, 위팔동맥 손상 등을 열거할 수 있다. 정형외과적 치료는 보존요법, 노뼈머리 적출, 수술적 뼈 접합술이 선택된다.

### b. 크리티컬 패스

크리티컬 패스를 **그림 36**에 나타냈다.

## 3 평가

본 단원 A "어깨관절 주위골절"에 준한다.

## 4 이완

본 단원 A "어깨관절 주위골절"에 준한다.

## 5 물리치료

팔꿉관절은 팔을 사용한 동작을 수행하기 위해 어깨관절과 손목관절, 손가락을 연결시키는 관절이다. 해부학적 특징으로서는 위팔자관절 (완척관절), 위팔노관절 (완요관절), 근위노자관절 (근위요척관절)의 3개 관절로 구성되는 복합관절이며 뼈의 형태상 매우 적합성이 좋은 관절이다. 또한 관절주머니는 얇아 기계적 스트레스에 의해서 손상되기 쉽고 흉터가 생기기 쉽다. 이 때문에 골절에 의한 뼈 형태의 파탄이나 관절주머니의 흉터화로 가동범위 제한을 일으키기 쉽다. 일상생활을 90%

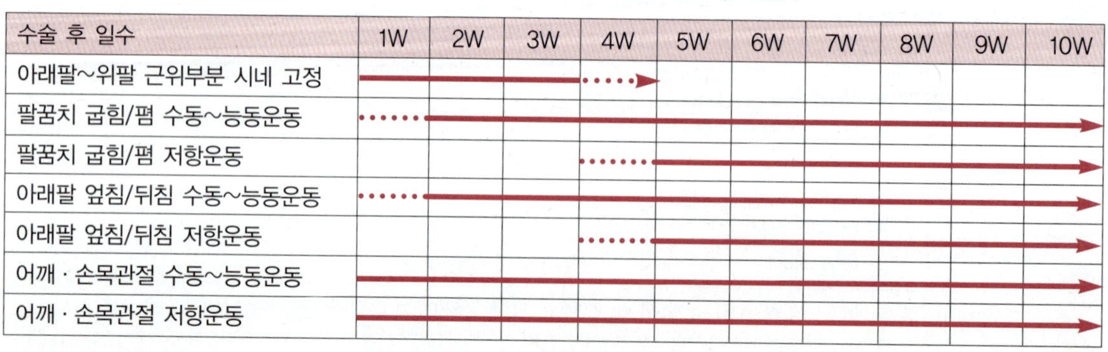


그림 36 크리티컬 패스 (팔꿈치머리 골절 : TBW)

시행할 수 있는 기능적인 팔꿉관절의 가동범위는 굽힘/폄에서 30° ~130° , 엎침/뒤침에서 각 50° 라 하고 있다. 일상생활을 시행하는 데에도 반드시 필요한 팔꿉관절의 가동범위가 제한되면, 다른 인접관절에 2차적인 부담을 주기 때문에 조기에 가동범위를 개선하여 바른 근육수축 패턴으로 근력을 발휘시킬 것이 요구된다.

## a. 안정기

### 1) 관절가동범위운동

손가락, 손목관절, 어깨관절에 시행한다. 손가락, 손목관절은 능동운동으로 가능한 범위에서 시행하며 서서히 수동운동으로 옮겨간다. 어깨의 능동운동은 팔꿈치보다 먼 쪽의 자체중량이 있기 때문에 최초에는 흔들이 운동이나 환부쪽 팔을 껴안으면서 능동보조운동으로 시행한다 (**그림** 37). 또한 위팔뼈 원위끝 골절은 골절부분에 부담이 가해지기 때문에 어깨관절의 안쪽/가쪽돌림은 시행하지 않는다.

※ 손가락의 능동 · 수동운동 : **그림** 54 "고무공 등을 이용한 손가락운동" 참조

※ 어깨관절의 흔들이 운동 : **그림** 11 "stooping exercise" 참조

〈골절부분의 조기 관절운동이 가능한 증상사례〉

뼈의 유합이 없어도 내고정으로 골절부분의 안정성이 얻어져 있는 경우, 주치의의 지시 하에 운동을 할 때에만 외고정 (뒤쪽 시네)을 떼어내고, 보호적으로 능동보조운동이나 등척성의 근력유지운동을 시작한다. 리스크 관리를 위해 환자의 통증에 상응하여 운동량이나 운동범위를 조절하는 것이 바람직하다.

예 1) 위팔뼈 원위끝 골절 (수술적뼈 접합술)

아래팔 · 팔꿉관절의 능동운동을 계속하면서 팔꿉관절, 아래팔근육군, 위팔두갈래근, 위팔세갈래근 등의 등척성 운동을 시작한다.

예 2) 팔꿈치머리 골절 (TBW)

굽힘 방향의 관절가동범위운동에 의해서 뼈 유합을 촉진시키기 위하여 운동을

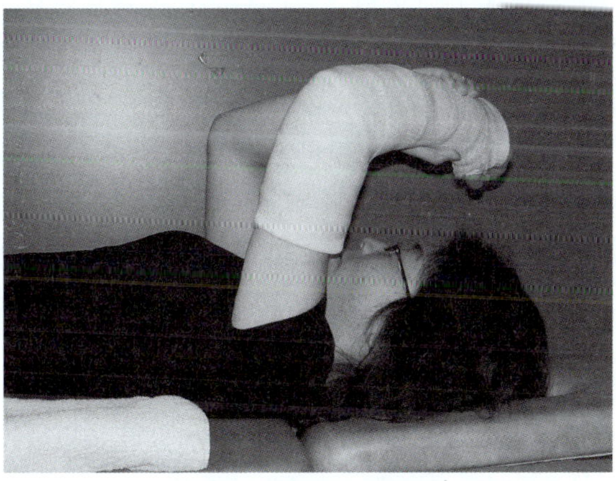

그림 37 어깨관절의 능동보조운동
건강한 쪽 팔을 사용해서 환부쪽 팔의 자체중량을 돕는다.

할 때에만 고정을 떼어놓고 조기에 능동운동을 시작한다.

예 3) 노뼈머리 골절 (보존요법)

3～4일의 고정 후 통증이 진정되면, 아래팔 엎침/뒤침 · 팔꿉관절 굽힘/폄의 보호적인 능동관절가동범위운동을 시작한다. 위팔두갈래근이 노뼈 거친면 (요골조면)에 부착하여 있기 때문에 팔꿉관절 굽힘/폄의 등장성 수축은 피한다. 팔꿉관절 굽힘근군 및 폄근군, 엎침근군 및 뒤침근군의 등척성 수축을 시작한다.

### b. 관절가동범위운동 개시기

환부의 열감, 종창, 통증의 종류 (안정시통, 운동시통, 부위, 빈도), 지각장애, 근육긴장, 관절가동범위 (팔꿉관절 굽힘/폄, 아래팔 엎침/뒤침), 능동운동 때의 인접관절의 보상운동의 유무 등을 평가한다. 특히 관절가동범위운동에 있어서는 팔꿉관절 굽힘/폄을 중심으로 시행한다. 아래팔 엎침/뒤침은 비틀림 스트레스에 의해서 재골절을 초래할 위험성이 있기 때문에 시작은 주치의와 상의해서 느리게 시행한다.

통증의 부위를 앞부분, 뒷부분, 안쪽부분, 가쪽부분, 노쪽부분으로 나눠서 평가한다.

① 앞부분 : 갈고리돌기와 갈고리오목 (구상와)의 충돌 (impingement), 위팔세갈래근 유래의 통증, 아래팔 앞면근육 유래의 통증 등

② 뒷부분 : 팔꿈치머리와 팔꿈치오목 (주두와)의 충돌, 위팔세갈래근 유래의 통증 등

③ 안쪽부분 : 위팔뼈 안쪽위관절융기 (내측상과) 골절, 안쪽곁인대 손상, 자신경 손상 등

④ 가쪽부분 : 위팔뼈 가쪽위관절융기 (외측상과) 골절, 가쪽곁인대 손상 등

⑤ 노쪽부분 : 노뼈머리 골절, 노뼈머리 탈구 등

#### 1) 관절가동범위운동

환자의 통증이나 가동범위를 확인하면서 능동 · 능동보조운동으로 실시한다. 고정을 제거한 당초는 근육활동도 불충분하고 가동범위 제한이나 공포심 등으로 관절운동 때에 쓸데없는 근육활동이 일어나버리는 경우가 많다. 이 경우, 능동보조운동으로 시행하는 것이 바람직하다 (**그림** 38, **그림** 39, *Click* *1-9, 10*). 운동을 할 때에는 통증의 부위나 후술하는 끝느낌 (end feel)이나 가동범위 제한의 원인, 뼈의 정렬도 고려하면서 시행한다 (**그림** 40, 41, *Click* *1-12*). 능동운동으로 시행시키는 경우에는 다른 관절의 보상운동이 일어나지 않는 범위 내에서 실시한다 (**그림** 42).

**a) 끝느낌 (End feel)**

① 팔꿉관절 굽힘 : 보통은 아래팔과 위팔의 앞면 힘살 (근복)끼리의 압박에 의한 연부조직성의 끝느낌 (end feel)이다. 다만 힘살이 작은, 또는 위축하여 있는 경우는 자뼈 갈고리돌기와 위팔뼈 갈고리오목과의 충돌에 의한 골성의 것이

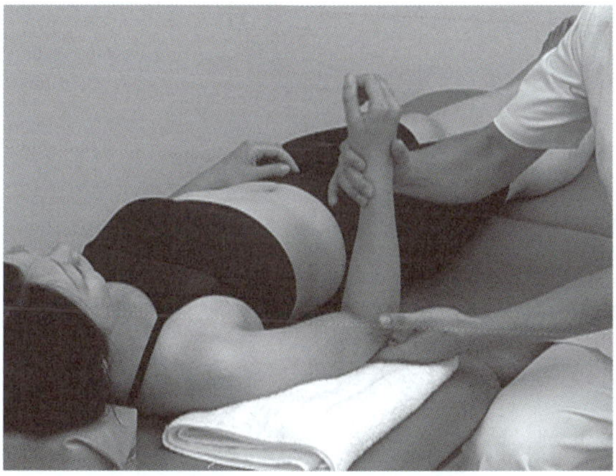

그림 38 팔꿉관절의 능동보조운동 Click 1-9

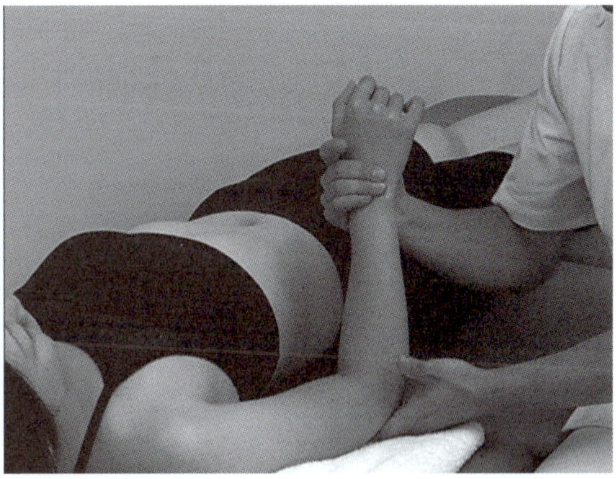

그림 39 아래팔 엎침/뒤침의 능동보조운동 Click 1-10

근위 및 원위노자관절의 정렬과 가동성을 확인하고, 자뼈 위를 노뼈가 돌도록 능동보조운동을 실시한다. 또한 능동운동노 병행하여 실시한다.

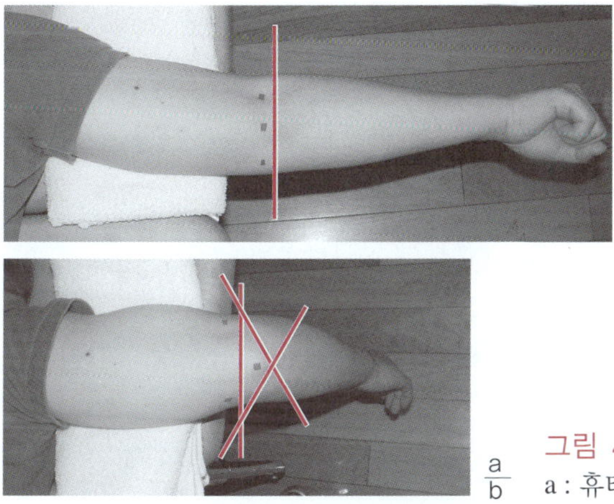

그림 40 뼈의 정렬의 확인

a : 휴터선 (Hüter line) b. 휴터삼각 (Hüter triangle)

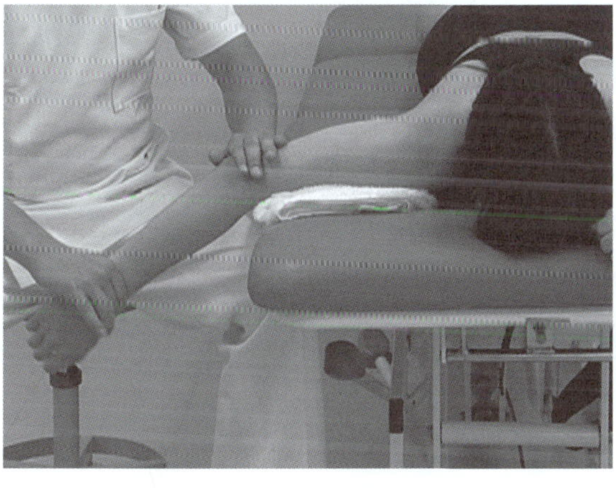

그림 41 엎드려 누운 자세에서의 팔꿉관절 폄의 능동보조운동 (등장성 운동) Click 1-12

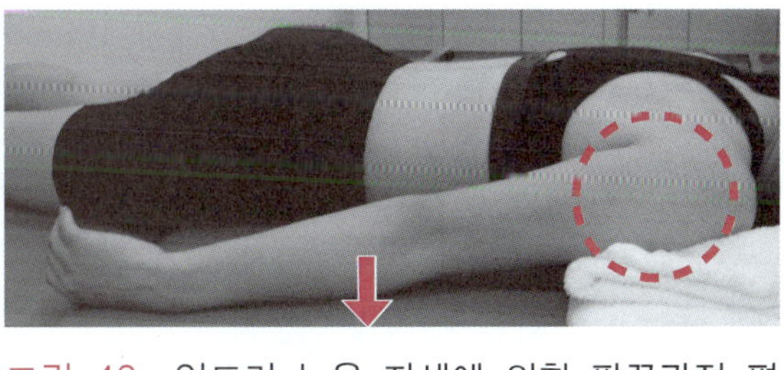

그림 42 엎드려 누운 자세에 의한 팔꿉관절 폄운동 (등척성 운동)

어깨뼈가 앞쪽으로 기울지 않도록 타월 등으로 어깨관절 앞면을 억제한다.

된다. 또한 뒤쪽 관절주머니의 흉터화나 위팔세갈래근의 단축이 일어나고 있는 경우는 그 긴장에 의한 연부조직성의 끝느낌 (end feel)을 느낀다. 팔꿈치 폄에 보조적으로 작용하는 손목관절 굽힘근군의 근육긴장의 체크도 필요하다.

② 팔굽관절 폄 : 보통은 팔꿈치머리와 팔꿈치오목과의 골성의 끝느낌 (end feel)이다. 또한 앞쪽 관절주머니나 곁인대, 위팔근, 위팔두갈래근도 관여하고 있기 때문에 이들에 반흔화나 긴장이 심한 경우는 보다 강하게 연부조직성의 끝느낌 (end feel)을 느낀다. 팔굽관절 굽힘에 보조적으로 작용하는 손목관절 바닥쪽굽힘근군의 근육긴장의 체크도 필요하다.

③ 아래팔 엎침 : 보통은 원위노자관절의 등쪽노자인대, 뼈사이막, 네모인대 (방형인대), 뒤침근, 위팔두갈래근에 의한 연부조직성의 끝느낌 (end feel)이다.

④ 아래팔 뒤침 : 보통은 원위노자관절의 바닥쪽노자인대, 뼈사이막, 네모인대, 원엎침근 (원회내근), 네모엎침근 (방형회내근)에 의한 연부조직성의 끝느낌 (end feel)이다.

**b) 팔굽관절 가동범위 제한의 원인**

① 굽힘 구축 : 뒤쪽 관절주머니의 흉터화, 위팔세갈래근의 단축, 안쪽곁인대 뒤빗섬유 (내측측부인대 후사주섬유)의 비후 및 흉터화

② 폄 구축 : 앞쪽 관절주머니의 흉터화, 팔굽관절 굽힘근군의 단축

**c) 팔굽관절 · 아래팔운동 때에 있어서의 인접관절의 보상운동 (그림 43, 44, *Click 1-11*)**

보상운동을 수반하는 운동은 잘못된 근육수축 패턴을 학습해버려 팔굽관절만이 아니라, 인접관절에도 기계적인 부담을 준다.

① 팔굽관절 폄 : 어깨뼈의 앞경사

② 팔굽관절 굽힘 위치에서의 아래팔 엎침 : 어깨관절의 벌림

③ 팔굽관절 굽힘 위치에서의 아래팔 뒤침 : 어깨관절의 모음

④ 팔굽관절 폄 위치에서의 아래팔 엎침 : 어깨관절의 안쪽돌림

⑤ 팔굽관절 폄 위치에서의 아래팔 뒤침 : 어깨관절의 가쪽돌림

⑥ 팔굽관절의 기능적인 굽힘 가동범위가 필요한 동작 (세수동작, 화장, 식사동작 등) : 손목관절의 바닥쪽 굽힘 (목의 굽힘, 머리의 폄으로도 보상)

## c. 근력강화운동 개시기

### 1) 관절가동범위운동

관절가동범위 제한의 확대는 원인이 되는 근육의 단축이나 관절주머니의 흉터화에 대해서 적극적으로 지속적 스트레칭이나 수동운동을 시행한다. 아래팔 엎침/뒤침

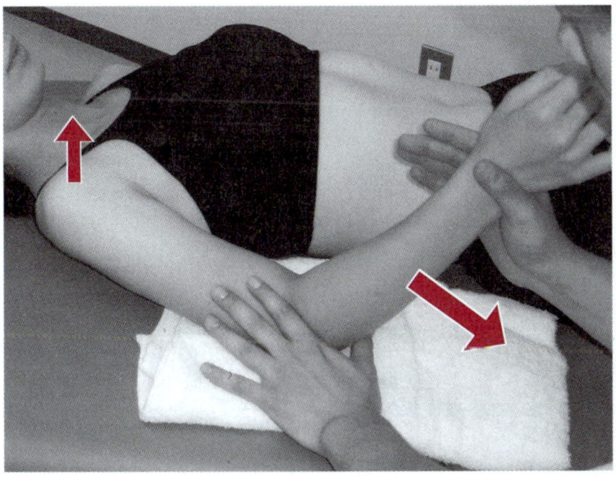
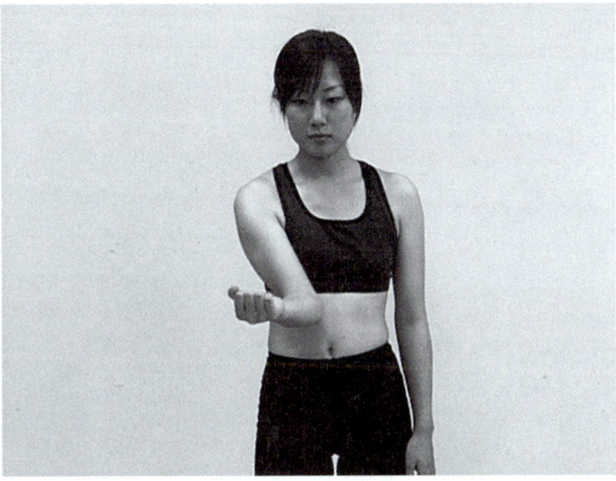

그림 43 보상운동 a|b

a : 팔꿉관절 폄 때의 어깨뼈의 앞경사. 팔꿉관절 폄에 제한이 있으면 팔꿈치머리를 받침점으로 하여 어깨뼈가 앞으로 기운다.

b : 팔꿉관절 굽힘 위치, 아래팔 뒤침 때의 어깨관절의 모음

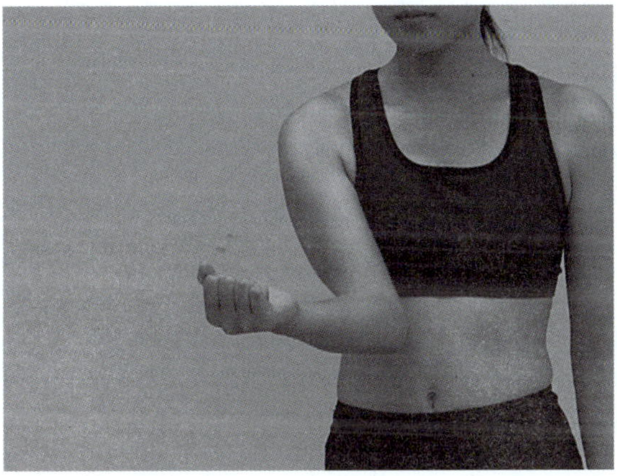

그림 44 아래팔 능동운동에 의한 엎침/뒤침 보상운동 Click 1-11

제한에 대해서는 고정시기에 아래팔 뼈사이막의 유연성이 저하하여 있는 일이 많고, 압박에 의한 직접 스트레칭도 아래팔의 이완이나 가동범위 개선에 효과적이다.

### 2) 근력강화운동 (그림 45~50, Click 1-13~15)

근력강화운동에는 ① 능동 · 능동보조운동 시작 때부터 시행하는 근육수축의 재교육, ② "power" 로서의 근력, ③ 각 근육사이 및 팔 전체의 협동성의 획득을 의식하면서 시행하는 것이 있다. 과도한 저항운동은 다른 관절의 보상운동을 야기하기 쉽기 때문에 저항은 환자의 근력, 통증에 상응하여 점증적으로 시행한다.

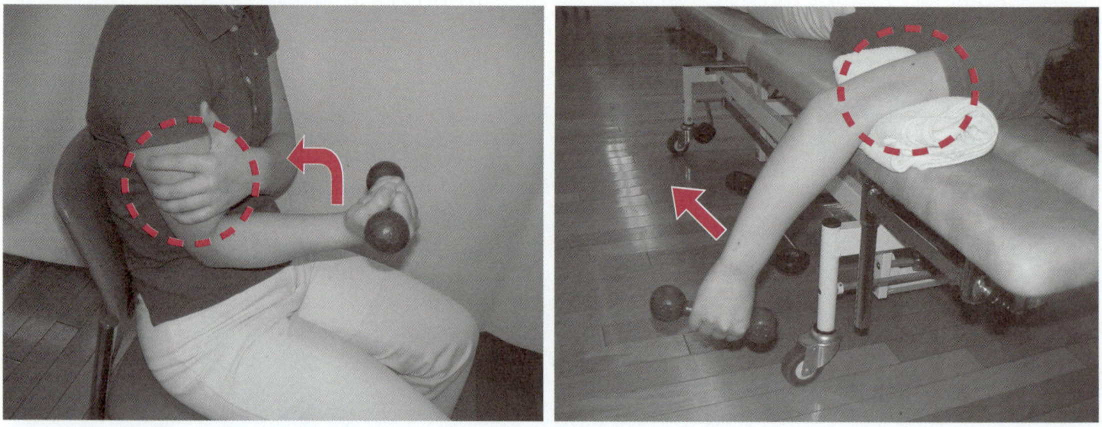

그림 45 쇠 아령 (추)을 이용한 근력강화운동 a|b

a : 팔꿉관절 굽힘 : 건강한 쪽 팔로 환부쪽 팔의 위팔을 고정한다.

b : 팔꿉관절 폄 : 위팔부분이 들어올려지지 않도록 주의한다.

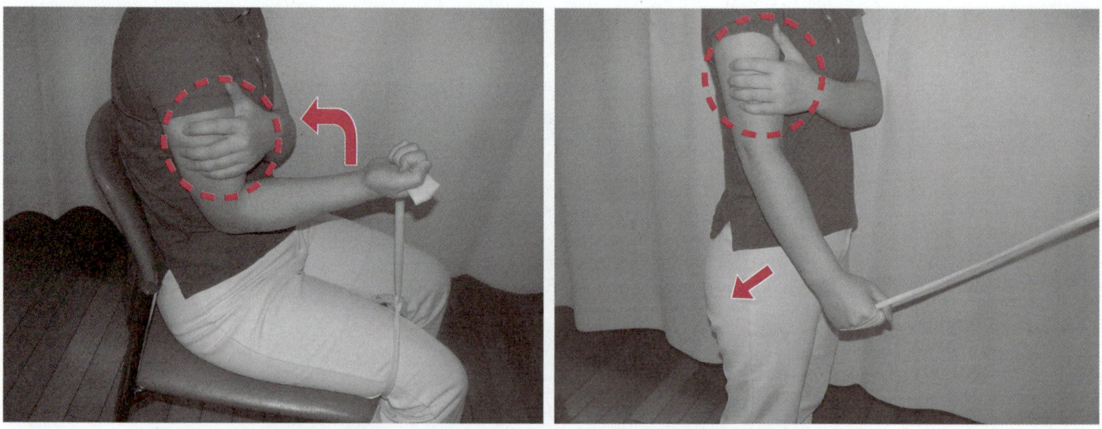

그림 46 고무를 이용한 근력강화운동 a|b

a : 팔꿉관절 굽힘 b : 팔꿉관절 폄

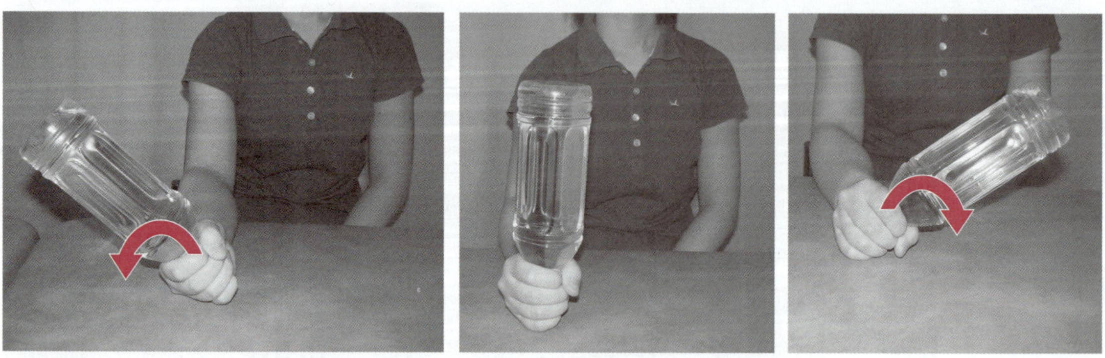

그림 47 페트병을 이용한 아래팔 엎침/뒤침 근력강화운동 a|b|c

a : 뒤침 b : 중간위치 c : 엎침

자뼈의 축이 위치이동되거나 어깨관절의 보상이 들어가지 않도록 주의한다.

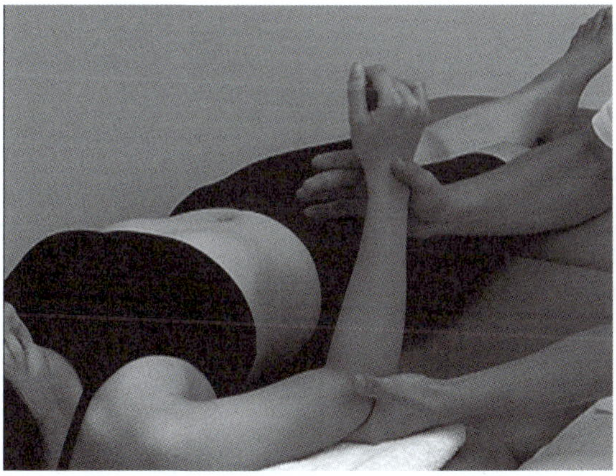

그림 48 바로 누운 자세에서의 팔꿉관절 폄의 저항 운동 Click 1-13

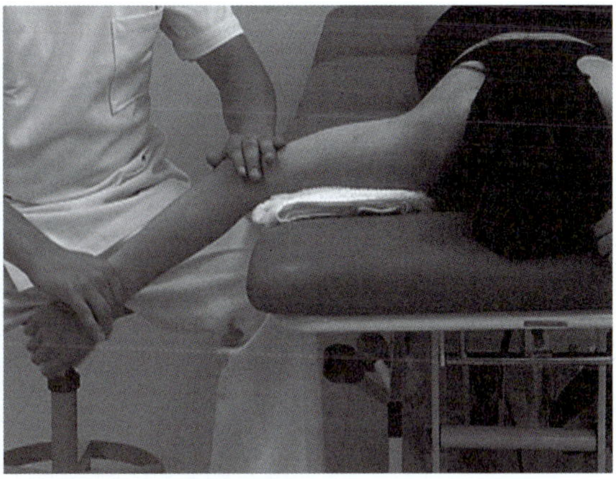

그림 49 엎드려 누운 자세에서의 팔꿉관절 폄의 저항운동 Click 1-14

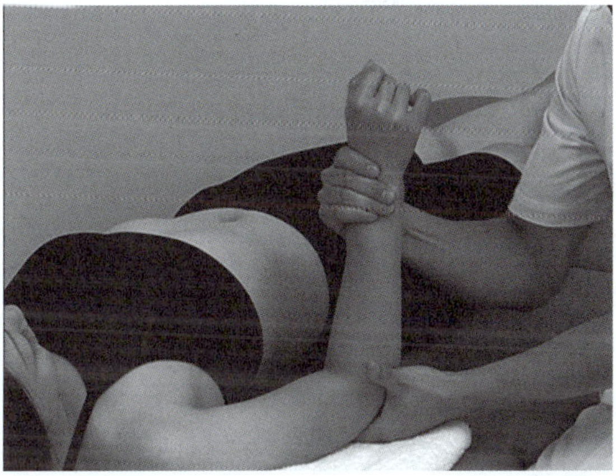

그림 50 아래팔 엎침/뒤침의 저항운동 Click 1-15

관절운동을 고려하여 저항운동을 실시한다. 또한 골절부위보다 원위에서의 저항은 골절 치유상태를 충분히 파악한 다음에 실시한다.

## C. 손목관절 주위 골절 (아래팔뼈 골절, 아래팔 원위부분 골절, 손목뼈 골절, 손허리뼈 · 손가락뼈 골절)

### 1 처방전 견본

처방전 견본을 **그림 51**에 나타냈다.

| 1. 성명 : | 2. 성별 : | 3. 연령 : |
|---|---|---|
| 4. 진단명 : 오른쪽 노뼈 원위끝 골절 | | |
| 5. 합병증 : 없음 | | |
| 6. 처방내용 :<br>a. 관절가동범위의 유지 · 증대<br>b. 근력의 유지 · 강화<br>c. 지구력의 유지 · 개선<br>d. 협동성 개선<br>e. ADL 개선 | | |
| 7. 코멘트 : 수술 후 4주째부터 엎침/뒤침운동을 시작. 물리치료 중은 외고정을 떼어놓고 시행하여도 된다. | | |

그림 51 처방전 견본 (손목관절 주위골절)

## 2 처방내용

### a. 질환의 이해

#### 1) 아래팔뼈 골절

노뼈 또는 자뼈의 뼈몸통부분 골절, 또는 두 뼈의 골절을 포함한다. 노뼈머리 탈구를 수반하는 자뼈 골절을 Monteggia 골절, 원위노자관절 탈구에 노뼈 골절을 수반하는 것을 Galeazzi 골절이라 부른다.

더욱이 골절부분에 따라 근위 1/3, 중앙 1/3, 원위 1/3, 골절의 형태, 전위의 유무, 손바닥/손등 쪽, 노자쪽 방향의 뿔 모양 변형의 유무에 의해서도 분류된다.

〈골절의 종류〉

① nightstick 골절 : 직접전달 외력에 의해서 자뼈 뼈몸통부분에 일어난다.

② Monteggia 골절 : 노뼈머리의 탈구를 수반한 자뼈의 근위, 중앙 1/3의 골절이다.

③ Galeazzi 골절 : 원위노자관절의 손상을 수반한 노뼈 원위 1/3의 골절이다.

④ Essex-Lopresti 골절 : 뼈사이막의 완전한 파열을 수반한 노뼈 근위에서의 골절이다.

#### 2) 아래팔 원위부분 골절

① Colles 골절 : 넘어져서 손바닥을 짚었을 때에 일어나는 골절이며, 빈도가 높은 골절이다. 전형적인 골절선은 노뼈 원위쪽에서부터 1～3㎝의 부분이고 손바닥쪽에서부터 비스듬히 등쪽 근위방향을 향하며, 원위뼈 조각은 손등쪽으로 전위한다.

② Smith 골절 : 손목관절의 바닥쪽 굽힘을 하여 손등을 짚고 넘어졌을 때에 발생하는 골절이고, 골절선은 Colles 골절과 반대방향이며 원위뼈 조각은 손바닥쪽으로 전위한다.

③ Barton 골절 : 노뼈 원위부분의 관절 내 골절이고, 원위뼈 조각이 손목뼈와 함께 등쪽으로 전위하여 있는 것을 등쪽 Barton 골절, 바닥쪽으로 전위하여 있는 것을 바닥쪽 Barton 골절이라 한다.

#### 3) 손목뼈 골절, 손허리뼈 · 손가락뼈 골절

① 손배뼈 골절 : 손을 강하게 짚었을 때에 일어나는 골절이고, 염좌나 타박으로서 간과하기 쉽다. 손배뼈 (주상골)에의 혈류는 원위부분 및 중앙부분에서부터 공급되고, 근위부분에서부터는 공급되지 않기 때문에 뼈 유합 지연이나 괴사에 빠질 가능성이 있다.

② 손허리뼈 골절 : 전위가 적은 뼈몸통부분 골절의 경우 안정하여 충분히 치유하지만, 제1손허리뼈 기부 골절의 경우 전위를 남긴 채로 유합하면, 엄지맞섬(무지대립)장애를 일으킬 가능성이 있다.

③ 손가락뼈 골절 : 굽힘근과 폄근의 근력균형에 의해서 골절수준에 특유의 전위를 나타낸다.

### b. 크리티컬 패스

크리티컬 패스를 **그림 52**에 나타냈다.

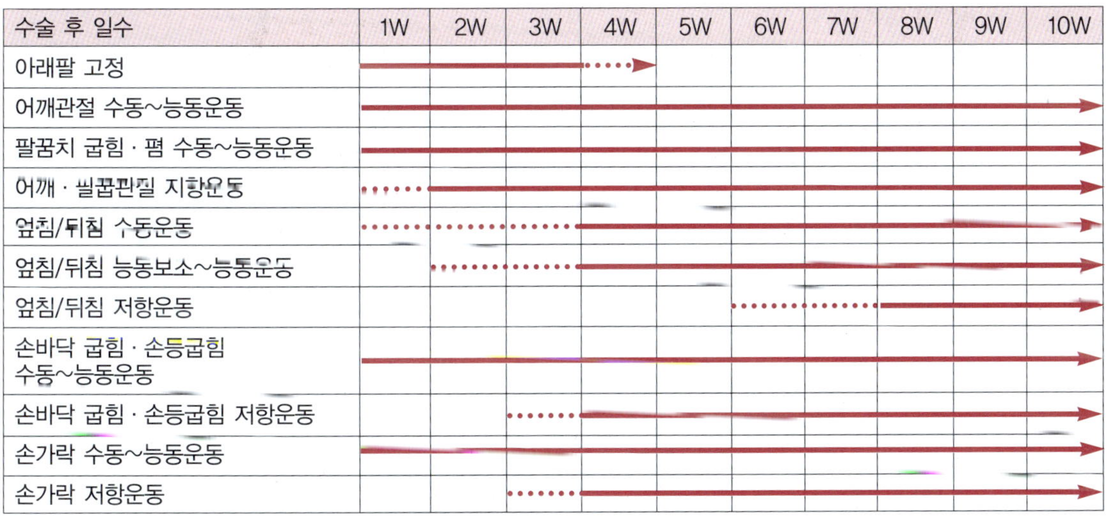


그림 52 크리티컬 패스 (노뼈 원위끝 골절)

## 3 평가

본 단원 A “어깨관절 주위골절”에 준한다.

## 4 이완

본 단원 A “어깨관절 주위골절”에 준한다.

## 5 물리치료

손목관절 주위의 주요 관절에는 원위노자관절 (원위요척관절), 손목관절 (요골수근관절), 손목뼈중간관절 (수근중앙관절)이 있고, 아래팔 뒤침 · 엎침운동, 손목 굽힘 · 폄운동, 또는 노쪽굽힘 · 자쪽굽힘운동을 가능케 하고 있다. 또한 손목부분은 손가락의 운동을 조절하는 외재근이 통과하여 근육의 길이 · 긴장관계를 좌우하고 있고, 손가락의 정교성에 대한 관여는 크다고 생각된다.

노뼈 원위끝 골절은 고령자에 많고 2차적 장애의 예방으로부터도 조기에 시작하는 것이 효과적이며, 골절부분의 안정성이나 통증의 상태에 맞춰서 실시하는 것이 필요하다. 특히 통증에 대해서는 reflex sympathetic dystrophy (RSD)가 발생할 위험성이 있으므로 환자의 호소에 주의하고, 물리치료 실시 중이나 실시 후, 야간통증 등을 충분히 청취할 필요가 있다.

### a. 안정기

#### 1) 관절가동범위운동

손목관절 및 손가락관절에 대해서는 종창에 의한 제한도 인지되기 때문에 수동운동에 더하여 능동운동의 필요도 있다. 수동운동에 관해서는 뼈운동을 의식하여 실시한다. 가동범위운동 실시 전에 느슨한 자세 (loose-packed position : LPP)로 관절의 종속 운동의 유무에 대해서 검사하고, 종속 운동이 적은 경우에는 관절구성을 의식하여 종속 운동을 유도한다 (**그림 53** *Click 1-16*).

손가락관절에 대해서는 손허리손가락관절 (중수지절관절, MP관절)의 가동범위 제한 (굽힘운동)이 현저하게 인지되기 때문에 중점적으로 시행할 필요가 있다. 통증에 주의하면서 골절부위의 전위방향에 충분히 배려하여 실시한다. 과도한 운동은 RSD를 일으킬 가능성이 있으므로 주의가 필요하다.

※어깨관절 stooping 운동 : **그림 11** “stooping exercise” 참조.

#### 2) 근력강화운동

환부 고정시기에는 환부의 근력강화운동은 곤란하지만, 2차적으로 야기되는 근력저하에 대해서 예방할 필요가 있다. 특히 손가락관절 근력저하에 수반하여 악력

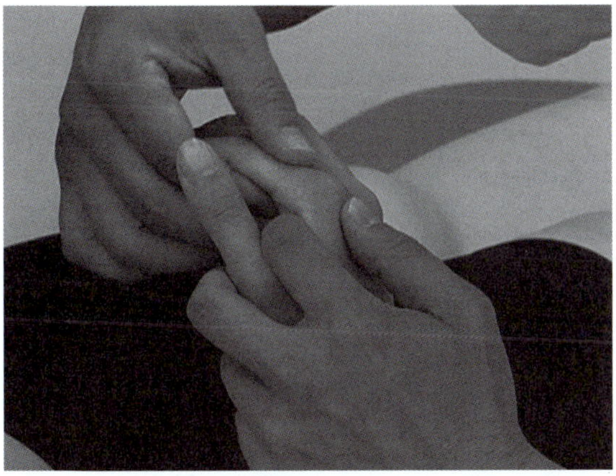

그림 53 손가락관절의 종속 운동 및 가동범위 운동 Click 1-16

LPP에 의한 종속 운동의 유도는 미끄럼운동, 구르기운동, 돌림운동 그리고 견인 등을 이용하여 실시한다. 이 때 관절 근위부분을 유지하여 관절운동을 확인하면서 통증에 주의하여 실시하는 것이 중요하다.

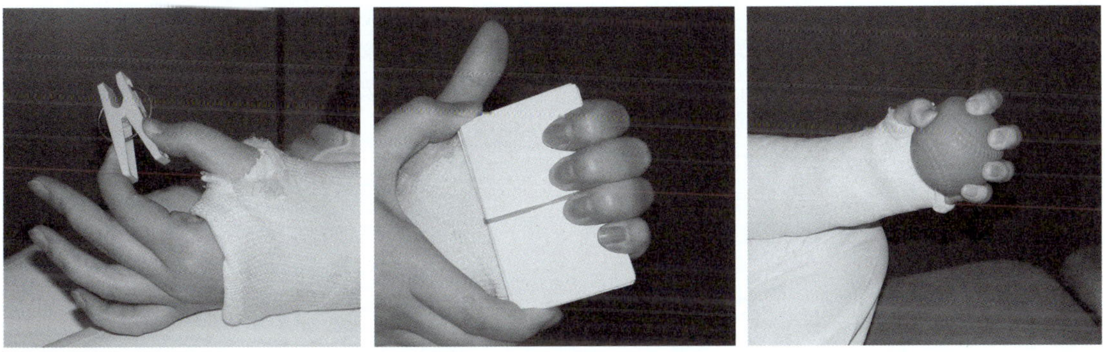

그림 54 고무공 등을 이용한 손가락운동 a|b|c

a : 빨래집게를 사용한 엄지맞섬운동 b : MP관절을 고정한 PIP굽힘 관절운동
c : 고무공을 사용한 손가락 굽힘운동

저하를 나타내는 경우가 많아, 고무나 고무공 등을 이용하여 근력유지에 노력한다(**그림 54**). 또한, 치료 시에 따라서는 조기부터 등척성 수축운동이 가능해지는 경우가 있어, 주치의로부터 정보를 수집하여 치료자세, 주의할 점 (리스크) 등을 고려하여 실시한다.

### 3) 전신조정운동

대상자는 고령자가 많아 통증에 의해서 부동 상태에 빠지기 쉬우며 체력저하나 호흡 순환기장애를 일으킬 가능성이 있다. 가능한 한 체력을 유지하기 위해 보행지도나 자전거 에르고미터 등을 이용하는 것이 중요하다.

## b. 관절가동범위운동 개시기

### 1) 관절가동범위운동 (그림 55~60, Click 1-17~21)

운동의 방법 (수동운동, 능동보조운동, 능동운동)에 대해서는 골절의 치유상황

(연령, 골절 때의 상태, 연부조직 손상상태, 성별 등)에 따라서 변화하기 때문에 주치의와 상의하면서 결정한다. 통증이나 종창, 또는 고정 제거에 따른 공포심으로부터 과도한 근육수축을 수반하는 경우가 있으며, 운동방향을 유도하면서 수동 또는

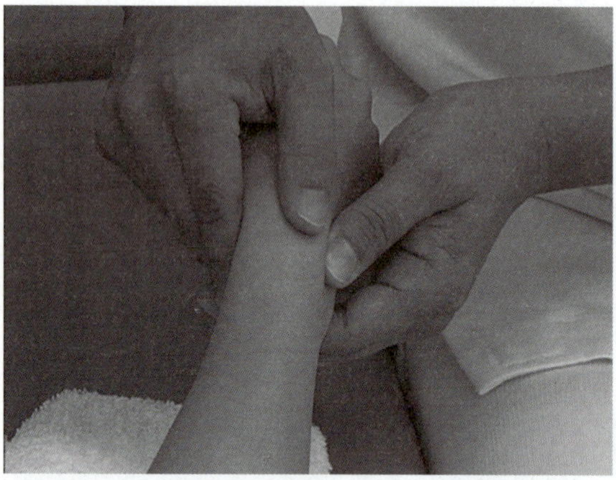

그림 55 노자관절의 종속 운동 (미끄럼운동) Click 1-17

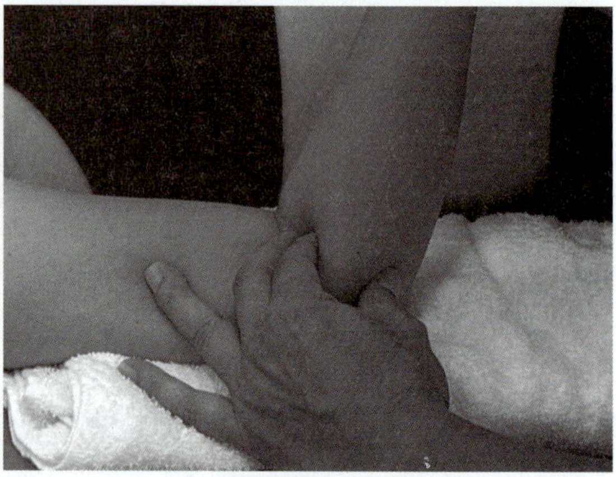

그림 56 위팔노관절 (완요관절)의 종속 운동 (미끄럼운동) Click 1-18

관절가동범위운동 실시 전에 LPP자세에서 미끄럼운동, 구르기운동, 돌림운동 등의 관절 종속 운동에 대해서 평가한다. 또한 제한이 인지되는 경우에는 관절 근위부분을 유지하여 관절운동을 확인하고, 통증에 주의하면서 운동을 실시한다.

관절주머니 내 운동은 위팔뼈작은머리를 노뼈오목이 굴러 미끄러지는 운동에 의해서 성립한다.

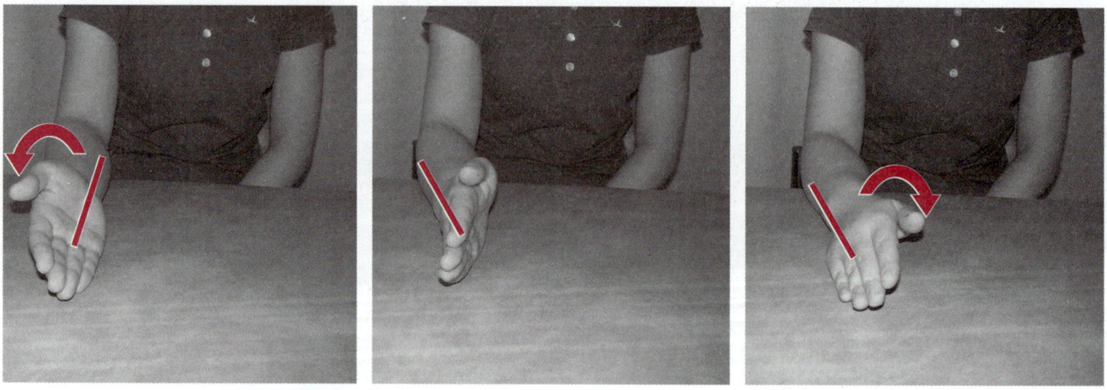

그림 57 뒤침 · 엎침운동의 관절운동 a|b|c

a : 뒤침 위치 b : 중간위치 c : 엎침 위치

근위노자관절은 섬유골성 고리 안에서의 노뼈머리의 축돌림 (축회전)운동이 일어난다. 원위노자관절은 노뼈 오목면의 자패임·(척골절흔)이 자뼈머리 위를 구르기 미끄럼운동으로 일어난다. 가동범위운동을 실시하는 경우, 이 운동을 의식하여 유도할 필요가 있다 (운동축 : 자뼈 위).

※ 아래팔부분의 엎침 · 뒤침운동 : **그림** 39 "아래팔 엎침/뒤침의 능동보조운동" (Click 1-10) 참조. 손목부분에는 8개의 작은 손목뼈가 있고 노뼈손목관절, 손목뼈중간관절이 있어 굽힘 · 폄운동을 가능케 하고 있다. 또한 노쪽굽힘 · 자쪽굽힘운동 등의 옆쪽으로의 운동도 가능하다.

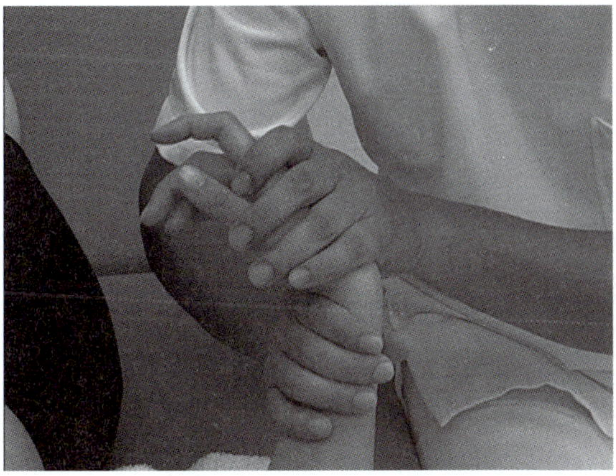

그림 58 손목부분의 굽힘 · 폄운동 Click 1-19
관절면의 형상에 주의하면서 운동을 실시한다.

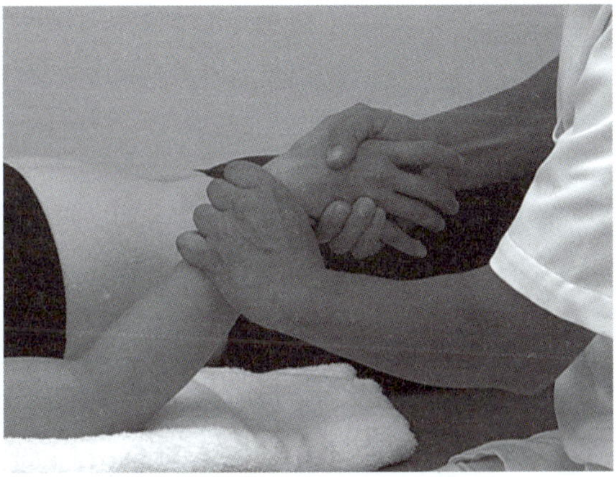

그림 59 손목부분의 노쪽굽힘 · 자쪽굽힘 Click 1-20
손가락관절에 대해서는 관절운동 (미끄럼운동, 구르기운동)을 의식하여 실시한다.

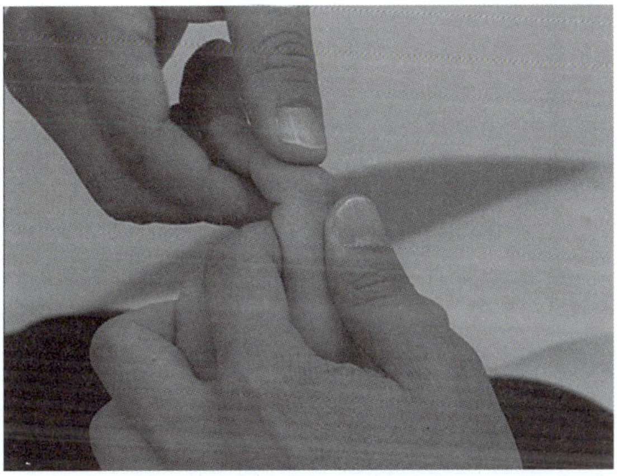

그림 60 PIP관절의 굽힘 · 폄운동 Click 1-21
미끄럼운동, 구르기운동을 의식하면서 실시한다. 경우에 따라서는 분리 (diastatic,이개)운동도 효과적이다.

능동보조운동을 실시한다. 과도한 통증의 출현은 RSD를 유발하기 때문에 충분히 주의한다.

아래팔부분의 주된 운동은 엎침 · 뒤침운동이 중심이며 어깨관절 안쪽돌림 · 가쪽돌림을 동시에 시행함으로써 손을 공간에서 360° 돌리는 것을 가능케 하고 있다. 관절가동범위운동을 실시할 때에는 어깨관절의 보상운동에 주의할 필요가 있고, 노뼈, 자뼈운동을 고려한 다음에 실시한다.

### 2) 근력강화 · 유지운동

능동운동, 능동보조운동 때에는 보상운동에 주의하면서 실시하는 것이 중요하다.

우선은 환자에게 근육수축을 확인시키면서 실시한다. 구두지시, 능동보조운동, 저항운동, 순간적인 신장 이용 등의 신경근육 재교육의 방법을 사용하면서 운동방향이나 근육수축방법에 대해서 확인시킨다 (**그림 61**, Click *1-22*).

## c. 근력강화운동 개시기

### 1) 관절가동법위운동

관절가동범위의 확대목적으로 운동을 실시하지만, 가동범위를 기계적으로 반복시키는 것만이 아니라, 최종 영역에서 연부조직 신장을 목적으로 지속신장을 시행한다. 가동범위운동 실시 전에 LPP 자세에서 관절의 종속 운동의 유무에 대해서 검사하고 종속 운동이 없는 경우에는 관절구성을 의식하여 종속 운동을 유도한다.

### 2) 근력강화운동 (그림 62~65, Click *1-23~25*)

환부에의 근력강화운동이 실시 가능해지는 시기이며, 운동방향, 저항부위, 저항량, 고정부위 등을 의식하여 실시한다. 실시가 가능한 것으로 되어 있지만, 근력저하를 충분히 생각할 수 있어 저항량에 대해서 배려한다. 또한 과도한 운동은 회복을 지연시킬 가능성이 있기 때문에 근육출력의 변화, 통증에 주의가 필요하다.

※아래팔 엎침 · 뒤침 저항운동 : **그림 50** "아래팔 엎침/뒤침의 저항운동" (Click ) 참조.

※ **그림 47** "페트병을 이용한 아래팔 엎침/뒤침 근력강화운동" 참조.

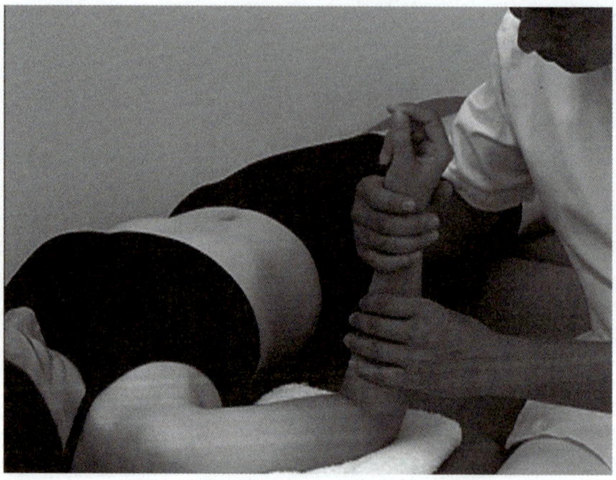

그림 61 신경근육 재교육 : 엎침 · 뒤침운동, 순간적인 신장 (quick stretching) Click *1-22*

순간적인 신장 (quick stretching)을 이용해서 관절운동이나 근육수축 촉진을 시행하여, 환자 자신에게 운동방식에 대해서 인식시킨다. 구두지시와 직접 스트레칭의 타이밍을 맞춰 실시하지 않으면 근육수축 촉진의 효과가 얻어지지 않는 경우가 있으므로 주의가 필요하다.

필요하다면 2차적으로 야기된 어깨관절 주위, 손목관절, 손가락관절의 근력저하에 대해서도 강화운동을 실시한다. 특히 어깨관절에 대해서는 표층 근육만이 아니라, 깊은층 근육에 대해서도 운동할 필요가 있다. 깊은층 근육의 근력강화 운동에 대해서는 어깨관절 벌림, 가쪽돌림, 안쪽돌림운동에 대해서 고무 등을 사용하여 약한 저항으로 운동한다.

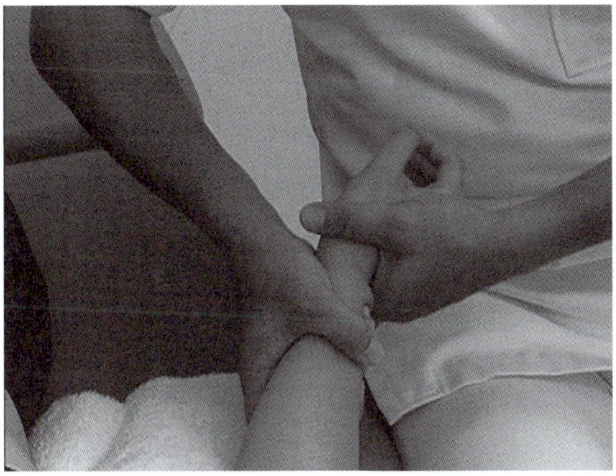

그림 62 손목부분의 굽힘 · 폄 저항운동 Click 1-23

손목뼈운동을 의식하여 저항을 실시한다.

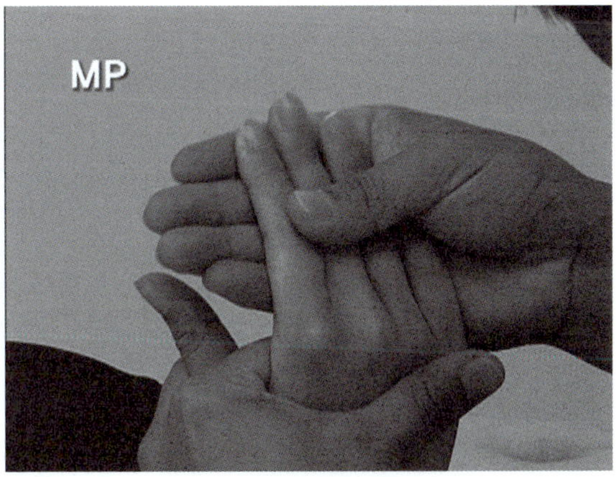


그림 63 PIP · MP관절의 굽힘 · 폄 저항운동 Click 1-24

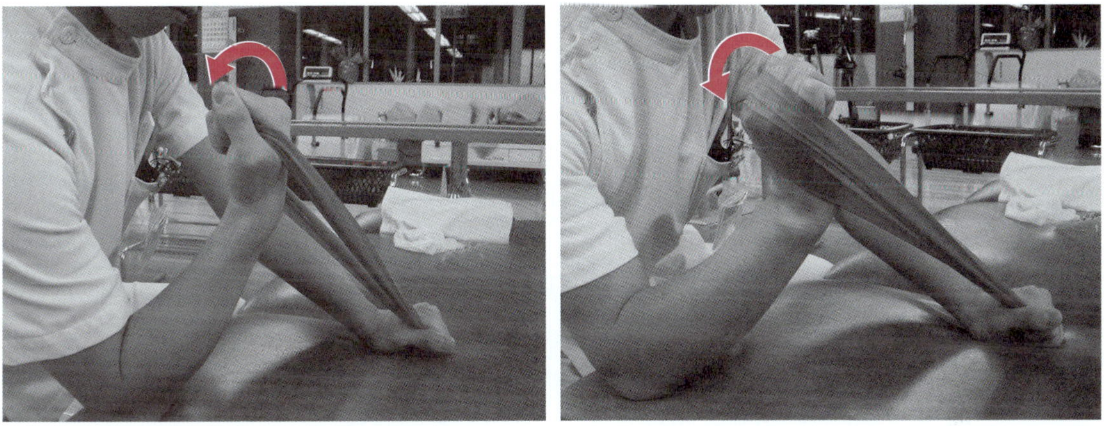

a|b

그림 64 고무를 이용한 근력강화운동

a : 바닥쪽굽힘 저항운동 b : 등쪽굽힘 저항운동

고무를 이용한 저항운동을 실시한다. 바닥쪽굽힘 · 등쪽굽힘만이 아니라, 노쪽굽힘 · 자쪽굽힘도 추가하여 실시한다. 통증이나 과다사용 (overuse)에 주의하면서 실시한다.

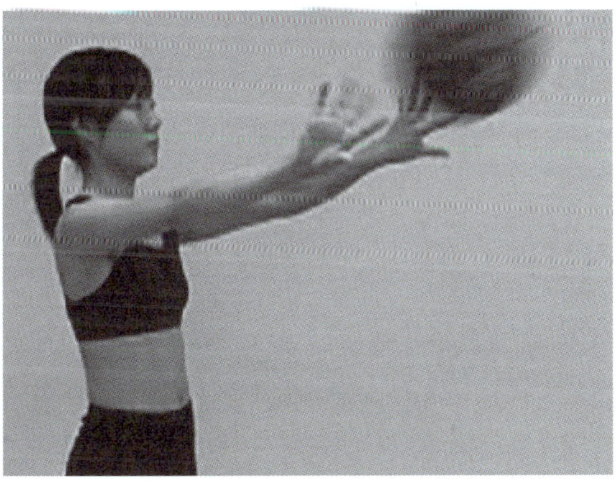

그림 65 공을 사용한 운동 (chest pass) Click 1-25

공을 사용한 chest pass를 실시하여 아래팔운동, 손목운동, 손가락운동을 실시한다. 근육의 신속한 운동도 동시에 유발할 수 있어, 협동운동 개선으로도 연결된다.

# D. ADL 지도

안정기는 신변동작 전반에서 건강한 쪽만으로 실시하도록 지도한다.

외고정 때문에 수면 시에 통증을 호소하는 일이 많다. 바로 누운 자세에서는 어깨관절에 대한 부담이 가해져, 통증을 유발하는 일이 있어 부득이 앉은 자세에서의 취침을 하게 되는 경우도 있다 (**그림 66**).

착탈의 동작은 통증을 강화시키는 경우가 많다. 앞이 트인 셔츠로 하고 환부쪽 팔부터 소매를 끼어 넣도록 지도한다. 고령자의 경우는 가능한 한 보조자에게 도움을 받도록 하는 등의 오리엔테이션이 필요하다.

잘 쓰는 손을 다친 경우, 식사 동작이나 글씨쓰기 동작 등을 무심코 해버리는 환자가 있으나, 동작 후에 통증을 호소하는 일이 있기 때문에 건강한 쪽으로 실시하도록 오리엔테이션이 필요하다. 경우에 따라서는 보장구 등의 이용도 필요하게 되고 작업치료사의 관여도 고려한다.

관절가동범위운동 개시기는 외고정이 제약적으로 제거되어 신변동작에서 환부쪽 팔의 참여기회가 증가한다. 환자의 호소로서 "현재 무엇을 하면 안 되는가?", "현재의 상태에서 무엇을 할 수 있는 것일까?", "양호한 쪽의 손만을 사용하고 있는가?", "조금씩 사용하기 시작하고 있으나, 통증이 있는 부분까지 무리해서 사용해야 하나?" 라고 반신반의하면서 일상생활을 지내고 있는 경우가 많아, 치료사는 각각의 동작에 대해서 통증의 유무를 문진하고, 각 관절에 요구되는 가동범위, 근력을 이해하여 지도한다 (**그림 67**).

① 음식물 섭취동작 : 팔꿈치 주위의 골절에서는 굽힘 가동범위 제한에 의해서 곤란한 경우가 있다.

② 세수동작 : 팔꿈치 굽힘, 아래팔 뒤침, 손가락 모음 제한에 의해서 곤란한 경우가 있다.

③ 치아 닦기 동작 : 팔을 약간 올린 자세에서의 유지, 팔꿉관절 굽힘/폄의 반복운동, 손목관절, 손가락의 정교성이 요구된다.

④ 머리손질 동작 : 헤어드라이어를 사용하는 것은 부상부분이 안정되지 않은 동안은 곤란하다. 건강한 쪽으로 헤어드라이어를 잡거나 간단한 브러싱 정도의 동작에 그친다.

⑤ 착탈의 동작 (상의) : 앞이 트인 셔츠, 머리부터 뒤집어 쓰는 셔츠의 착탈에 대해서는 입을 때는 환부쪽 팔을 먼저 끼어 넣어 시행하고, 벗을 때는 건강한 쪽의 소매부터 벗도록 한다. 앞이 트인 셔츠쪽이 착탈이 용이하다.

⑥ 착탈의 (하의) : 바지를 올리고 내리기, 셔츠를 바지에 넣는 동작에서는 어깨관절의 장애에서는 환부쪽 팔을 뒤로 돌리는 것이 곤란하기 때문에 처음에는 앞쪽 밖에 참여할 수 없다. 기능이나 기술 (skill)이 향상됨에 따라 가능한 범위가 확대된다.

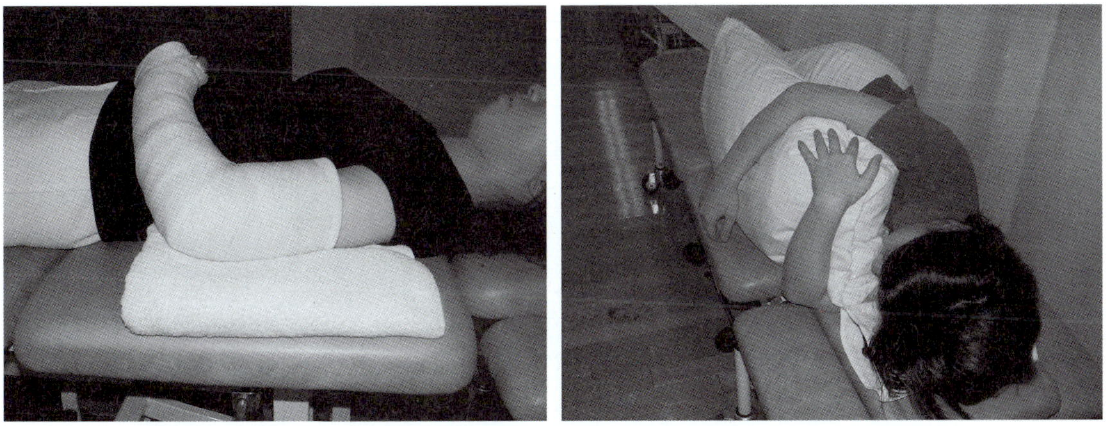

그림 66 수면 시의 자세 a|b

a : 바로 누운 자세(그림 8 참조) b : 옆으로 누운 자세

바로 누운 자세에서의 수면 시 자세에서는 위팔부분 아래에 타월 등을 넣어 팔이 내려가는 것을 방지한다. 또한 옆으로 누운 자세에서는 베개를 껴안음으로써 어깨관절에 대한 부담을 경감할 수 있다.

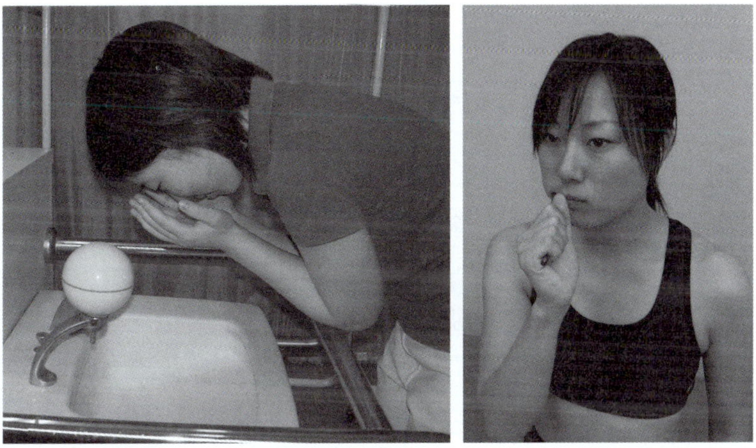

그림 67 ADL a|b

a : 세수동작 b : 치아 닦기 동작

외고정이 제거되면 환부쪽의 참여기회가 증가한다. ADL에서는 어깨관절, 팔꿉관절, 손목관절이 효율적으로 사용되는 것에 의해서 가능해진다.

⑦ 머리감기 동작 : 어깨관절 올림, 가쪽돌림 가동범위의 확대에 의해서 머리의 앞, 옆, 뒤로 씻을 수 있는 범위가 확대되어 간다. 근력저하의 정도에 따라서는 “힘이 들어가지 않는”다는 호소도 많다.

⑧ 몸 씻기 동작 : 등을 씻는 동작을 살 시도한다. 약간 긴 타월을 사용함으로써 몸의 앞쪽에서 작업하는 것이 가능하기 때문에 용이하게 할 수 있다. 건강한 쪽의 어깨, 겨드랑이 부분은 건강한 쪽만으로는 씻을 수 없고, 환부쪽 팔로도 힘이 들어가지 않는 일이 있어 씻지 않고 남는 부위이다.

⑨ 이동 동작 : 이완을 목적으로 손을 흔들어 걷도록 지도한다. 팔꿈치 주위가 과도한 긴장이 되는 경우도 있어 포켓에 손을 넣는 등 몸에 접촉하도록 지도하

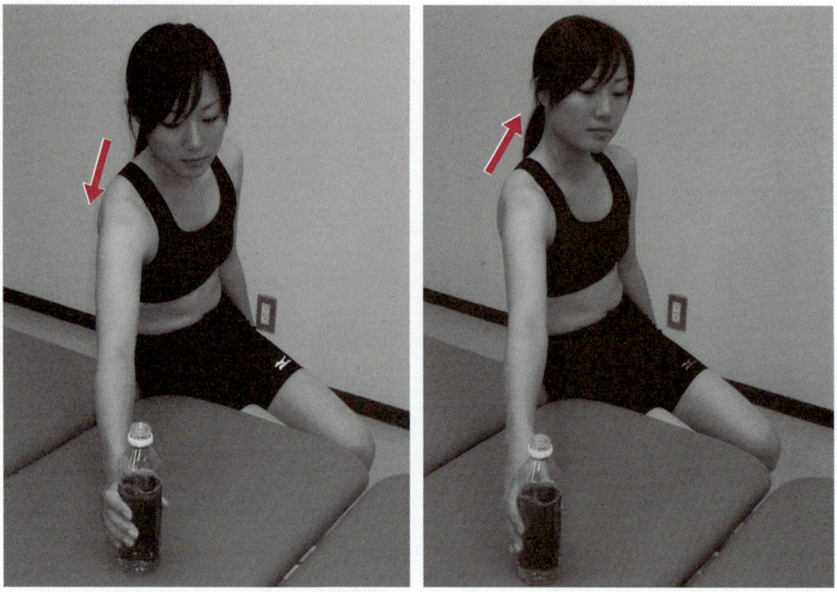

그림 68 팔을 뻗는 (reach) 동작
a : 정상 b : 어깨뼈의 모음, 목의 폄
어깨위팔관절의 안정성, 어깨뼈의 안정성, 앞쪽 돌출의 기능이 요구된다. b와 같은 방법으로는 어깨위팔관절, 위팔부분, 앞가슴부분에 통증을 호소하는 일이 있다.

는 경우도 있다.

기거동작 : 환부쪽 팔을 아래로 하여 눕는다. 일어날 때에 손을 짚으면 통증을 유발하는 경우가 있어 적극적으로 시행하지 않도록 지도한다.

근력강화운동 개시기는 고정은 완전히 제거되어 적극적으로 환부쪽 팔을 ADL에 참여시켜 간다. 일상생활에서 환부쪽 팔을 사용할 때에 보상운동으로 인접관절에 스트레스가 걸려 통증 등 기능장애가 발생하는 경우가 많다 (**그림** 68). 팔은 비하중 위치에서 사용할 뿐만 아니라, 손을 짚는 동작이나 팔꿈치 세우기 등의 하중위치에서 사용하는 일도 있어, 각 관절을 효율적으로 사용하도록 지도가 필요하다.

## E. 퇴원할 때의 주의할 점, 퇴원 후의 자주훈련

팔의 골절은 이동 능력에 영향이 적다는 것 때문에 수술 입원한 경우에도 부상부분의 염증증상이 치유되면 퇴원하는 경우가 많다. 이 때문에 환부 쪽 팔의 사용에 대해서는 앞에서 언급한 일상생활 지도, 동작 지도를 시행한다. 고령자에서는 신변동작이 자립하여 있지 않은 경우가 많아 보조가 필요한 동작을 주변의 돌봐줄 사람에게 설명한다. 독거노인의 경우는 간병 서비스의 이용에 대해서 가능한 한 입원 중에 준비를 진행시켜 관리 스태프 등과의 연락을 취하도록 한다.

퇴원 후의 자주훈련에 대해서는 앞에서 언급한 운동을 회복의 정도에 상응하여 지도한다. 근육 재교육을 목적으로 한 자주훈련에서는 횟수보다도 오히려 대상근육을 의식하여 시행하는 것을 강조한다. 거울을 보면서 시행하면 효과적이다. 횟수에 대해서는 적은 횟수 (10회까지)로 지도하고, 매일 계속하는 것이 중요하다는 것을 설명한다. 직업에 복귀해버리면, 환자는 자주훈련을 하지 않는 경우가 많기 때문에 작업현장에서 간단히 시행할 수 있는 연구나 환경설정에도 배려하여 지도한다.

# 2 다리의 골절

## A. 넙다리뼈 목부분의 골절

### 1 처방전 견본

대표적인 처방전을 두 가지 예시한다 (**그림 1, 2**). 운동시작 전에 처방전의 내용을 파악하여 필요한 정보를 수집, 정리할 필요가 있다.

### 2 처방내용

처방전의 내용을 파악하여 정보를 수집, 정리한다.

#### a. 질환의 이해

넙다리뼈 목부분의 골절은 돌기사이선 (전자간선)보다도 근위의 엉덩관절 관절주머니 안에서 발생한 골절이며, 그 정도를 나타내는 기준으로 Garden 분류가 흔히 사용된다 (**표 1**). 넙다리뼈머리 (대퇴골두)에의 혈류장애가 발생하여 거짓관절 (위관절)이나 넙다리뼈머리 괴사의 위험성이 높은 증상사례에서는 인공뼈머리 치환술이 선택되고, 그 이외에서는 스크류 (screw)를 사용한 여러 가지의 고정법이 시행되고 있다.

##### 1) 골절 전의 생활의 청취

처방전 견본 (1)과 (2)의 비교에서는 골절 전의 생활이나 신체능력이 다르다는 것이 예측되고, 그들의 차이는 수술 후의 재활 프로그램에도 영향을 준다. 또한 고령자의 경우, 골절의 원인이 치매에 의한 배회로 인한 넘어짐이거나, 기타의 합병증을 갖고 있는 일도 많아, 지도를 해가는 데에 충분한 배려가 필요하다.

#### b. 크리티컬 패스

크리티컬 패스를 **그림 3**에 나타냈다.

<table>
<tr><td>1. 성명 :</td><td>2. 성별 : 여성</td><td>3. 연령 : 85세</td></tr>
<tr><td colspan="3">4. 진단명 :<br>a. 오른쪽 넙다리뼈 목부분의 골절 (Garden Type Ⅳ)<br>b. 인공뼈머리 치환술 시행<br>c. 협심증<br>d. 치매</td></tr>
<tr><td colspan="3">5. 병력 : 2006년 2월 6일. 밤중에 화장실에 가려다 카펫에 걸려 넘어져 일어설 수가 없어, 우리 병원에 응급 수송되었다. 오른쪽 넙다리뼈 목부분의 골절이라 진단되고, 2월 8일, 인공뼈머리 치환술을 시행하였다.</td></tr>
<tr><td colspan="3">6. 물리치료<br>a. 관절가동범위운동<br>b. 근력강화운동<br>c. 가급적 조기부터의 선 자세 · 보행연습 및 ADL 연습</td></tr>
<tr><td colspan="3">7. 주의할 점 : 탈구에 주의하십시오 (탈구자세 : 굽힘, 모음, 안쪽돌림).</td></tr>
</table>

그림 1 처방전 견본 (1) (넙다리뼈 목부분의 골절)

<table>
<tr><td>1. 성명 :</td><td>2. 성별 : 여성</td><td>3. 연령 : 60세</td></tr>
<tr><td colspan="3">4. 진단명 :<br>a. 오른쪽 넙다리뼈 목부분의 골절 (Garden Type Ⅱ)<br>b. gamma locking nail 술 시행</td></tr>
<tr><td colspan="3">5. 병력 : 2006년 1월 3일. 스키에서 넘어져 부상. 우리 병원에 응급 수송되어, 오른쪽 넙다리뼈 목부분의 골절이라 진단. 2월 8일 인공뼈머리 치환술을 시행하였다.</td></tr>
<tr><td colspan="3">6. 물리치료<br>a. 관절가동범위운동<br>b. 근력강화운동<br>c. 가급적 조기부터의 선 자세 · 보행연습 및 ADL 연습</td></tr>
</table>

그림 2 처방전 견본 (2) (넙다리뼈 목부분의 골절)

### 표 1 Garden분류

1. Stage Ⅰ 불완절 골절
2. Stage Ⅱ 변위 (displacement)가 없는 완전 골절
3. Stage Ⅲ 부분적 변위가 있는 완선 골질
4. Stage Ⅳ 완전한 변위가 있는 완전 골절

| | |
|---|---|
| 수술 후 1일째 | 휠체어로 방에서 밖으로 나감<br>능동보조, 수동관절가동범위운동 시작<br>근력강화운동 시작<br>가급적 전체하중에 의한 보행연습 시작 |
| 1주일~2주일째 | 평행봉 내 보행연습 |
| 3주일째 | 보행기보행연습 |
| 4주일째 | 목발보행연습 |

그림 3 크리티컬 패스 (넙다리뼈 목부분의 골절)

## 3 물리치료

골다공증 등에 의해서 골절부분의 고정성이 불안정한 증상사례에서는 일정기간의 하중면제가 강제되는 경우가 있다. 목발보행의 습득에 의해서 휠체어 이외의 이동수단을 획득할 수 있는 증상사례도 있다. 그러나 고령자에서는 근력, 균형능력이 저하하여 있기 때문에 휠체어에 의한 이동이 기본이 된다. 이 시기는 기타의 ADL에서의 하중면제 지도를 철저히 한다.

수술에 의해서 충분한 고정성이 얻어진 증상사례에서는 관절가동범위운동, 근력강화운동에 더하여 수술부위의 통증의 정도에 맞춘 조기부터의 선 자세 · 보행연습이 가능하다.

### a. 관절가동범위운동

인공뼈머리 치환술을 시행한 증상사례에서는 탈구자세와 통증의 출현에 주의하여 충분한 이완을 시행하면서 가동범위운동을 시행한다 (**그림** 4, *Click 2-1*). 수술에 의한 침습의 통증과 골절 시의 연부조직의 타박에 의한 통증이 혼재하기 때문에 장기간 통증이 잔존하는 경우도 있다. 수술 후의 종창에 대해서는 보호적인 마사지로 통증이 경감되는 경우가 있다 (**그림** 5).

### b. 근력강화운동 (그림 6)

통증이 발생하고 있는 부위의 근력강화운동은 곤란하다. 그러나, 그 이외의 근육의 근력저하 (2차 장애)는 예방하지 않으면 안 된다. 예컨대, 엉덩관절 주위의 통증이 심하여 다리에 하중을 가할 수 없는 경우에는 무릎이나 발의 근육의 근력강화운동을 정성껏 시행할 필요가 있다. 일정기간 통증이 지속되어 근력강화운동을 할 수 없었던 근육에 대해서는 통증의 경감과 함께 서서히 시작한다. 능동보조운동에서부터 능동운동, 저항운동으로 진행시킨다.

### c. 선 자세 · 보행연습

선 자세 · 보행연습은 평행봉 내에서의 선 자세 연습부터 시작한다. 통증의 정도에 맞춰서 순차로 평행봉 내 보행, 보행기 보행, 지팡이 보행으로 옮겨간다. 지팡이 보행을 할 때, 골절 전부터 지팡이를 사용하고 있어, 자주 습관적으로 환부쪽과 같은 쪽으로 지팡이를 짚으려고 하는 증상사례를 경험한다. 설명을 해도 이해를 못하는 경우는 실제로 어느쪽으로 드는 것이 편안한 지를 경험시키면 납득하기가 쉽다.

### d. 기타의 ADL 연습

인공뼈머리 치환술을 시행한 증상사례에 관해서는 동작 시의 탈구에 주의할 필요가 있다. 기본적으로는 인공엉덩관절 치환술 후에 준하기 때문에 여기서는 생략한다 (제3장 "변형성 엉덩관절증" 참조).

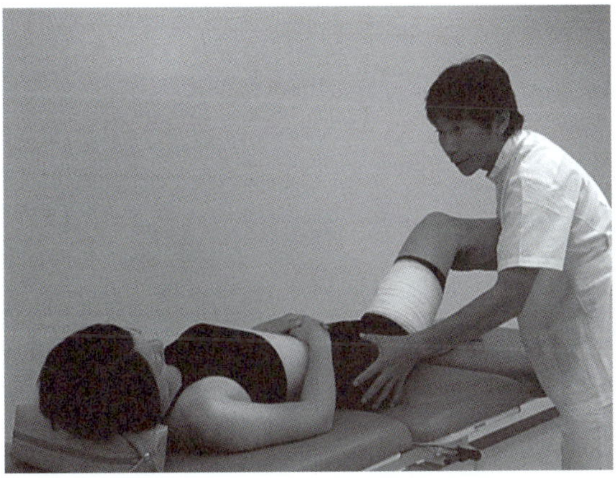

그림 4 엉덩관절의 관절가동범위운동 Click 2-1

- 얼굴표정으로부터도 통증의 정도를 판단한다.
- 다리를 잡는 방법은 면으로 지지한다.
- 치료사도 편안한 자세를 취한다.

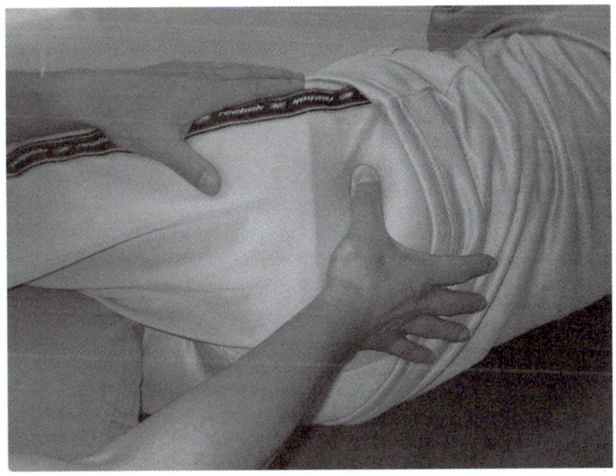

그림 5 마사지

- 수술 창상부분에는 직접 만지지 않고 보호적으로 시행한다.
- 옆으로 누운 자세를 취할 때 탈구에 주의한다.

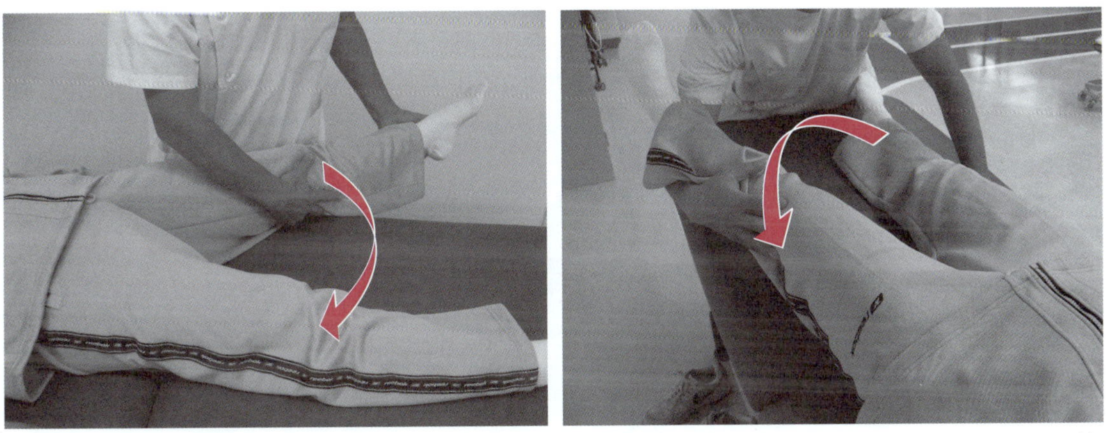

a|b

그림 6 근력강화운동

a : 엉덩관절 모음근 (내전근) b : 엉덩관절 벌림근 (외전근)

저항은 넙다리뼈에 가한다. 치료사 자신이 운동의 방해를 하지 않도록 주의한다.

## 4 퇴원할 때의 주의할 점

돌발적인 사고 (충격)가 원인으로 부상한 경우는 같은 원인으로 재차 골절하는 일은 생각하기 어렵다. 그러나 일상생활 속에서 부상한 경우는 재차 부상할 위험성은 매우 높다. 퇴원할 때에는 다시 부상하는 원인이 되는 위험을 최소한으로 하기 위해 ① 난간을 설치하는, ② 층계차이를 해소하는, ③ 미끄럼 방지를 하는 등의 대책이 필요하다.

# B. 넙다리뼈 뼈몸통부분 골절

## 1 처방전 견본

처방전 견본을 **그림 7**에 나타냈다.

## 2 처방내용

### a. 질환의 이해

넙다리뼈 뼈몸통부분 골절은 교통사고나 굴러 떨어지는 등의 강한 외력이 가해졌을 때에 발생한다. 증상은 넙다리부분의 통증과 종창이고, 변형이나 비정상 가동성 (골절부분이 불안정한 상태)이 인지된다. 치료는 보존요법과 수술요법으로 나뉜다. 보존요법은 전위가 없는 증상사례가 대상이 되고, 석고붕대 요법이나 장구요법 (기능적 장구, functional brace)으로 경과를 관찰한다. 그러나 전위가 인지되는 증상사례에서는 넙다리부분의 근육군이나 뼈사이막 등에 의해서 뼈 조각이 비정상적인 방향으로 견인되어, 정복이나 정복 유지가 곤란해져 수술요법의 적응이 된다. 수술방식은 판 (plate)을 사용한 판고정이나 골수 내 못 (intramedullary nail)을 사용

<table>
<tr><td>1. 성명 :</td><td>2. 성별 : 남성</td><td>3. 연령 : 19세</td></tr>
<tr><td colspan="3">4. 진단명 :<br>a. 왼쪽 넙다리뼈 뼈몸통부분 골절<br>b. 왼쪽 넙다리부분 찰과상</td></tr>
<tr><td colspan="3">5. 병력 : 2006년 ○월 ○일, 자전거로 주행 중, 자동차와 접촉하여 넘어져 부상. 우리 병원에 응급으로 수송되어 X선 사진으로 왼쪽 넙다리뼈 뼈몸통부분 골절이라 진단<br>○월 ○일 수술적 뼈 접합술 (골수 내 못) 시행</td></tr>
<tr><td colspan="3">6. 물리치료<br>a. 관절가동범위운동<br>b. 근력강화운동<br>c. 하중면제 보행연습</td></tr>
<tr><td colspan="3">7. 주의할 점 : 넙다리뼈에 돌림운동이 가해지지 않도록 주의하시오.</td></tr>
</table>

그림 7 처방전 견본 (넙다리뼈 뼈몸통부분 골절)

<table>
<tr><td>수술 후 1일째</td><td>휠체어로 방에서 밖으로 나감<br>능동보조, 수동관절가동범위운동 시작<br>근력강화운동</td></tr>
<tr><td>1주일~2주일째</td><td>평행봉 내 보행 (하중면제)연습</td></tr>
<tr><td>2주일~4주일째</td><td>양쪽 목발보행 (하중면제)연습</td></tr>
</table>

그림 8 크리티컬 패스 (넙다리뼈 뼈몸통부분 골절)

한 Küntscher법 등이 있다.

### b. 크리티컬 패스

크리티컬 패스를 **그림** 8에 나타냈다.

## 3 물리치료

수술 후 물리치료는 관절가동범위운동, 근력강화운동, 선 자세 보행연습이다.

### a. 관절가동범위운동

수술기록으로부터 진입방법, 고정하는 힘 등을 확인하고, 골절부분에 돌림운동이 가해지지 않도록 시행한다. 수술 후 기능적 장구 (functional brace)를 사용하고 있는 경우는 느슨해짐이 없는지 체크할 필요가 있다.

#### 1) 엉덩관절 굽힘 · 폄 (그림 9, Click 2-2)

① 자세는 바로 누운 자세에서 시행한다.
② 치료대의 높이를 치료사의 키의 높이에 맞춘다.
③ 이제부터 시행하는 운동을 확실히 설명한다.
④ 치료사는 환자의 발에서부터 오금(슬와)으로 아래팔부분을 미끄러지게 하면서 종아리 뒷면을 잡는다.
⑤ 천천히 통증을 확인하면서 엉덩관절을 굽히게 한다.
⑥ 다음으로 통증이 나타나지 않는 범위까지 굽힌 위치에서부터 폄 방향으로 천천히 움직인다.

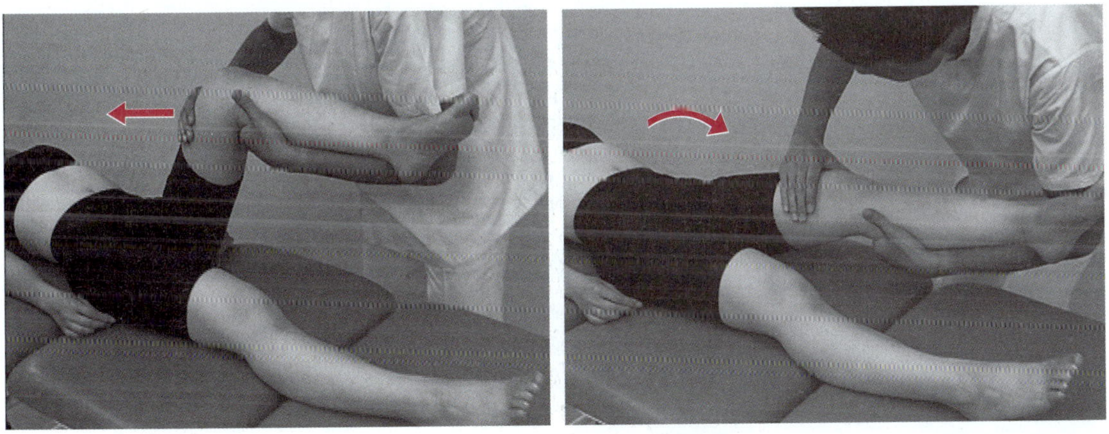

그림 9 엉덩관절의 굽힘 · 폄에 의한 관절가동범위운동 Click 2-2

엉덩관절을 굽힐 때, 무릎관절의 굽힘 각도가 커지면, 넙다리네갈래근이 신장되어 넙다리부분의 종창의 통증이 심해지므로 통증이 적은 각도에서 시행한다.

#### 2) 엉덩관절 벌림 · 모음 (그림 10, Click 2-3)

① 자세는 바로 누운 자세에서 시행한다.
② 치료용 침대의 높이를 치료사의 키의 높이에 맞춘다.
③ 이제부터 시행하는 운동을 확실하게 설명한다.
④ 치료사는 환자의 발과 오금부분에 손을 곁들여서 잡는다.
⑤ 천천히 통증을 확인하면서 엉덩관절의 벌림을 시킨다.
⑥ 다음으로 통증이 나타나지 않는 범위까지 벌림 위치에서부터 모음 방향으로 천천히 움직인다.

#### 3) 무릎관절 굽힘 · 폄 (그림 11, Click 2-4)

① 자세는 끝에 걸터앉은 자세 또는 바로 누운 자세에서 시행한다.
② 치료용 침대의 높이를 치료사의 키의 높이에 맞춘다.
③ 끝에 걸터앉은 자세에서 시행하는 경우, 치료사의 아래팔부분에서 수술한 쪽의 종아리부분을 잡고 무릎 폄 위치로 유지한다.
④ 무릎관절 폄 위치의 상태에서 무릎뼈의 가동성을 확인하며 수술부위의 통증

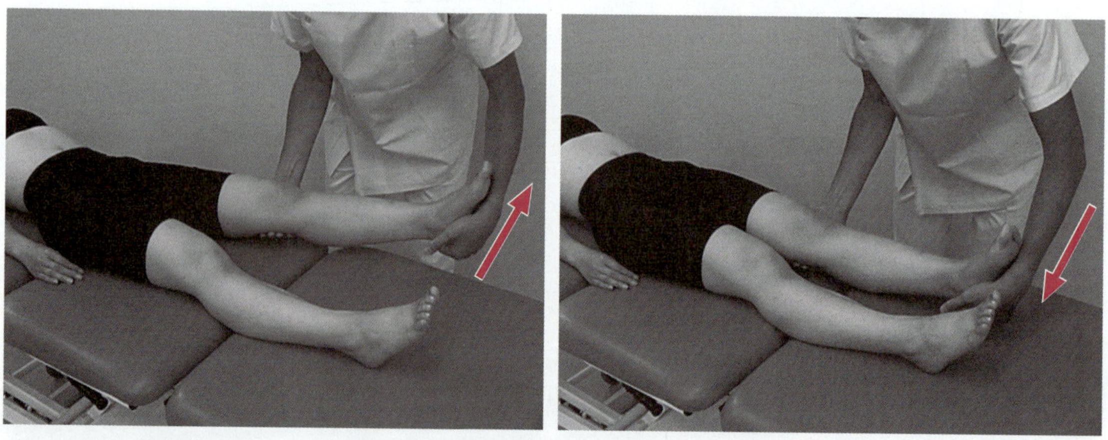

그림 10 엉덩관절의 벌림 · 모음에 의한 관절가동범위운동 Click 2-3

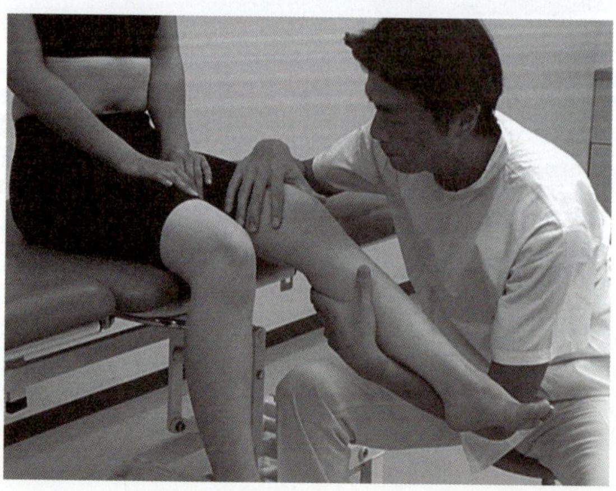

그림 11 무릎관절의 굽힘 · 폄에 의한 관절가동범위운동 Click 2-4
벌림운동 때, 발을 잡은 손은 돌림운동이 가해지지 않도록 주의한다.

을 확인하면서 무릎관절을 굽히게 한다.

⑤ 바로 누운 자세에서 시행하는 경우는 치료사의 아래팔부분으로 수술한 쪽의 종아리부분을 잡고, 엉덩관절을 굽히면서 무릎관절을 굽힌다. 이 때에도 수술한 부분의 통증에 주의한다.

⑥ 다음으로 통증이 나타나지 않는 범위까지 굽힌 위치에서부터 폄 방향으로 천천히 움직인다.

## b. 근력강화운동

수술 직후는 수술부분의 통증 때문에 근력을 발휘하기 어려우므로 저항운동부터 들어가는 것이 아니라, 능동보조운동 또는 능동운동으로 시행한다. 뼈 유합의 상황과 통증의 소실과 함께 저항운동을 추가하여 시행한다. 또한 엉덩관절의 운동에서 저항을 가하는 경우는 골절부분에서부터 중추쪽으로 가한다.

### 1) 근육고정 (muscle setting) (그림 12)

① 침대 위 바로 누운 자세에서 시행한다.

② 치료사는 수술한 쪽의 오금부분에 손을 넣고 환자에게 통증이 나타나지 않는 범위에서 힘을 넣도록 시킨다. 자기가 할 수 있는 경우는 타월 등을 오금부분에 넣고 시행한다.

### 2) 무릎을 편 다리의 올림운동 (그림 13)

① 침대 위에 바로 누운 자세에서 시행한다.

② 치료사는 수술한 쪽의 종아리부분을 아래팔부분으로 잡고, 수술부위의 통증을 확인하면서 다리의 폄운동을 시행한다.

### 3) 도수저항운동

엉덩관절, 무릎관절의 각 운동방향으로 환자가 발휘할 수 있는 근력에 상응하여

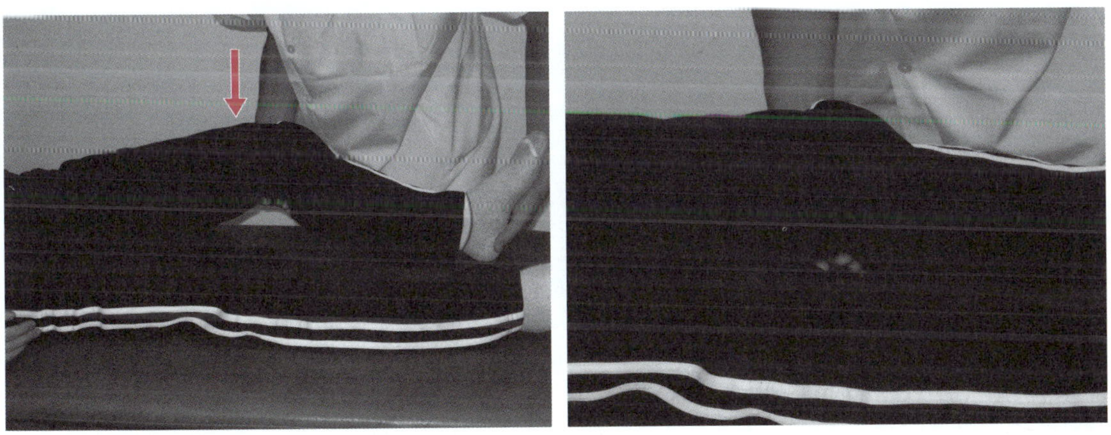

그림 12 근력강화운동 (근육고정)

저항을 가한다.

### c. ADL 연습

#### 1) 일어나기 동작에서부터 끝에 걸터앉은 자세 (그림 14, Click 2-5)

침대 위에 바로 누운 자세에서부터 일어나는 경우, 몸 구르기를 하면서 비수술쪽

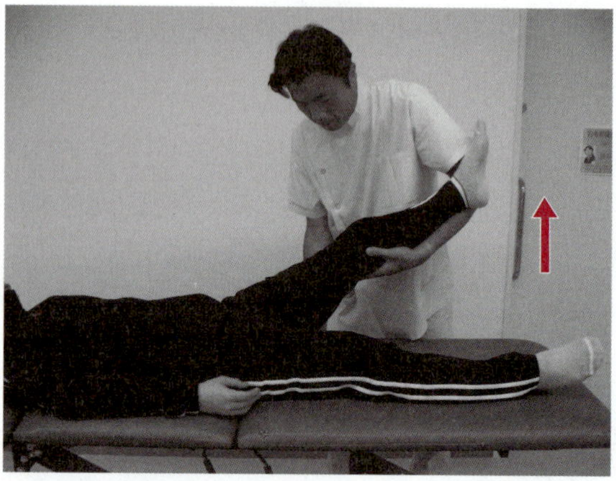

그림 13 근력강화운동 (무릎을 편 다리의 올림 범위운동)

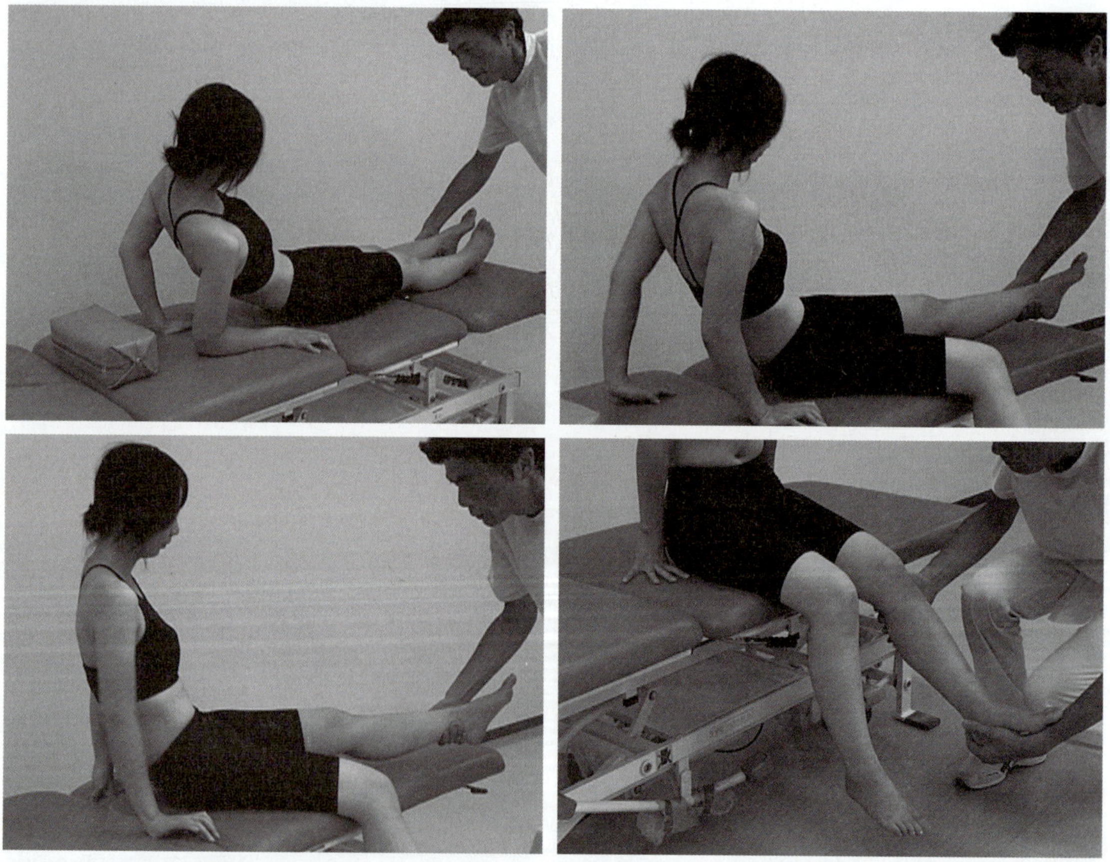

그림 14 기본동작연습 : 바로 누운 자세에서부터 끝에 걸터앉은 자세까지, 끝에 걸터앉은자세에서부터 바로 누운 자세까지 Click 2-5

일어날 때에 넙다리부분에 돌림이 가해지지 않도록 지도 또는 보조가 필요하다.

으로 팔꿈치를 짚는 위치까지 윗몸을 일으키면서 다리를 길게 뻗고, 편안히 앉은 자세가 된다. 다음으로, 자신이 종아리부분을 지지하면서 침대에서부터 내리고, 끝에 걸터앉은 자세가 된다. 이 때, 자력으로 다리를 내릴 수 없는 경우는 치료사의 도움으로 시행한다.

#### 2) 보행연습

보행은 수술 후의 하중의 지시에 따라 하중면제 또는 부분하중에서의 평행봉 내 보행연습에서부터 양쪽 목발보행, 한쪽 목발보행을 시행하며 뼈 유합이 진행되어 완전하중의 지시에 의해서 지팡이 없이 혼자 걷는 것으로 한다.

#### 3) 계단 오르내리기 연습

계단 오르내리기는 보행이 안정하여 할 수 있게 된 다음부터 시행한다. 하중면제 또는 부분하중 때는 양쪽 목발보행으로 2족 1단 오르내리기 패턴으로 시행한다. 완전하중의 시점에서 지팡이 보행 또는 혼자 걷기로 1족 1단 오르내리기로 한다.

## C. 무릎뼈 골절

### 1 처방전 견본

처방전 견본을 **그림 15**에 나타냈다.

<table>
<tr><td>1. 성명 :</td><td>2. 성별 : 남성</td><td>3. 연령 : 78세</td></tr>
<tr><td colspan="3">4. 진단명 :<br>a. 오른쪽 무릎뼈 골절<br>b. 고혈압<br>c. 당뇨병</td></tr>
<tr><td colspan="3">5. 병력 : 2006년 ○월 ○일, 산보하는 중에 계단에 걸려 넘어져 오른쪽 무릎을 강타하여 일어설 수 없어 그대로 우리 병원에 응급 수송되었다. 오른쪽 무릎뼈 골절이라 진단되고 ○월 ○일 수술적 뼈 접합술을 시행 [긴장대 강선 고정술 (tension band wiring)]</td></tr>
<tr><td colspan="3">6. 물리치료 :<br>a. 오른쪽 무릎관절 가동범위운동 (0°에서부터 90°까지)<br>b. 근력강화운동<br>c. 무릎의 폄 장구를 장착해서 하는 보행연습</td></tr>
<tr><td colspan="3">7. 주의할 점 :<br>a. 수술 후 3주일은 굽힘 각도는 90°로 권장합니다. 그 이후는 제한 없이 하기 바랍니다.<br>b. X선 사진을 확인한 다음에 무릎의 폄 장구는 수술 후 5주째에 떼어낼 예정입니다.</td></tr>
</table>

그림 15 처방전 견본 (무릎뼈 골절)

## 2 처방내용

### a. 질환의 이해

무릎뼈 골절은 넘어졌을 때에 무릎을 강타하였을 때의 직접 전달 외력이 가해진 경우와, 무릎관절이 급격하게 굽혀졌을 때에 반작용으로서 넙다리네갈래근이 강하게 긴장하는 간접 전달 외력이 무릎뼈에 가해졌을 때에 발생한다. 전자의 골절형태는 으깸 (분쇄) 골절이 되는 경우가 많고, 드물게 세로 골절이 되며 때로는 개방 골절이 된다. 후자에서는 가로 골절이 된다. 뼈 조각의 분리 (이개)가 적은 골절에서는 무릎의 폄 구조가 남아 있으므로 보존적으로 치료된다. 폄 장구로 고정하여 서서히 물리치료로 옮겨간다. 또한 뼈 조각의 분리 (이개)가 커져 보존치료를 할 수 없는 경우는 수술치료를 필요로 한다. 가장 많은 가로 골절에 대해서는 긴장대 강선 고정술 (TBW)이 시행된다. 이 방법은 Kirschner 강선 2본과 와이어를 조합하는 것에 의해서 무릎 굽힘에 따라서 강선에 긴장이 가해져 골절부분에 견고하게 압박하는 힘이 작용하게 된다.

### b. 크리티컬 패스

크리티컬 패스를 **그림 16**에 나타냈다.

## 3 물리치료

수술 후의 주된 물리치료는 관절가동범위운동, 근력강화운동, 선 자세 보행연습이다. 수술 후의 물리치료에서는 골절부분의 고정성의 영향을 받으므로, 주치의에게 직접 묻든가 또는 수술기록에서 정보를 확인한다. 특히 관절가동범위운동에서는 수술 후 조기의 각도 제한은 몇 도까지인지, 보행은 무릎의 폄 장구 장착으로 완전하중보행이 가능한가를 확인한다.

### a. 관절가동범위운동 (그림 17~20, *Click 2-6*)

#### 1) 수술 후 3주 이내 (굽힘의 각도제한 90°)

① 침대 위에서 무릎의 폄 장구를 떼어낸다.

| | |
|---|---|
| 수술 후 1일째 | 휠체어로 방에서 밖으로 나감<br>수동관절가동범위운동 시작 (90° 까지)<br>근력강화운동 시작<br>무릎의 폄 장구 장착에 의한 보행연습 시작 (완전하중) |
| 1주일 째 | 양쪽 목발보행연습 |
| 2주일 째 | 한쪽 목발보행연습 |
| 3주일 째 | 혼자걷기연습 |

그림 16 크리티컬 패스 (무릎뼈 골절)

② 수술부분 주위의 통증, 종창의 상태를 확인한다. 가능하다면 무릎뼈의 움직임도 확인한다 (**그림 17**) (무릎뼈 주위에 통증이 있는 경우는 무리하게 시행하지 않는다).

③ 다음으로 치료사가 수술한 쪽의 종아리부분을 아래팔로 받치고, 무릎을 편 위치를 유지하면서 끝에 걸터앉은 자세로 옮겨간다.

④ 치료사는 서서히 통증이 나타나지 않는 범위에서 굽힘 방향으로 앞가슴을 내려 가면서 굽힘 각도 90° 까지 시행한다 (**그림 18**).

**2) 수술 후 3주 이후 (각도 제한 없음)**

① 침대 위에서 바로 누운 자세에서 시행한다.

② 무릎뼈의 가동성을 확인한다. 무릎을 편 위치에서 무릎뼈의 위모서리, 아래모서리를 치료사가 잡고 위아래방향으로 미끄러져가게 한다. 좌우방향도 마찬가지로 무릎뼈의 안쪽, 가쪽 모서리를 잡고 시행한다 (**그림 21**, *Click 2-7*).

③ 치료사의 아래팔부분을 환자의 종아리 뒷면에서부터 오금부분으로 미끄러지게 하면서 잡고, 엉덩관절을 굽히면서 무릎관절을 천천히 굽힘 방향으로 움직인다.

④ 굽힘 각도가 120° 이상이 되고 종아리의 자체중량으로 유지해도 신장통증이 없으면, 환자의 종아리를 받치고 있었던 치료사의 손을 환자의 종아리 앞면의 근위와 원위에 놓고, 조금씩 통증을 보면서 굽힘 방향으로 저항을 가하여 간다 (**그림 22**, *Click 2-8*).

**메모**

이완이 어렵고 수동운동 때에 방어수축이 심한 경우는, 무리하게 저항을 가하지 않고 능동보조운동을 시행하여 조금씩 긴장이 풀리는 부분에서 수동운동으로 옮겨 간다.

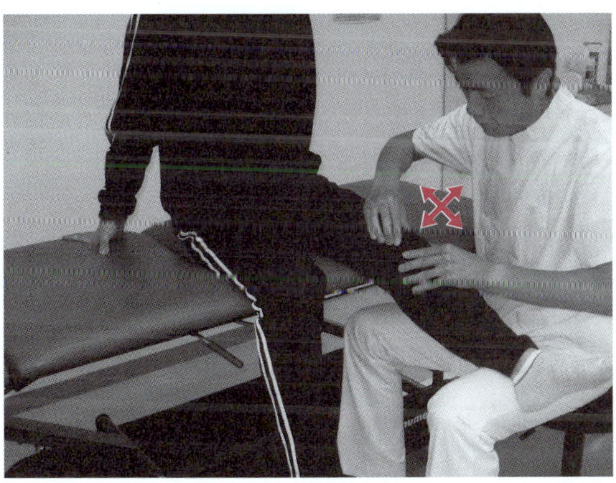

그림 17 무릎뼈의 가동성의 확인

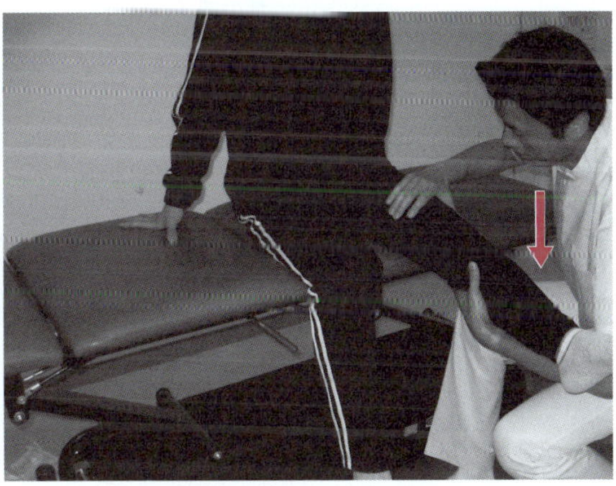

그림 18 관절가동범위운동 (무릎관절 굽힘) : 굽힘 각도 90° 까지

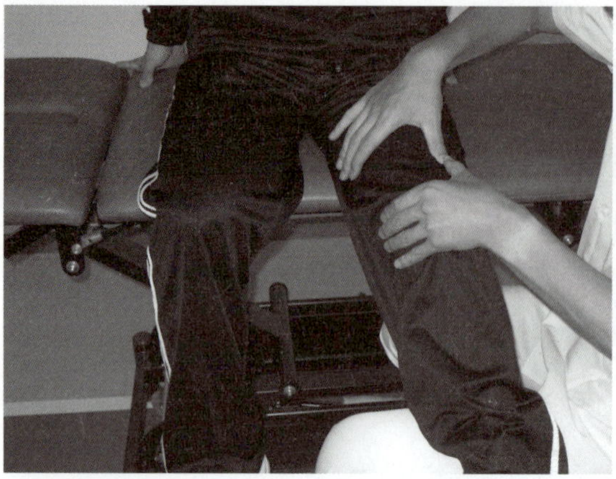
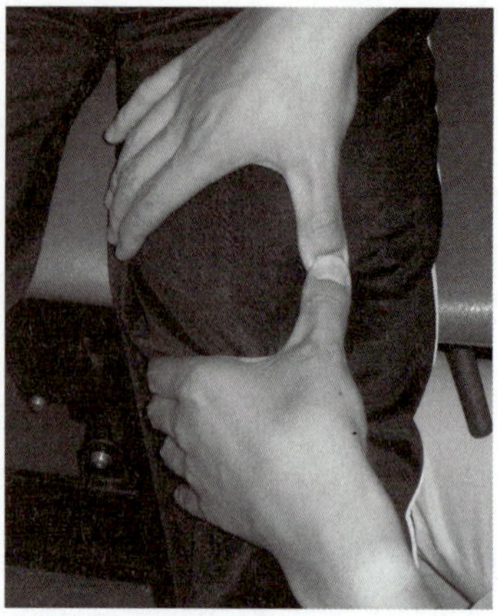

그림 19 마사지
근육에 대해서 수직방향으로 압박을 가한다.

치료사는 자기에게 부담이 가지 않도록 치료대의 높이나 의자의 높이를 조정한다.
굽힘 운동으로 넙다리부분에 신장통증이 있는 경우, 통증이 나타나기 직전의 각도에서 넙다리네갈래근의 마사지를 시행하면 신장성이 증가한다.

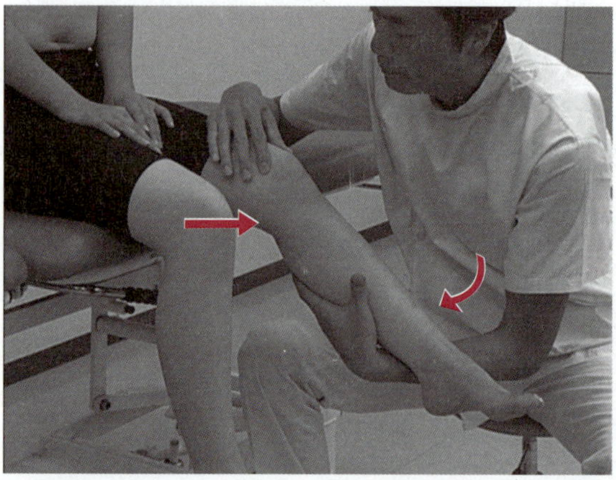

굽혔을 때의 무릎뼈 아랫부분의 통증은 무릎의 폄 장구에 의한 고정의 영향으로 무릎뼈의 아래쪽으로의 미끄럼운동이 제한되어, 무릎인대 (슬개인대)에 과도한 신장이 가해져 있는 경우가 있으므로 주의가 필요하다. 이 때 무릎뼈의 아래쪽으로의 미끄럼을 촉진하면서 굽히게 하면 좋다.

그림 20 무릎뼈의 관절가동범위운동 (1) : 굽힘각도 90° 이내 Click 2-6
무릎뼈의 움직임을 촉진하면서 굽히게 한다.

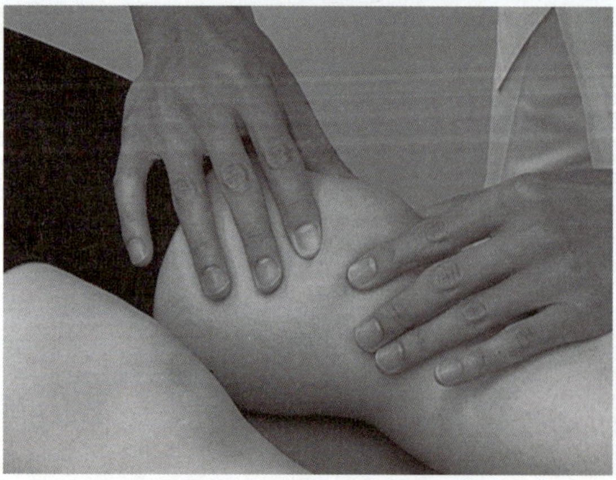

그림 21 무릎뼈의 관절가동범위운동 (2) : 무릎뼈의 가동성 Click 2-7

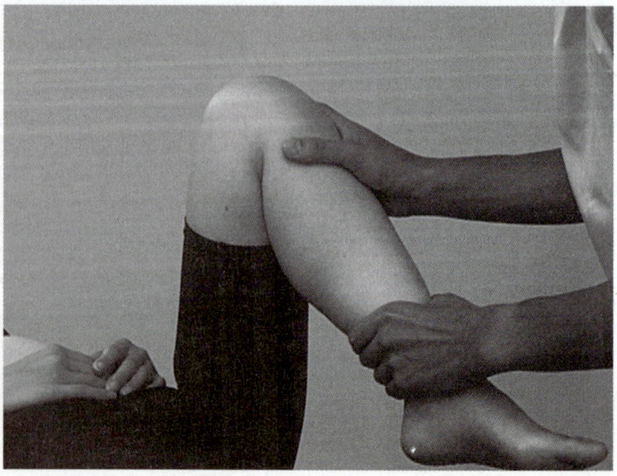

그림 22 무릎뼈의 관절가동범위운동 (3) : 각도 제한 없음 Click 2-8

## b. 근력강화운동

수술 후 조기에 골절부분의 고정성 불량의 사례에서는 넙다리네갈래근의 수축이 골절부분에 영향을 주기 때문에 금기의 경우가 있으므로 사전에 주의가 필요하다.

### 1) 무릎의 폄 장구를 고정 중

① 근육고정

- 침대 위에 바로 누운 자세에서 무릎장구를 떼어낸다.
- 오금부분에 치료사의 손을 넣고, 환자에게 통증이 나타나지 않는 범위에서 무릎을 펴도록 힘을 가하게 한다.

② 무릎을 편 다리의 올림운동

- 무릎의 폄 장구 고정의 상태에서 다리를 올리게 한다. 자력으로 올릴 수 없는 경우는 치료사가 환자의 종아리 원위부분을 잡고 보조를 한다.

### 2) 무릎의 폄 장구를 제거한 후

무릎의 폄 장구를 제거한 후의 근력강화운동에서는 무릎관절의 굽힘/폄근에 저항운동을 시행한다. 또한 엉덩관절, 발목관절의 운동에 관계되는 근육에도 시행한다.

① 도수저항운동 (무릎관절 굽힘/폄근)

- 끝에 걸터앉은 자세에서 시행한다.
- 무릎관절 폄근은 무릎관절 굽힘 위치에서부터 폄운동을 시행하며, 우선 능동운동에서 통증의 확인을 하고, 그 다음에 종아리 앞면의 근위와 원위에 동시에 저항을 가한다 (**그림 23**). 또한 반대로 무릎관절 굽힘근은 무릎관절 폄 위치에서부터 굽힘운동을 시행하고, 저항은 종아리 뒷면의 근위와 원위에 가한다 (**그림 24**).
- 무릎의 폄 장구 장착을 위해 내디딜 때 발이 걸려 넘어지는 것에 주의한다.
- 의자나 침대에 걸터앉을 때는 수술한 쪽은 일보 앞으로 내면서 앉도록 한다.

## c. ADL 연습 (그림 25)

무릎뼈 골절의 하중에 관해서는 기본적으로는 무릎의 폄 장구 장착 하에서의 완전하중이 대부분이지만, 사전에 주치의에게 확인이 필요하다 (고정성 불량의 경우는 하중면제 또는 부분하중의 경우가 있다).

### 1) 무릎의 폄 장구를 고정 중 (0~4주)

① 보행연습

평행봉 내 보행연습부터 시작하여, 보행기보행, 또는 양쪽 목발보행으로 진행시키고, 가능하다면 지팡이 없이 혼자걸음으로 옮겨간다. 부분하중의 경우는 하중운동을 시행한 다음에 보행연습에 들어간다.

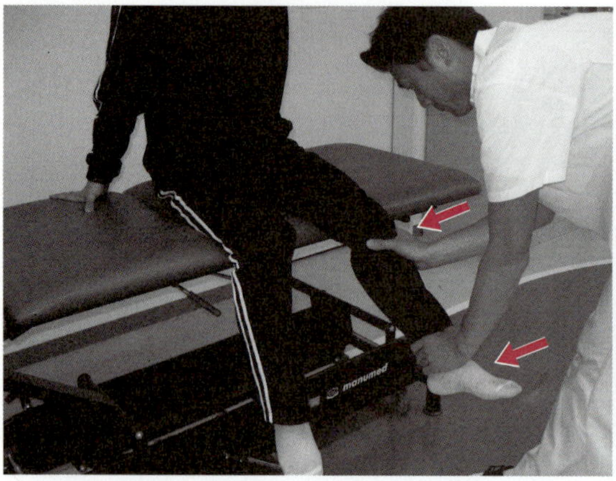

그림 23 근력강화운동 (저항운동, 무릎의 폄)

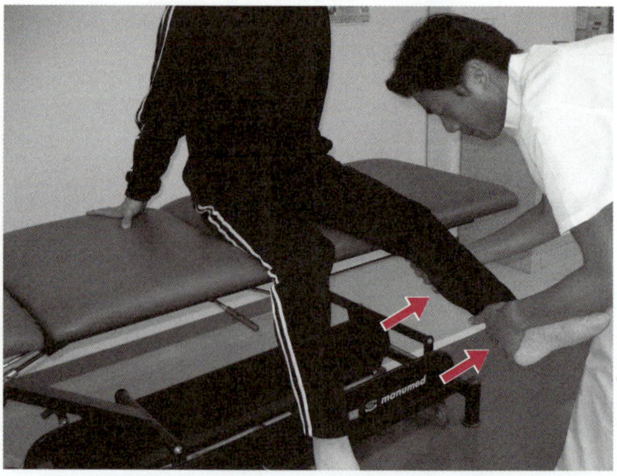

그림 24 근력강화운동 (저항운동, 무릎의 굽힘)

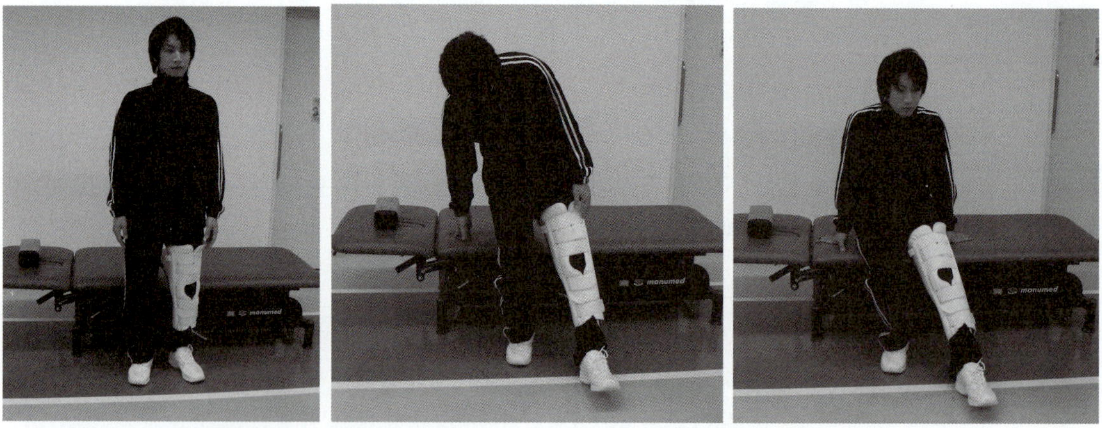

그림 25 선 자세에서부터 끝에 걸터 앉은 자세

- 무릎의 폄 장구 장착을 위해 내디딜 때 발이 걸리는 것에 의한 넘어짐에 주의한다.
- 의자나 침대에 걸터앉을 때는 수술한 쪽은 한 발 앞으로 내면서 앉도록 한다.

② 계단 오르내리기

2족 1단 패턴으로 시행한다.

### 2) 무릎의 폄 장구를 제거한 후

① 보행연습 : 완전하중에 의한 보행을 시행한다. 고정기간 중의 영향으로 무릎을 편 위치에서 내딛는 일이 있으므로 무릎의 굽힘을 촉진하도록 한다.

② 계단 오르내리기 : 1족 1단 패턴으로 시행한다.

# D. 정강뼈 (경골) 플래토 골절

## 1 처방전 견본

우선 내용을 정확히 이해한다 (**그림 26**). 무릎의 굽힘 가동범위운동 때의 각도 제한에 주의할 것 (후술).

## 2 수술의 이해

종아리 골절의 내고정에 대해서는 DVD " Click 수술의 이해 ①" 을 참조.

## 3 처방내용

### a. 질환의 이해

빈도가 높은 골절의 하나이며 대부분은 무릎 외반 (내번)이 강제된 결과, 정강뼈 쪽이 눌려서 부상한다. 상당히 높은 확률로 골절이 관절 (하중)면에 미치기 때문에, 같은 부위에 스트레스가 가해지는 운동을 시행하는 경우에는 주의가 필요하다. 골절에 전위가 있으면, 스크루 (screw) 및 판 (plate)을 사용한 정복술이 시행되지만 수술기록에서 그 내용을 확인할 필요가 있다.

### b. 크리티컬 패스

크리티컬 패스를 **그림 27**에 나타냈다.

<table>
<tr><td>1. 성명 :</td><td>2. 성별 : 여성</td><td>3. 연령 : 60세</td></tr>
<tr><td colspan="3">4. 진단명 :<br>a. 오른쪽 정강뼈 플래토 골절<br>b. 스크루 고정술 시행</td></tr>
<tr><td colspan="3">5. 병력 : 2006년 3월 12일. 쇼핑을 하고 귀가하는 길에 자동차 사고로 부상. 우리 병원에 응급 수송되어, 오른쪽 경골 플래토 골절로 진단. 4월 10일 스크루 고정술 시행.</td></tr>
<tr><td colspan="3">6. 물리치료 (4월 20일부터 시작) :<br>a. 관절가동범위운동 (한부쪽 무릎은 굽힘 60° 까지)<br>b. 근력강화운동<br>c. 목발보행연습 (하중면제)</td></tr>
</table>

그림 26 처방전 견본 (정강뼈 플래토 골절)

| | |
|---|---|
| 수술 후 2일~1주째 | 휠체어로 방에서 밖으로 나감<br>목발보행연습 (하중면제)<br>발가락, 엉덩관절의 능동운동 |
| 2주~4주째 | 능동보조로 무릎관절 가동범위운동 시작 (60° 까지)<br>발가락, 엉덩관절의 근력운동 |

그림 27 크리티컬 패스 (정강뼈 플래토 골절)

## 4 물리치료

### a. 관절가동범위운동 (그림 28 Click 2-9, 10)

운동에서는 우선 이완이 중요하다. 통증이 있는 경우에는 도수에 의한 압박 등으로 긴장을 떨어뜨린 다음에 시행하면 원활하게 시행할 수 있다.

골절이 관절면에 미치는 경우, 골절부분에 과도한 스트레스를 가하지 않기 위해 굽힘 각도를 제한하여 시행하는 일이 있으므로 의사로부터의 지시에 주의가 필요하다.

무릎관절 폄의 가동범위 제한은 선 자세 · 보행의 방해가 되기 때문에 가급적 조기에 폄 0° 를 획득하는 것이 중요하다.

### b. 근력강화운동 (본 단원 "무릎뼈 골절" 참조) (그림 29, 30)

넙다리 석고붕대 고정기간 중은 엉덩관절(굽힘, 폄, 벌림) 및 발목관절 (바닥쪽 굽힘, 등쪽 굽힘)의 능동운동을 중심으로, 허가가 있으면 무릎 주위근육의 등척성 운동을 시행한다. 석고붕대 제거 후 무릎의 밖굽이, 안굽이에 주의하면서 무릎 굽

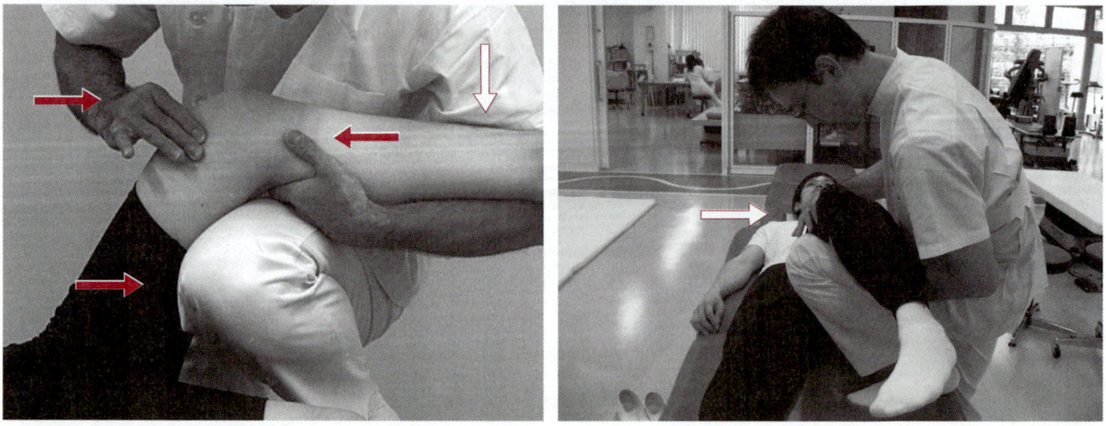

그림 28 무릎관절 굽힘 · 폄 가동범위운동 Click 2-9, 10
도수에 의한 압박이나 무릎에서의 고정에 의해서 (백색 화살표) 이완을 하면서 밖굽이 (외반)가 되지 않도록 천천히 굽혀간다 (흑색 화살표). 무릎이 밖굽이가 되어서는 안 된다.

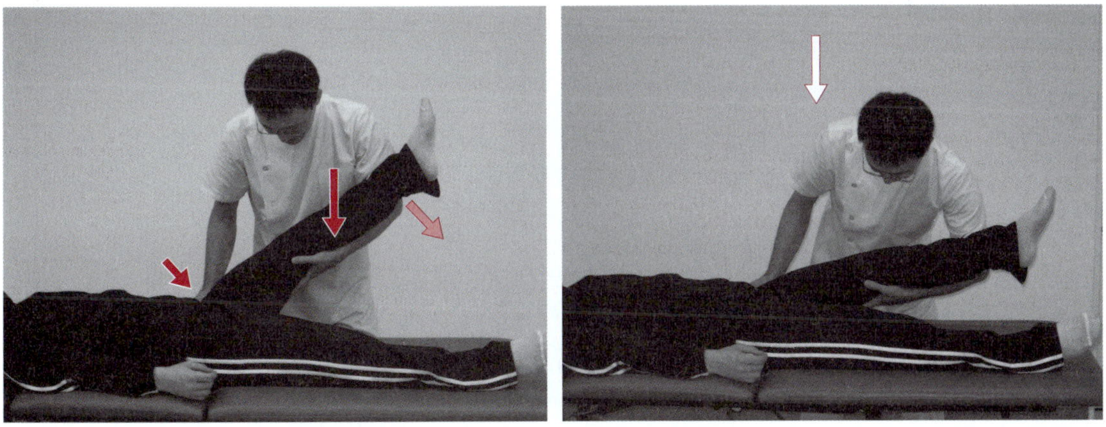

그림 29 볼기근군의 근력강화운동
골반의 고정과 환부쪽 다리의 유지를 확인한 다음에 시행한다 (흑색 화살표). 저항은 팔이 아니라, 몸으로 가한다 (백색 화살표)

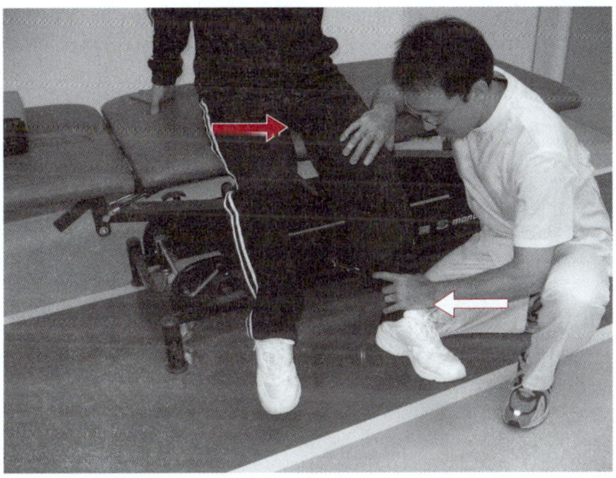

그림 30 무릎 폄의 근력강화운동
고정을 확인한 후 (흑색 화살표), 밖굽이가 되지 않도록 똑바로 저항을 가할 것 (백색 화살표). 저항이 지나치게 강해지지 않도록 주의한다.

힘 · 폄의 등장성 운동을 시행한다. 무릎관절 수위의 통증이 있으면 시행하지 않거나, 능동보조운동부터 시작하는 것이 좋다.

## c. 기본동작 연습

석고붕대 고정기간 중의 마루 위 동작 (몸구르기, 일어나기, 앉은 사세유지)에서는 특히, 고령자의 경우 필요에 따라서 보조하지만, 최소한으로 그쳐 자립을 촉진하는 것이 중요하다 (**그림 31**).

## d. ADL 연습

지시가 있을 때까지 환부쪽 다리의 하중면제를 지키기 위해, 휠체어나 변기좌석에의 옮겨타기, 휠체어 구동이나 목발에 의한 이동 등, 하중면제 상태에서의 입원생

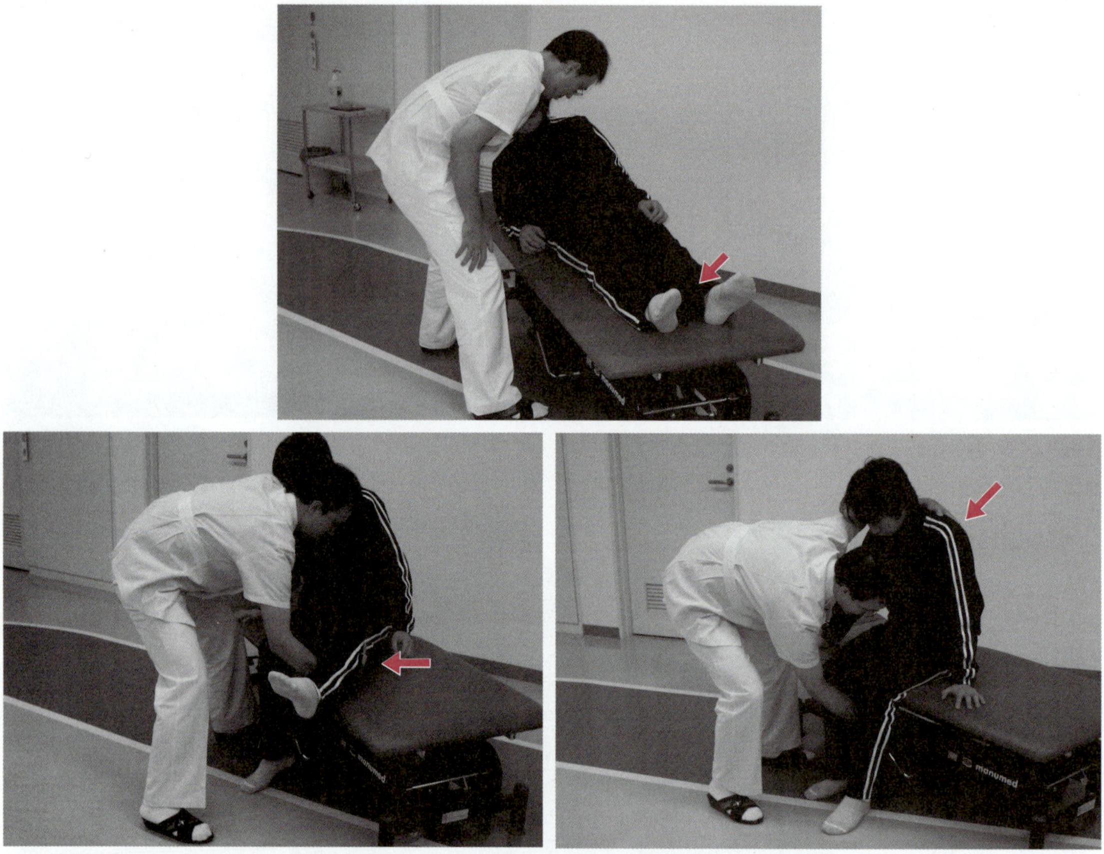

그림 31 일어나기의 보조
자립을 촉진하기 위해 필요 최소한의 보조를 유념할 것. 환부쪽 다리는 보호적으로 세심하게 보조한다.

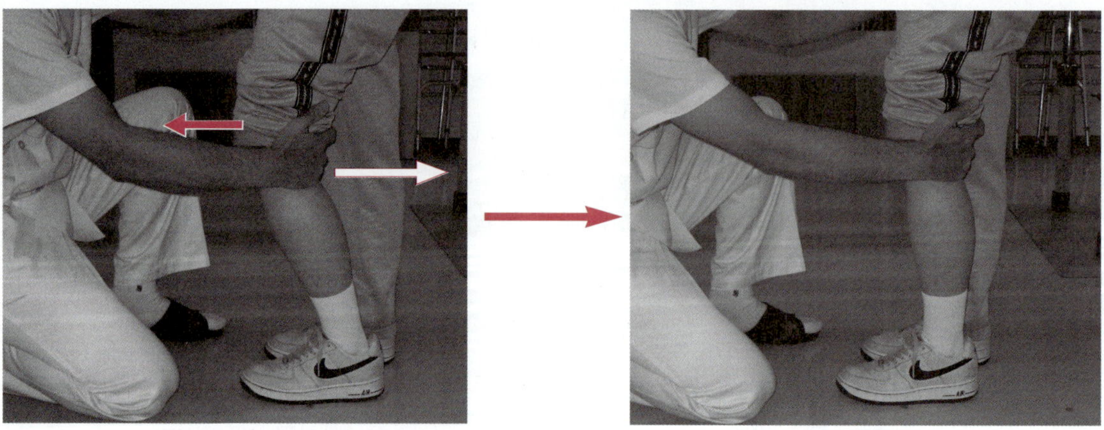

그림 32 선 자세에서의 무릎을 편 근력강화운동
치료사는 굽힘 방향으로 저항을 가하고 (흑색 화살표), 환자는 그것에 저항하도록 무릎을 펴게 한다 (백색 화살표).

활을 자립시키는 것이 중요하다 (목발에 대해서는 본 단원 A "넙다리뼈 목부분 골절", 옮겨타기에 대해서는 본 단원 B "넙다리뼈 뼈몸통부분 골절" 참조).

부분하중이 허가되면 평행봉 내에서 헬스미터를 이용하여 하중운동을 시행한다. 뼈의 유합은 하중을 가하는 것에 의해서 촉진되기 때문에 정확히 시행해야 하며, 완전하중기의 선 자세에서는 환부쪽 다리의 무릎관절이 충분히 펴져 있는가를 확인하고 불충분한 경우에는 무릎의 폄운동이 필요하다 (**그림** 32).

### 5 퇴원할 때의 주의할 점

퇴원할 때에는 넘어질 위험성을 회피하기 위해 본인 및 가족에게 환자의 문제점을 전달하여 자각시키는 것이 중요하다.

퇴원 후의 자주훈련 메뉴는 어려운 것을 선정하지 않고 입원 중에 시행한 것을 중심으로 증상사례마다의 ADL에 입각한 것을 지도하는 것이 중요하다.

## E. 발목관절 복사뼈 (안쪽복사, 가쪽복사, 뒤쪽복사) 골절

### 1 처방전 견본

처방전 견본을 **그림** 33에 나타냈다.

### 2 처방내용

처방전의 내용을 이해하고 운동에 필요한 정보를 수집, 정리한다.

#### a. 질환의 이해

발목관절 복사뼈 골절은 넘어짐 등 때에 발목관절에 과도한 외력 (내번, 외번, 엎

<table>
<tr><td>1. 성명 :</td><td>2. 성별 : 남성</td><td>3. 연령 : 70세</td></tr>
<tr><td colspan="3">4. 진단명<br>a. 오른발의 양쪽 복사뼈 골절<br>b. 가쪽복사 판고정술, 안쪽복사 스크루 고정술 시행</td></tr>
<tr><td colspan="3">5. 병력 : 2006년 2월 12일, 빗속에서 횡단보도 보행 중에 넘어져 부상. 우리 병원에 응급 수송되어 오른발의 양쪽 복사뼈 골절이라 진단. 2월 20일, 판 및 스크루 고정술을 시행</td></tr>
<tr><td colspan="3">6. 물리치료 (2월 27일부터 시작) :<br>a. 관절가동범위운동<br>b. 근력강화운동<br>c. 목발보행연습 (하중면제)</td></tr>
</table>

그림 33 처방전 견본 (발목관절 복사뼈 골절)

침, 뒤침의 강제)이 가해져서 일어난다. 외력이 더욱 강해지면 인대파열이나 목말뼈 (거골)의 탈구를 수반하는 경우도 있다.

골절에 전위가 있거나 정적 · 동적으로 불안정성이 인지되는 경우에는 외상 후 관절증이나 통증의 원인이 되므로 정복술이 시행된다. 물리치료를 시행하기 전에 부상기전이나 수술 후의 고정성이나 정복의 정도를 확인하는 것이 중요하다.

### b. 크리티컬 패스

크리티컬 패스를 **그림 34**에 나타냈다.

## 3 물리치료

### a. 관절가동범위

발목관절 등쪽굽힘의 가동범위운동 때에 중요한 것은 ① 종아리뼈 (비골) 가동성, ② 원위정강종아리관절(경비관절)의 가동성, ③ 종아리세갈래근 단축의 유무, ④ 기타 연부조직의 유연성을 확인한 다음에 문제점에 적합한 운동을 하는 것이다 (그 중 ③과 ④의 운동을 동영상으로 나타냈다. **그림** 35, 36, Click *2-11, 12*). 바닥쪽굽힘 (저굴)에 관해서는 발목관절 (거퇴관절)의 움직임을 중심으로, 동영상으로 나타냈다 (**그림** 37, Click *2-13*).

### b. 근력강화운동 (그림 38~40)

고정술 후의 경우에는 조기부터 발목관절의 능동운동이 가능해지지만 보존요법에서는 고정이 장기간에 이르기 때문에 하중면제~부분하중기간 중에는 근력저하 예방과 종창 억제를 목적으로 발가락 굽힘/폄근군 능동운동과 towel gather를 시행하면 좋다.

발목관절의 근력운동에서는 바닥쪽굽힘 및 등쪽굽힘 근력의 강화가 보행이나 계단동작을 시행하는 데에 중요하다. 운동을 할 때에 통증이 있는 경우, 가능하다면 능동보조운동을 시행하고, 통증의 경감과 함께 능동운동, 저항운동으로 옮겨간다. 무리가 있다면 압박 등의 시술방법에 의해서 통증을 경감시킨 다음에 시행하면 좋다.

| | |
|---|---|
| 수술 후 2일~3주째 | 목발보행연습<br>발가락 능동운동<br>엉덩관절, 무릎관절 근력강화운동 |
| 4주째 | 발목관절 능동운동 시작<br>환부쪽 다리 부분하중운동 시작 |

그림 34 크리티컬 패스 (발목관절 복사뼈 골절)

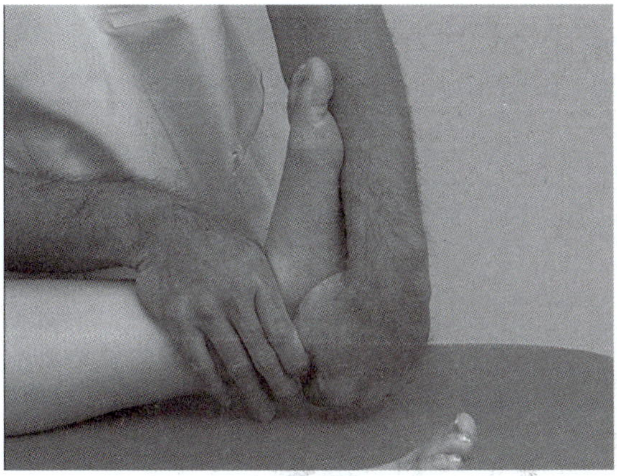

그림 35 발목관절 등쪽굽힘 가동범위운동 (1)
Click 2-11

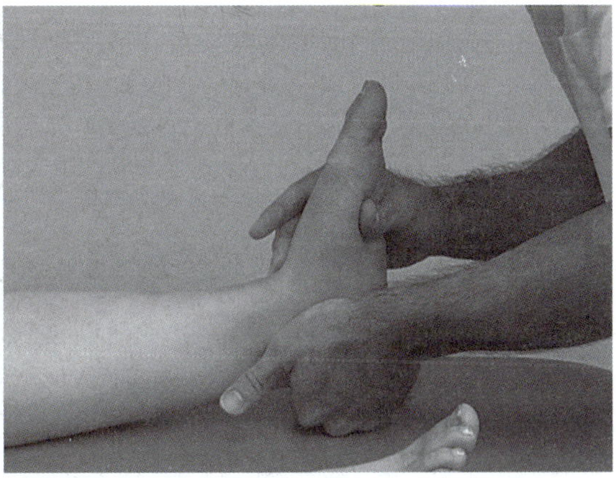

그림 36 발목관절 등쪽굽힘 가동범위운동 (2)
Click 2-12

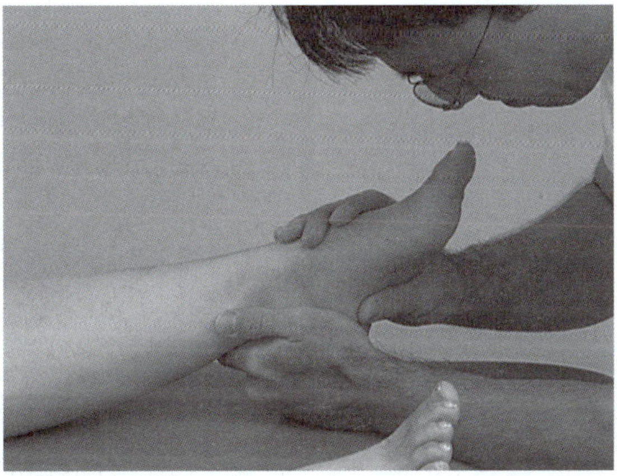

그림 37 발목관절 바닥쪽굽힘 가동범위운동
Click 2-13

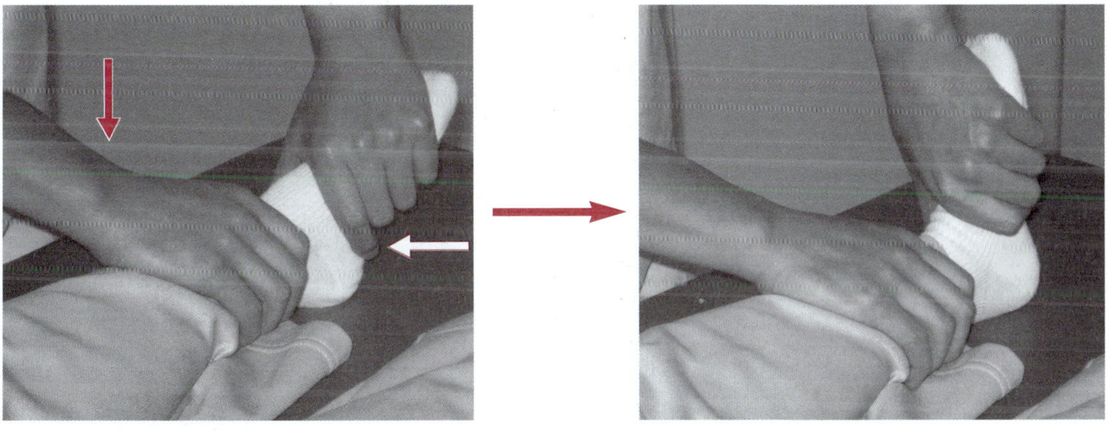

그림 38 발목관절 발등쪽 굽힘 근력강화운동
근위부분의 고정을 잊지 않도록 할 것 (흑색 화살표). 통증이 있는 경우에는 저항은 근위부분에 가한다 (백색 화살표).

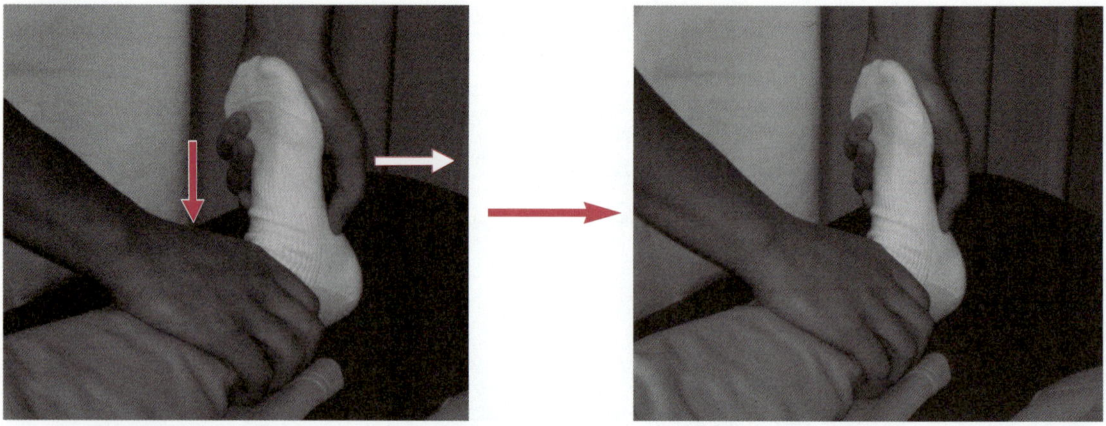

그림 39 발목관절 바닥쪽굽힘 근력강화운동 (1)
근력이 MMT (도수근력검사)에서 3~4까지의 경우에는 이 방법으로 시행한다.

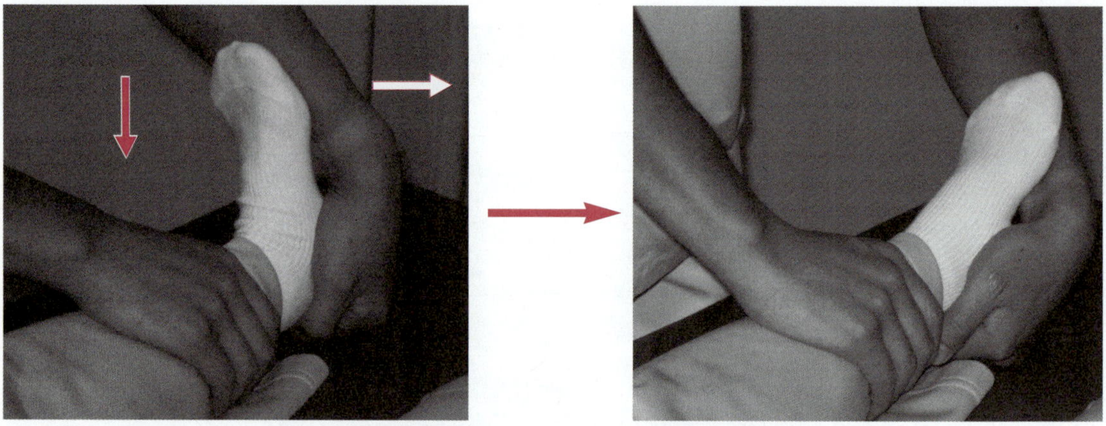

그림 40 발목관절 바닥쪽굽힘 근력강화운동 (2)
보다 강한 저항이 필요한 경우에는 이 방법을 시행하면 좋다. 발꿈치뼈 (종골) 골절인 경우에는 고정을 할 때 수술 부분을 잡지 않도록 주의가 필요하다.

**메모**

갑자기 환부쪽 다리부터 시행하지 않고, 우선 건강한 쪽 다리로 시험적으로 해본 다음에 시행하는 것이 좋다. 환자도 요령을 알고, 치료사도 좌우 차이를 확인할 수 있어 일석이조이다.

### c. ADL 연습

하중면제기 및 부분하중기에서의 ADL (목발보행 등)은 앞에서 언급하였다.

완전하중기에서는 지팡이 보행이나 혼자걷기 획득을 목표로 연습을 한다. 환부쪽 다리의 하중을 원활하게 시행할 수 있는지 어떤지가 보행자립에 대한 열쇠이지만, 완전하중까지에 장기간을 필요로 한 증상사례일수록 곤란하다. 이 경우에는 평행봉 내에서의 환부쪽 다리에 대한 하중운동 및 하중보행을 충분히 시행하여, 불안감을 없앤 상태에서 보행기, 지팡이 보행으로 옮겨가는 것이 좋다.

# F. 발꿈치뼈 골절

## 1 처방전 견본

처방전 견본을 **그림 41**에 나타냈다.

## 2 처방내용

### a. 질환의 특징과 주의할 점

발꿈치뼈 골절은 발의 골절 중에서는 가장 빈도가 높은 골절이다. 또한 그 골절 형태는 다양하며 전위의 정도 (목말밑관절의 정렬 등)에 따라서 수술치료의 시행이 결정된다. 관절내 골절 (골절이 목말밑관절에 이르는 것)에서는 난치성의 경과를 거치는 일도 있기 때문에 조기하중, 조기운동치료가 치료의 원칙이다.

### b. 크리티컬 패스

크리티컬 패스를 **그림 42**에 나타냈다.

## 3 물리치료

| 1. 성명 : | 2. 성별 : 남성 | 3. 연령 : 50세 |
|---|---|---|
| 4. 진단명 :<br>a. 오른발 발꿈치뼈 골절<br>b. 당뇨병 | | |
| 5. 병력 : 2006년 3월 19일, 높은 곳에서 뛰어내려 부상. 우리 병원에서 진찰받고 오른발 발꿈치뼈 골절이라 진단 | | |
| 6. 물리치료 (3월 27일부터 시작) :<br>a. 관절가동범위운동<br>b. 근력강화운동<br>c. 목발보행연습 (하중면제) | | |

그림 41 처방전 견본 (발꿈치뼈 골절 : 보존요법)

| 수술 후 2일~3주째 | 목발보행연습<br>엉덩관절 및 무릎관절의 능동운동, 근력강화운동<br>발가락 능동운동 |
|---|---|
| 4주째~ | 발목관절 (거퇴관절)의 등척성 운동 → 등장성 운동 |

그림 42 크리티컬 패스 (발꿈치뼈 골절)

### a. 관절가동범위운동

관절 내 골절인 경우, 속젖힘 · 바깥젖힘이 제한되어 하중이나 보행 때의 통증의 원인이 되는 일이 있기 때문에 의사에게 물리치료 내용을 확인하는 것이 중요하다 (**그림** 43).

운동에 있어서 속젖힘 · 바깥젖힘의 가동범위운동 중의 관절부분의 통증에 충분히 주의하면서 발목관절 바닥쪽/등쪽굽힘 및 속젖힘 · 바깥젖힘을 시행한다. 등쪽굽힘운동 때, 원위정강종아리관절의 가동성이나 목말뼈의 미끄러져 들어감이 불충분한 경우에는 연습을 필요로 한다 (본 단원 E "발목관절 복사뼈 골절" 참조).

### b. 근력강화운동

보존요법, 수술요법, 어느 쪽도 가급적 조기부터 발가락의 능동운동을 시행한다. 의사로부터의 지시 후, 발목관절 등쪽굽힘 (본 단원 E "발목관절 복사뼈 골절" 참조), 및 속젖힘 · 바깥젖힘의 능동운동, 저항운동을 시행한다.

### c. ADL 연습

관절 내 골절의 경우, 하중 때에 통증이 발생하는 일이 있으므로 기립연습이나 보행연습에서는 주의를 요한다. 통증이 있으면 의사와 상의하여 운동의 가부를 검토한다.

보행 중, 환부쪽 다리 입각기 (stance phase)에서의 발목관절의 움직임이 불충분한 증상사례의 대부분은 입각중기에서부터 발꿈치 들어올리기 (heel off)와 발끝 밀기 (toe off)가 일어나지 않는다. 원인으로서는 바닥쪽굽힘 근력의 저하와 속젖힘 · 바깥젖힘 근력의 불균형에 의한 균형장애를 생각할 수 있으나, 이것에는 한쪽다리 선 자세 연습이나 DYJOC 훈련이 효과를 발휘하는 일이 있다.

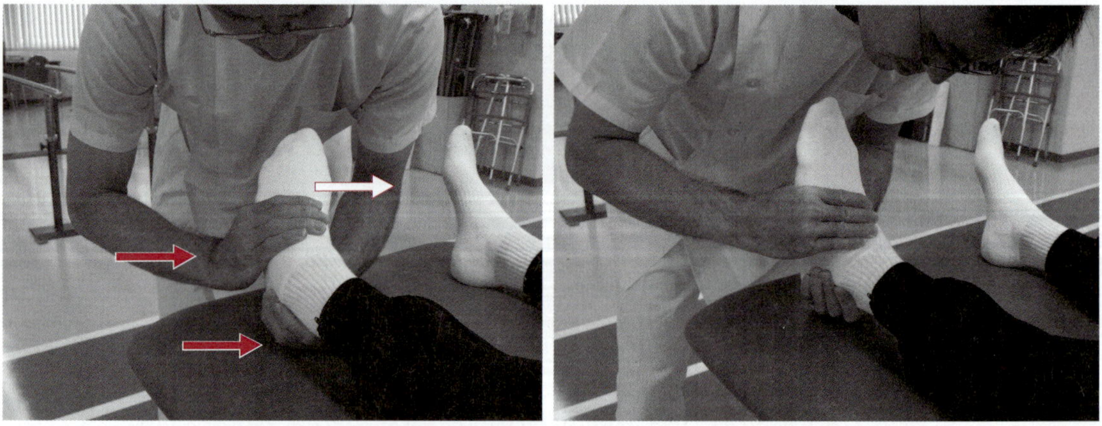

그림 43 속젖힘 · 바깥젖힘의 관절가동범위운동
바깥젖힘은 왼손은 발목관절, 오른손은 목말뼈를 촉진하면서 (흑색 화살표) 바깥젖힘 방향으로 보조한다 (백색 화살표). 속젖힘도 마찬가지로 시행한다.

# 3 변형성 엉덩관절증

## A. 처방전 견본

대부분의 시설에서 인공엉덩관절전치환술 (total hip arthroplasty : THA)은 크리티컬 패스의 대상으로 되어 있고, 처방은 "THA의 크리티컬 패스로 대응"이 된다 (그림 1).

## B. 수술의 이해

THA에 대해서는 DVD "Click 수술의 이해 ②" 참조.

| 1. 성명 : | 2. 성별 : 여성 | 3. 연령 : 54세 |
|---|---|---|
| 4. 치료구분 : 물리치료 | | |
| 5. 의뢰일: ○○○○년 ○○월 ○○일 | | |
| 6. 의뢰의사 : ○○○ 의사 | | |
| 7. 산정구분 : 근골격계 재활 · 1단위 | | |
| 8. 개시 희망일 : ○○○○년 ○○월 ○○일 | | |
| 9. 감염증 : 없음 | | |
| 10. 진단명 : 오른쪽 변형성 엉덩관절증 | | |
| 11. 발병일 : ○○○○년 ○○월 ○○일 | | |
| 12. 수술일 : ○○○○년 ○○월 ○○일 | | |
| 13. 수술명 : 왼쪽 THA | | |
| 14. 목표 : 직장복귀 | | |
| 15. 의뢰 크리티컬 코멘트 : 양 넙다리뼈머리 괴사 (스테로이드성)로, 오른쪽 엉덩관절 통증이 있습니다. THA의 통상적인 패스로 부탁합니다. | | |

그림 1 처방전 견본 (THA)

# C. 처방내용

## 1 질환의 이해

THA의 원질환으로서는 변형성 엉덩관절증을 들 수 있다. 변형성 엉덩관절증은 나이가 듦에 따라 관절구성체에 증식성과 퇴행성의 변화를 동시에 일으켜 변형을 초래하여 진행되는 만성질환이며, 일본에서는 엉덩관절의 절구형성부전, 불완전탈구, 탈구 또는 뼈머리의 변형으로부터 2차적으로 발생한 것이 많다. 유 · 소아기에 진단되고, 그 후 장기간의 경과를 거치면서 차츰 엉덩관절의 가동범위 제한, 통증, 근력저하, 다리길이 차이가 발생하여 보행이나 계단 오르내리기, 웅크리고 앉기 동작의 곤란 등 일상생활을 제한하는 능력 장애로 연결된다. 엉덩관절의 장애는 단순히 엉덩관절에만 그치지 않고, 상하의 관절인 허리부위나 무릎관절에 대한 부담이 생겨, 각각의 관절에서 통증이나 가동범위 제한을 일으키기도 한다. 환부쪽은 한쪽만이 아니라, 양쪽의 사례도 많이 관찰된다. 한쪽만 이환된 환자는 건강한 쪽의 정상적인 기능이 그 지지성이나 가동성에서 환부쪽을 보상하기 때문에 전체로서의 장애의 정도는 적어지지만, 양쪽이 이환된 환자는 그 보상을 기대할 수 없기 때문에 한쪽만 이환된 환자의 2배 이상의 기능장애를 일으키게 된다.

## 2 크리티컬 패스

**그림 2**에 THA용 크리티컬 패스 중, 물리치료 (재활)에 관한 것을 발췌하여 제시하였다.

| 경과 | 1일째 | 2일째 | 3일째 | 1주일 전후 | 퇴원 전 | |
|---|---|---|---|---|---|---|
| 연습일정 | 병실에서 연습 | 물리치료실에서 연습 | 원내 생활 자립 | | 퇴원 준비 | |
| 도달목표 | 보행기로 선 자세가 가능하면 보행 | 보행기로 40m 보행 | 자력으로 옆으로 누운자세 (베개 있음) | 지팡이 보행 | 마루 위 동작<br>계단 오르내리기<br>욕조의 출입<br>실내의 벽 등을 잡고 걷기 | 자력으로 옆으로 누운 자세 (베개 없음) |
| 보행연습 | 보행기 (또는 휠체어) | | | 지팡이 보행 · 응용보행 | | 혼자걷기 연습 |
| 동작연습 | 일어나기<br>앉은 자세유지<br>일어서기<br>화장실 동작 | 완전보조에 의한 몸 구르기 | 자력으로 옆으로 누운 자세 (베개 있음) | | 마루 위 동작<br>계단 연습<br>욕조의 출입<br>자동차 타고 내리기 | 퇴원 후 운동<br>퇴원 후 ADL |

그림 2 크리티컬 패스 (THA)

## 3 수술 전 평가 · 물리치료

수술 전 물리치료의 목적은 수술 후 프로그램을 순조롭게 수행하기 위한 준비이며 아래에 언급하는 수술 전의 평가와 지도가 중요하다.

① 담당 치료사와의 의사소통의 확보와 물리치료에 대한 이해
② 수술 전의 일상생활 활동상황의 파악
③ 수술 후에 필요한 아래의 신체기능과 동작의 획득
(1) 양 팔과 비수술쪽 다리의 지지성
(2) 전신의 균형기능
(3) 전신의 내구성
(4) 허리뼈의 가동성 (허리뼈는 굽힘 60°, 폄 35° 까지의 움직임을 확인[1])
④ 수술부분 이외의 신체적 문제 (비수술쪽 엉덩관절 기능, 어깨 · 무릎관절 장애, 허리통증 등)의 파악
⑤ 수술 후에 필요한 아래의 운동 · 동작의 획득
(1) 발목관절의 바닥쪽/등쪽굽힘 능동운동 (cuff pumping)과 넙다리네갈래근의 등척성 수축 (근육고정) (**그림 3**, Click 3-1)
(2) 몸 구르기

〈패턴 1 : 치료사 보조에 의한 방법〉

몸 구르기는 수술쪽을 위로 하여 비수술쪽 방향으로 시행한다. 몸구르기를 시행하는 경우는 치료사가 수술쪽 다리를 유지하여 시행할 필요가 있다. 환자가 몸 구르기를 하는 움직임에 맞춰서 수술쪽 다리를 엉덩관절 벌림 위치 · 안쪽/가쪽돌림 중간 위치로 유지하면서 몸 구르기를 시킨다. 바로 누운 자세로 되돌아가는 움직임은 그 반대이다 (**그림 4**, Click 3-2).

〈패턴 2 : 베개를 사이에 끼고 시행하는 방법〉

바로 누운 자세에서 양 다리 사이에 베개를 끼우고, 수술쪽 다리를 중간 위치에 유지한 채로 몸구르기를 시행시킨다. 되돌아가는 경우도 마찬가지이다 (**그림 5**).

〈패턴 3 : 베개 없이 시행하는 방법〉

베개 없이 자립한 몸구르기를 시행하기 위해서는 엉덩관절 모음각도가 10~15° 필요하다. 이 가도를 확보할 수 있으면, 양 다리의 폄 위치에서 양 무릎 · 발꿈치 · 발끝을 합친 채로 몸구르기를 시행시킨다. 되돌아가는 경우도 마찬가지이다 (**그림 6**).

(3) 옆으로 누운 자세유지 : 옆으로 누운 자세는 수술 후 조기부터 자세의 변환으로서 시행되고, 수술 후 조기에는 양 다리 사이에 베개를 끼워 넣고, 수술쪽을 위로 한 양 다리를 굽힌 위치의 옆으로 누운 자세를 취하게 한다.

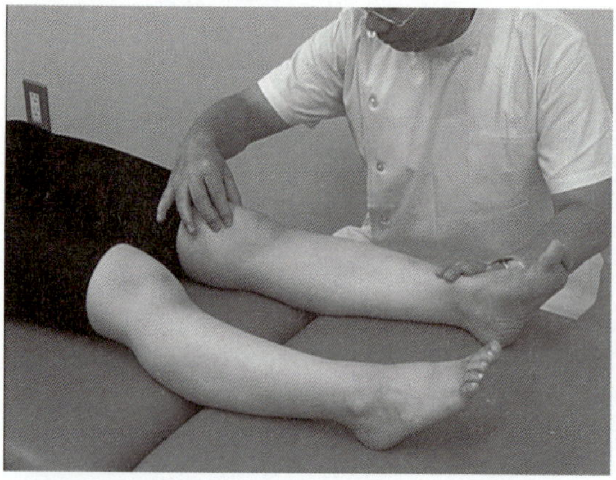

그림 3 넙다리네갈래근의 등척성 수축 Click 3-1

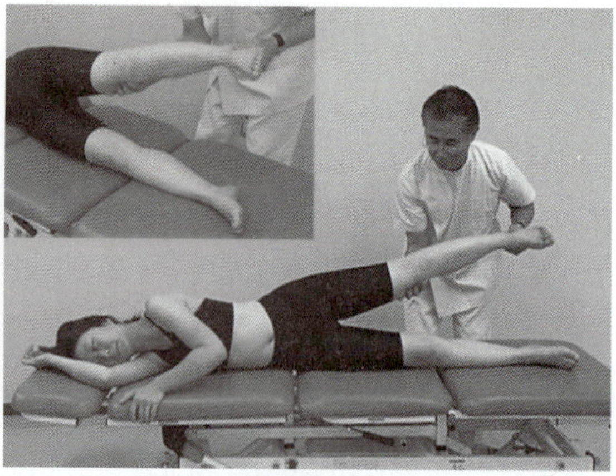

그림 4 몸 구르기 Click 3-2

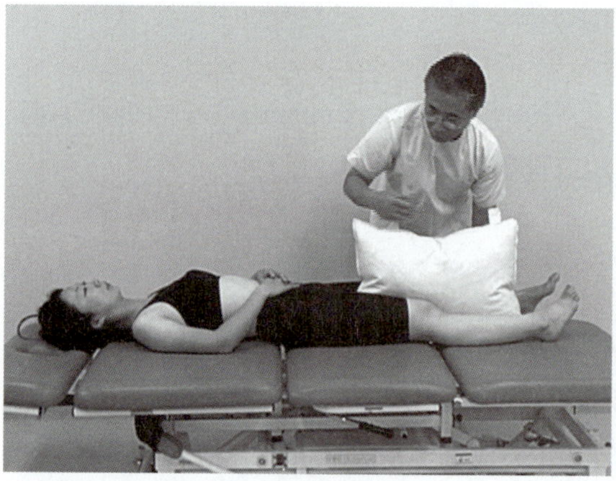

그림 5 베개를 사이에 끼워서 하는 몸 구르기

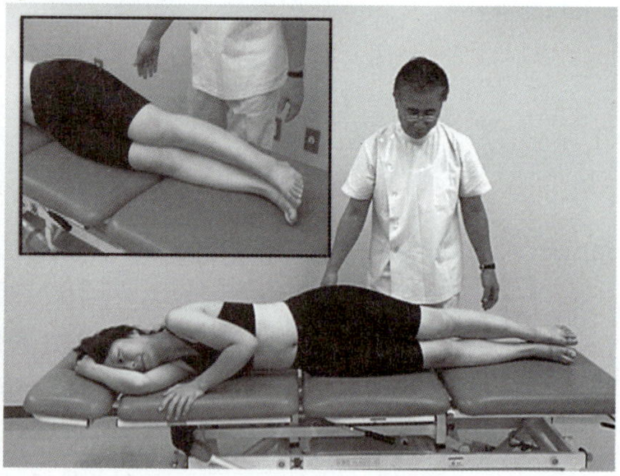

그림 6 베개 없이 하는 몸 구르기

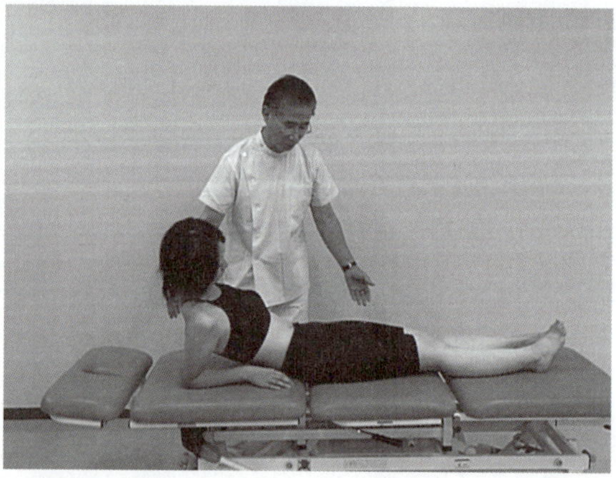

그림 7 일어나기, 마루 위 이동, 앉은 자세유지
Click 3-3

(4) 일어나기 (**그림 7**, *Click* *3-3*) : 고령자에서는 엉덩허리근 (장요근)이나 배근육의 근력저하 때문에 몸통을 돌리면서 옆쪽으로부터 일어나는 패턴이 많다. 이것을 방지하기 위해 몸통의 돌림을 수반하지 않는 대칭적인 일어나기를 지도한다.

(5) 마루 위 이동 (침대 위에서의 다리를 길게 뻗고 앉은 자세에서부터 끝에 걸터앉은 자세) : 다리를 길게 뻗고 앉은 자세에서부터 끝에 걸터앉은 자세에의 이동에서 비수술쪽 다리를 움직이는 경우, 수술쪽 다리가 모음위치가 되지 않도록 주의한다. 수술쪽 다리는 능동적으로 움직이는 능력이 없기 때문에 팔로 보조할 필요가 있다.

(6) 다리를 길게 뻗고 앉은 자세의 유지자세 : 안전한 앉은 자세이기 때문에 양 발바닥을 마루면에 접지시키고, 양 팔은 안정된 물체를 지지시킨다. 또한 엉덩 · 무릎관절 굽힘 각도가 적은 경우를 상정하여 볼기부분을 앞쪽으로 위치이동시켜서 얕게 앉아 수술쪽 발을 앞쪽으로 내게 한다. 수술 후의 엉덩관절 탈구를 예방하기 위해 끝에 걸터앉은 자세에서부터 옆쪽이나 뒤쪽의 물체를 잡는 동작의 위험성을 설명해 둔다.

(7) 일어서기 (보행기를 지지하여) : 수술 전에 병실의 침대의 높이를 상정하여 수술쪽 다리부위를 앞쪽으로 내밀고, 비수술쪽 다리를 중심으로 한 일어서기 연습을 시행하여둔다.

(8) 휠체어로 옮겨타기와 조작 : 수술 직후의 보행기 보행이 곤란하다고 생각되는 경우에는 미리 휠체어 사용의 지도를 시행한다. 또한, 병동 내에서의 자립을 위해 휠체어에 의한 화장실 동작도 연습하여둔다.

(9) 보행기 보행 : 보행기의 높이를 수술 전에 조정하여둔다. 보행은 보행기를 밀고 수술쪽 다리, 비수술쪽 다리의 순서로 내민다. 수술쪽 다리의 지지성이 약한 경우를 상정하여 수술쪽 다리의 하중 시에 양 팔꿈치에 의한 지지를 하도록 강조한다. 보행거리는 병원 내 자립에 필요한 거리를 확보하여둔다.

(10) 지팡이 보행 : 지팡이 보행에서는 드물게 수술쪽 손에 지팡이를 지지하고 있는 경우가 있기 때문에 그 때는 비수술쪽 손으로의 전환이 필요하다.

(11) 계단 오르내리기 : 생활범위의 계단이나 층계차이의 상황, 난간의 설치위치 (좌 · 우)를 확인하고, 지팡이와 난간 지지에 의한 오르내리기, 난간을 지지하지 않고 지팡이에만 의지하는 오르내리기를 연습하여둔다.

(12) 마루 위 동작 (**그림 8**, *Click* *3-4*) : 가옥구조나 생활양식을 확인하고, 본인의 요구 (needs)에 맞춰서 기거동작의 지도를 시행하여둔다. 방법은 다리를 길게 뻗고 앉은 자세에서부터 비수술쪽 다리를 아래로 하여 네발로 기기 자세가 되며 양 팔로 지지하면서 비수술쪽 무릎을 세워서 일어선다. 그러나 비수술쪽 다리에 문제가 있는 경우나 고령 때문에 직접 마루에서부터 일어설 수 없는 경우에는 받침대를 이용한 일어서기를 지도할 필요가 있다 (**그림 9**).

## 4 수술 후 물리치료 (수술 후 1일째)

침대 곁에서 일어나기에서부터 끝에 걸터앉은 자세, 선 자세, 보행기 보행을 실시하여 병동 내에서의 생활의 자립을 지향한다.

### a. 관절가동범위운동 (그림 10, Click 3-5)

운동의 첫 회에는 수술부위를 중심으로 긴장이 높고, 또한 환자의 불안이 크기 때문에 적극적인 관절가동범위운동에서부터가 아니라, 이완을 중심으로 한 운동에서부터 시작한다. 이완이 적절하게 시행되는 것에 의해서 통증제거, 가동범위의 개선, 근력의 개선을 도모할 수 있다.

이완은 발목관절의 바닥쪽/등쪽굽힘의 능동운동이나 넙다리네갈래근의 등척성 수축으로부터 시작하고, 넙다리 원위부분의 아래에 치료사의 굽힌 무릎을 넣어, 무

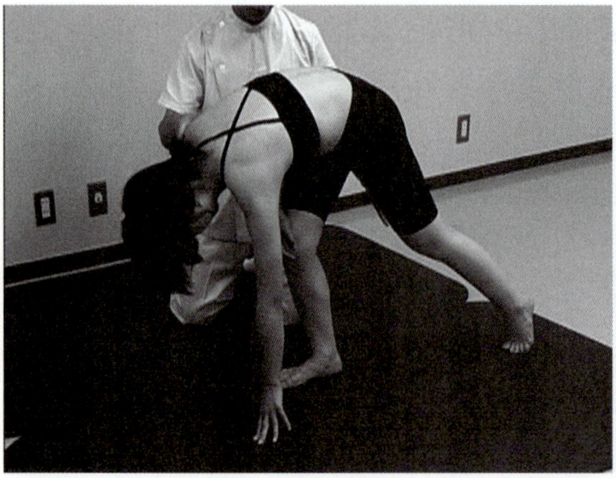

그림 8 마루에서부터의 얼어서기 (1) : 아무것도 사용하지 않는 경우 Click 3-4

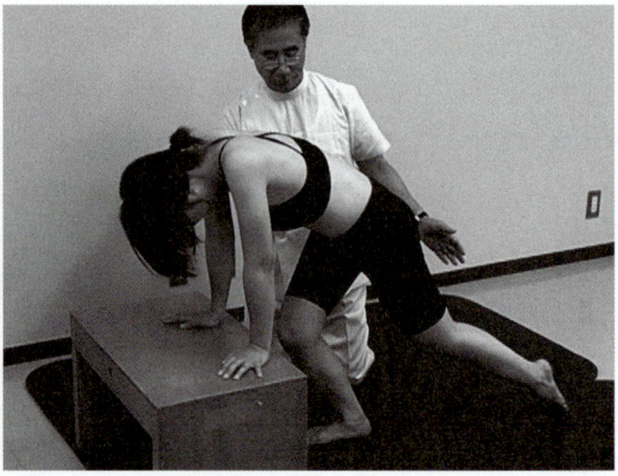

그림 9 마루에서부터의 일어서기 (2) : 받침대를 이용해서 하는 일어서기

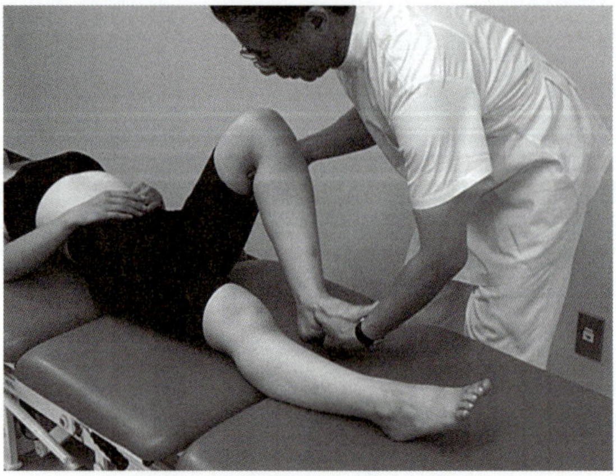

그림 10 관절가동범위운동, 근력강화운동 Click 3-5

릎을 펴는 능동운동을 반복해서 시행시킨다.

엉덩관절의 굽힘 (straight leg raising : SLR)에서는 능동보조운동을 서서히 통증이 없는 범위에서 시행한다. THA 때문에 가시복사 길이 (spina malleolar distance)가 연장된 경우는, 상대적으로 엉덩관절 주위근육도 연장되어 있기 때문에, 다리의 굽힘/폄운동에서 엉덩관절 · 무릎관절을 굽힐 때에 엉덩관절이나 넙다리 앞부분에 통증을 호소하는 일이 있어, 엉덩관절 · 무릎관절의 굽힘 각도에 주의한다. 다리의 굽힘/폄운동에서는 보다 이완시키기 위해 발꿈치가 바닥면을 미끄러지도록 운동을 시행시키는 것도 좋다.

엉덩관절의 벌림운동에서는 발꿈치를 지지하고 넙다리 위 가쪽부분에서 창상부분을 자극하지 않도록 손을 대고, 벌림에 수반하여 밀어 넣는 것처럼 하여 엉덩관절의 요철 (凹凸)운동에 따라간다. 모음의 가동범위는 0° 를 초과하지 않도록 주의한다.

엉덩관절의 돌림운동은 첫 회부터 얼마동안은 실시할 필요는 없고 일상의 활동에서 어느 정도의 개선이 예상된다.

### b. 근력강화운동 (그림 10, Click 3-5)

첫 회는 우선 엉덩관절 주위근육의 이완을 충분히 시행하고 근력을 발휘하기 쉬운 조건을 만드는 것이 중요하다. 적극적인 강화는 필요로 하지 않는다. 운동은 능동보조운동으로 시행하고 가능하다면 능동운동도 시행한다. 무릎관절 주위근육은 근력저하가 적기 때문에 근력에 상응하여 능동운동에서부터 저항운동으로 진행시킨다. 각 근육의 강화는 앞의 항의 "관절가동범위운동"의 내용에 따른다.

### c. 기거동작연습

① 일어나기 : 일어나기를 시행하기 전에 수술부위 엉덩관절 및 무릎관절의 굽힘의 가동범위를 확인해둔다. 목표는 SLR 60° 또는 무릎의 굽힘에서의 엉덩관절 굽힘 60° 이다 (무릎관절도 굽힘 90° 가 필요). 또한 이 각도의 확보가 곤란한 경우에는 일어나기 때의 엉덩관절의 각도에 주의한다.

1일째는 침대의 개취업 (Gatch up)을 이용해서 일어나지만, 일으키는 각도는 60～70° 까지로 하고, 그 후는 side bar를 당겨 몸을 일으키고, 양 팔을 뒤쪽으로 짚고 앉은 자세를 유지한다 (이후 기립성 저혈압에 주의).

② 침대 위 이동과 끝에 걸터앉은 자세 (본 단원 C-3 "수술 전 평가 · 물리치료" 참조).

③ 끝에 걸터앉은 자세의 유지 (본 단원 C-3 "수술 전 평가 · 물리치료" 참조).

④ 끝에 걸터앉은 자세에서부터의 일어서기 (본 단원 C-3 "수술 전 평가 · 물리치료" 참조)

### d. 이동 동작연습

① 보행기 보행 (본 단원 C-3 "수술 전 평가 · 물리치료" 참조)

② 휠체어 옮겨타기와 이동 (본 단원 C-3 "수술 전 평가 · 물리치료" 참조) : 보행기에서의 이동이 곤란한 경우에는 휠체어를 일시적으로 이용한다.

### e. 화장실 동작연습

수술 직후는 엉덩관절 굽힘 각도가 적기 때문에 좌석면이 낮은 변기에 앉을 때에는 주의한다. 처음에는 얕게 걸터앉고, 후에 뒤쪽으로 이동한다. 바지나 속옷의 조작은 선 자세에서 한손으로 무언가를 지지하며 다른 쪽의 손으로 가능한 범위를 시행하며 나머지는 앉아서 시행한다.

## 5 수술 후 물리치료 (수술 후 2일째부터 퇴원까지)

물리치료실에서 적극적으로 엉덩관절 기능개선과 보행을 주로 한 동작의 재획득을 지향한다.

### a. 관절가동범위운동

THA 후의 획득목표 가동범위에 대해서는 수술방식 등에 따라 차이가 있으나, 굽힘 90°, 벌림 20°, 모음 10°, 폄 10° 그리고 안쪽/가쪽돌림 각 10°가 요망된다. 수술 후의 가동범위는 인공관절의 구조에 의한 제한과 개체가 가지는 제한인자에 의해서 결정되므로 반드시 앞에서 언급한 가동범위를 획득할 수 있는 것은 아니다. 운동으로서는 당초는 능동보조운동을 중심으로 가동범위의 개선을 도모하지만, 후에는 가벼운 스트레칭도 필요하다. 앞에서 기술한 가동범위 내에서는 개체의 제한인자의 개선 때문에 스트레칭도 문제가 없으나, 그 이상의 범위에서는 인공관절의 구조적인 제한이 있어 과도한 스트레칭은 금기이다.

안쪽/가쪽돌림의 움직임에 대해서는 일상생활에서 굽힘 가동범위가 제한된 가운데서는 가쪽돌림의 움직임이 보상기능으로서 유용하다. 또한 양호한 걷는 모습의 획득에서도 입각후기에 안쪽돌림이 필요하다. 그러나 돌림가동범위운동에 대해서는 탈구와의 관계로 신중하게 하지 않으면 안 된다. 허리부분의 유연성은 엉덩관절의 제한된 가동범위를 보상하고 허리통증의 예방에도 효과적이어서 충분히 시행할 필요가 있다. 특히 폄이 제한되기 쉽다.

### b. 근력강화운동

근력의 회복에 수반하여 능동보조운동에서부터 능동운동, 저항운동으로 진행시킨다. 특히 근력이 요구되는 근육은 보행의 안정성과 발로부터의 바닥반발력 충격의 완충과 관계되는 중간볼기근 (중둔근)과 큰볼기근 (대둔근)이다.

중간볼기근에 대해서는 옆으로 누운 자세에서의 운동이 중요하지만, 운동을 시작할 때는 창상부분에 대한 부담이 심하고 위화감을 호소하는 일이 있기 때문에 보조를 많이 하여 자극을 피한다. 익숙해짐에 따라 능동운동, 저항운동으로 진행시킨다. 큰볼기근에 대해서는 엎드려 누운 자세에서의 폄에서 가동범위가 확보되어 있지 않은 경우에는 효과적으로 기능하지 않기 때문에 엉덩관절의 아래에 베개를 넣어 운동가동범위를 확보한다. 엉덩관절 안쪽/가쪽돌림근에 대해서는 엉덩관절이 안정된 시기에 능동운동으로 시행할 정도로도 좋다.

근력이 4 마이너스의 수준까지 회복되면 체중부하에 의한 폐쇄성 운동연쇄 (closed kinetic chain ; CKC)에 의한 운동을 추가한다 (자택에서의 운동으로서 후술함).

### c. 기거 동작연습

① 몸 구르기와 옆으로 누운 자세유지 : 몸 구르기는 치료사의 보조에 의한 패턴 1부터 시행하고, 기능의 회복에 따라 베개를 이용하는 패턴 2, 베개를 이용하지 않는 패턴 3으로 시행하여 간다. 옆으로 누운 자세유지는 몸 구르기 방법에 준하지만, 당초는 양 무릎을 굽힌 위치에서 양 다리 사이에 베개를 끼어 넣어 시행한다.

② 일어나기 : 개척엄을 사용하지 않고 몸통의 돌림을 수반하지 않는 대칭적인 일어나기를 지도한다.

③ 앉은 자세 : 높이가 낮은 의자에서는 서고 앉기에서 엉덩관절에 강한 스트레스[3)]가 발생하고, 또한 앉은 자세에서는 큰 굽힘 각도가 필요하기 때문에 최대한 피하도록 한다.

마루 위에서의 다리를 길게 뻗고 앉은 자세도 엉덩관절의 과도한 굽힘을 필요로 하기 때문에 피하도록 하고, 좌식의자 등에도 기대도록 지도한다. 원칙으로서 정좌는 가능한 범위에서는 문제가 없다 (수술자의 판단에 따른다).

④ 마루 위 동작 (마루에서부터 일어서고 앉기) : 퇴원 직전에 지도를 한다. 침구가 이부자리인 경우나 재래식 밥상에 의한 식사를 희망하는 경우에는 지도가 필요하다.

### d. 이동 동작 연습

① 지팡이 보행 : 보행기 보행에서부터 지팡이 보행으로 옮겨가는 시기의 결정은 보행기에서의 팔의 지지량이 적어질 것, 평행봉 내에서 보행 때의 몸통이 대칭적이고, 수술쪽 다리에의 하중이 시행 가능할 것, 그리고 수술부분을 포함하는 다리에 통증이 없을 것이 그 기준이 된다. 또한 헬스미터를 이용하여 수술쪽 다리로 체중의 85% 이상의 하중이 반복해서 가능해지면 옮겨가도 좋다. 병동 내 자립이나 병원 내 자립의 판단을 하기 위해 병동 내나 병원 내에서 충분히 활동하는 데에 필요한 거리를 상정하고, 복도 등에서 그 거리의 보행을 시키고, 확인 후에 허가하면 좋다. 퇴원 전에는 혼자걷기 및 물건을 들고 하는 보행의 지도를 해두는 것이 필요하다. 드는 손은 엉덩관절에 대한 부담을 고

려하여 수술쪽 손이 바람직하다.

② 계단 오르내리기 : 퇴원 직전에 지도를 한다. 당초는 난간과 지팡이의 지지로 시행하고, 오르기는 비수술쪽 다리, 수술쪽 다리의 순서로 옮기고 내려오기에서는 반대로 시행한다. 난간은 반드시 수술한 다리쪽에 있는 것은 아니며, 양쪽을 상정하여 시행한다. 세탁물 등을 들고 오르내리는 경우에는 오르기에서는 먼저 세탁물을 상단에 놓고, 내려올 때는 몸을 움직인 다음에 세탁물을 상단에서부터 내린다. 세탁물은 항상 몸보다도 상단에 있도록 한다.

### e. 목욕 동작 연습

목욕의 자립은 욕실의 환경에 좌우된다. 욕조의 출입은 욕조의 가장자리를 양 손으로 지지하여 넘거나, 벽에 부착한 난간을 지지하여 넘거나 한다. 또한 걸터앉는 부분이 있으면 걸터앉은 다음에 발을 옮긴다. 욕조 내에서의 자세는 몸통을 뒤쪽으로 기댄 다리를 길게 뻗고 앉은 자세가 바람직하지만, 이를 위해서는 욕조의 길이가 다리를 길게 뻗고 앉은 자세에 필요한 길이보다 다소 여유가 필요하다. 몸을 씻을 때의 의자는 약 40cm의 높이가 바람직하다.

### f. 착탈의 동작연습

착탈의에서 문제가 되는 것은 양말이나 속옷의 착탈이다. 선 자세에서 엉덩관절 · 무릎관절을 굽히고 뒤쪽으로 양말을 신는 것도 가능하다. 사용 장소가 한정되지만 양말용의 자조구도 사용 가능하다.

## 6 리스크 관리

가장 빈도가 높은 리스크는 인공엉덩관절 탈구이다. 수술자는 수술 중의 상황으로부터 그 위험성을 예지할 수 있으므로, 수술에 관한 정보 수집은 중요하다. 위험자세로서는 엉덩관절 굽힘 · 모음 · 가쪽돌림 (앞 바깥쪽 접근)이나 엉덩관절 굽힘 · 모음 · 안쪽돌림 (뒤쪽 접근)이며, 엉덩관절 (넙다리부분)이 그 방향으로 움직이는 것만이 아니라, 상반신의 움직임에 의해서 능동적 · 상대적으로 위험자세를 나타내는 일이 있다. 예컨대, 침대에 걸터앉아 왼쪽에 있는 물체를 잡으려고 하여 왼손을 그 방향으로 뻗어 가면, 운동의 확산에 의해서 왼쪽 엉덩관절에서는 굽힘으로 가쪽돌림을 나타내고, 오른쪽 엉덩관절은 굽힘으로 안쪽돌림을 나타낸다 (**그림 11**).

또한 최근 일본에서 증가하고 있는 폐색전증에 대해서는 넙다리네갈래근의 등척성 수축이나 발목관절 바닥쪽/등쪽굽힘 운동의 지도를 적절하게 시행할 필요가 있다.

# 7 퇴원할 때의 지도

## a. 자택에서의 ADL 지도

수술 전의 기거, 이동, 목욕, 착탈의 동작을 자택의 환경과 맞춰서 재지도 · 확인한다.

## b. 자택에서의 운동

THA 후의 입원기간은 단축되는 경향 (1～2주일)에 있고, 근력이나 가동범위도 불충분한 상태로 퇴원하게 된다. 이 때문에 퇴원 후에도 운동의 계속이 요망된다. **그림** 12에 우리 병원에서 지도하고 있는 운동을 소개한다.

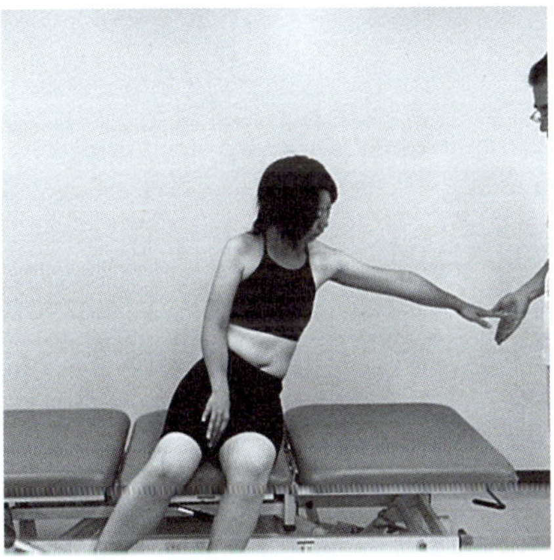

그림 11 옆쪽으로의 팔의 뻗음 (reach)

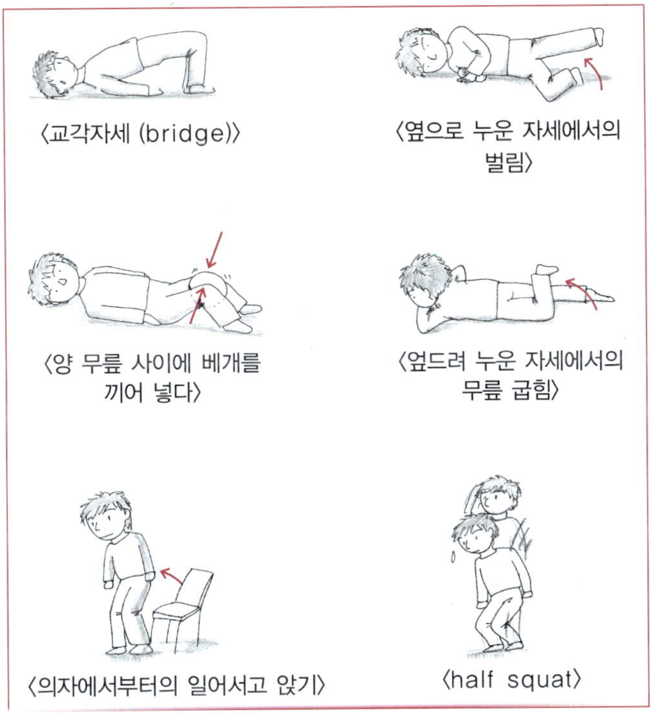


그림 12 자택에서의 운동
일러스트 : 사카모토 게이코)

## 문헌

1) Kapandji IA：カパンディ関節の生理学Ⅲ 体幹・脊柱, 荻島秀男（監訳）, 医歯薬出版, 1985

2 Hodge WA, Fijan RS, Carlson KL et al：Contact pressures in the Human hip joint measured in vivo. Proc Natl Acad Sci USA 83：2879-2883, 1986

3) 古川良三ほか：和式日常生活動作（ADL）と股関節可動域について—Electrogoniometerによる健常者の分析. 理療と作療 13：39-47, 1979

# 4 변형성 무릎관절증

## A. 처방전 견본

처방전 (**그림** 1)에 기재되어 있는 일반적인 내용은 ① 성명, ② 성별, ③ 연령, ④ 진단명, ⑤ 병력 (경과), ⑥ 물리치료, ⑦ 주의할 점 등이며, 운동 시작 전에 처방전의 내용을 파악하여 필요한 정보를 수집 · 정리할 필요가 있다.

## B. 수술의 이해

인공무릎관절전치환술 (total knee arthroplasty : TKA)에 대해서는 DVD "*Click* 수술의 이해 ③" 참조.

<table>
<tr><td>1. 성명 :</td><td>2. 성별 : 여성</td><td>3. 연령 : 75세</td></tr>
<tr><td colspan="3">4. 진단명 :<br>a. 양쪽 변형성 무릎관절증<br>b. 오른쪽 TKA 시행<br>c. 비만<br>d. 고혈압</td></tr>
<tr><td colspan="3">5. 병력 : 1999년 3월부터 오른쪽 무릎통증 출현, 우리 병원에서 진찰을 받고 변형성 무릎관절증이라 진단. 2001년 2월, 왼쪽 무릎통증 출현, 우리 병원에서 진찰을 받고 변형성 무릎관절증이라 진단. 내복약으로 통증을 조절하고 경과를 관찰하였다. 2006년 2월 오른쪽 무릎통증의 악화에 의해서 보행이 어렵게 되고, 2006년 5월, 오른쪽 TKA 시행. 왼쪽 무릎통증도 악화하면 수술할 예정</td></tr>
<tr><td colspan="3">6. 물리치료<br>a. 양쪽 무릎관절 가동범위운동<br>b. 양쪽 다리 근력강화운동<br>c. 가급적 조기부터의 보행연습<br>d. 통증제거 목적의 치료 (온열요법, 마사지 등)</td></tr>
<tr><td colspan="3">7. 주의할 점 : 혈압의 관리에 주의하시오 (수축기혈압 180mmHg 이하로 부탁합니다).</td></tr>
</table>

그림 1 처방전 견본 (변형성 무릎관절증)

# C. 처방내용

## 1 질환의 이해

처방전의 내용을 파악하고 정보를 수집 · 정리한다.

① 변형성 무릎관절증이란 어떠한 병인가? : 변형성 무릎관절증이란 무릎관절을 구성하는 뼈나 연골에 퇴행성 변화와 증식성 변화가 일어나는 것이고, 원인으로서 관절의 노화현상에 기계적인 영향이 가해져 발병하는 1차성 이유와 관절내 골절 등의 외상성, 관절류마티스 등의 염증성, 통풍 등의 내분비성에 의한 2차성 이유가 있다. 증상은 통증과 관절가동범위 제한이며, 통증의 출현부위는 무릎의 안쪽에 많고, 가동범위는 굽힘, 폄이 모두 제한된다. 임상적으로는 관절의 질환이지만, 통증은 무릎 주위의 연부조직에까지 이르고 있는 경우가 많다.

② TKA는 어떠한 수술인가? 또한 수술 중의 가동범위는? (DVD "Click 수술의 이해 ③" 참조).

③ 수술 전의 생활은? (어떻게 해서 이동하고 있었는지 등 ) : 병력으로부터 장기간 활동이 제한되어 있었다고 추측할 수 있다. 수술 전의 생활을 상세하게 문진으로 확인한다. 옥외의 이동수단으로서 보행은 곤란하지만, 자전거를 이용하고 있었던 사례도 있었다.

④ 왼쪽 무릎의 상태는? : 수술 직후는 수술에 의한 침습의 영향으로 수술 전보다 오른쪽 다리의 지지성이 저하하는 것이 예측된다. 이 때, 축이 되는 왼쪽 다리의 지지성의 정도는 보행능력을 좌우하는 중요한 요소가 된다.

⑤ 혈압 등의 리스크 관리에 대해서는? : 이 질환은 비만여성에 많고, 다른 질환(심질환, 당뇨병 등)을 합병하고 있을 가능성도 높다. 의사나 챠트 등으로부터의 정보수집만이 아니라, 운동 중의 상태의 급변 등에도 충분한 주의가 필요하다.

## 2 크리티컬 패스

TKA 후의 크리티컬 패스에 대해서 **그림 2**에 나타냈다.

| 수술 후 1일째 | 근육고정 (muscle setting) |
|---|---|
| 2일째 | 휠체어로 방에서부터 나옴<br>통증이 없는 범위 내에서의 관절가동범위운동<br>가급적 조기부터 완전하중에 의한 보행연습 개시 |
| 1주째 | 평행봉 내 보행연습 |
| 2주째 | 보행기 보행연습 |
| 3주째 | 지팡이 보행연습 |

그림 2 크리티컬 패스 (변형성 무릎관절증 : TKA 후)

# D. 물리치료

## 1 수술 전 평가 · 물리치료

### a. 수술 전 평가

수술 전부터 근력강화운동의 처방의뢰가 있었던 증상사례에는 운동을 시행한다. 또한 동시에 수술 전의 근력, 관절가동범위나 그 제한인자, 무릎뼈의 가동성, 정렬 (**그림** 3), 걷은 모습, 통증의 부위 (무릎 이외도 포함하여) 등의 평가도 시행한다. 이들의 정보는 수술 후의 상태가 수술 전부터 인정되어 있었던 것인지, 수술에 의해서 새로이 발생한 것인가의 판단자료가 된다. 예컨대, 수술 후의 근력저하는 수술부위의 통증이 원인인지 또는 수술 전부터의 것인지라는 경우를 들 수 있다.

### b. 근력강화운동 및 관절가동범위운동

근력강화운동은 통증이 발생하지 않는 방법으로 시행한다. 관절운동을 수반하면 통증이 발생할 때는 등척성 수축을 사용한 방법이 효과적이다 (**그림** 4). 또한 통증으로 거의 걸을 수 없었던 증상사례 등에서는 다리 전체 (반대쪽도 포함하여)의 근력이 저하하여 있기 때문에 무릎관절 이외의 근육에 대한 운동도 필요하다. 관절가동범위의 개선도 가능한 한 시행한다. 무릎관절은 통증에 의해서 개선이 어려운 경우도 있으나, 2차적으로 발생하고 있는 엉덩관절, 발목관절의 가동범위 제한은 수술 전부터의 연습대상이 된다.

### c. 부분하중연습

수술 후, 증상사례에 따라 다리의 부분하중 연습에서부터 시작하는 일이 있다. 수

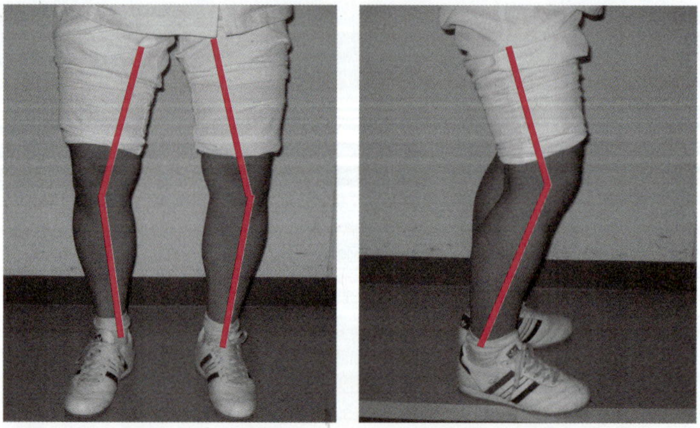

그림 3 수술 전 평가 · 운동 (1) : 다리의 정렬 (alignment)
발목관절, 엉덩관절의 상태도 평가한다.

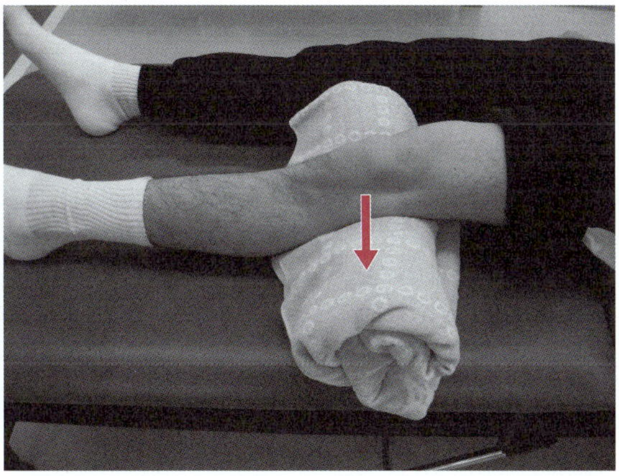

그림 4 수술 전 평가 · 운동 (2) : 등척성 수축의 근력강화운동
타월을 밀어 붙이도록 지시한다.

술 전에 부분하중 연습을 시행하여두면 수술 후의 연습을 시행하기 쉽다. 방법은 평행봉 내에서 체중계에 다리 (발)를 올려놓고 시행하고, 최초에는 환자 자신이 눈으로 보게 하여 목표로 하는 무게까지 다리에 하중을 가한다. 몇 번인가 반복한 후에, 눈으로 보지 않고 목표치로 하중을 가할 수 있는가를 시도한다. 이것이 가능해지면 실제로 그 하중의 양을 상상하면서 평행봉 내에서 보행을 하도록 시킨다. 몇 번인가 보행한 후, 재차 체중계로 하중의 양을 체크한다. 이러한 연습은 수술 후의 물리치료에 대한 불안감의 해소에도 연결된다.

## 2 수술 후 평가 · 물리치료

특별한 증상사례를 제외하고 수술 후 조기부터 수술쪽 다리의 완전하중운동이 가능하다. 다만 통증이 있는 경우, 그 범위 내에서의 하중이 기본이 된다. 수술 후의 주된 물리치료는 관절가동범위운동, 근력강화운동, 선 자세 보행연습이다

### a. 관절가동범위운동 (그림 5, 6, Click 4-1, 2)

수술기록으로부터 절개부위나 수술 중 관절가동범위의 정보를 확인하고, 환부쪽 다리에 통증을 발생시키지 않도록 주의하면서 가동범위운동을 시행한다. 수술 직후는 종창, 통증 등에 의해서 수술 중 관절가동범위를 확보하는 것은 곤란하다. 종창에 의해서 피부의 장력 (당기는 느낌)이 가동범위 제한의 원인으로 되어 있는 경우, 피부의 장력을 느슨하게 하는 방향으로 힘을 가하면 가동범위는 개선된다. 동시에 무릎 주위의 종창을 마사지 등에 의해서 개선시키면서 시행하면 통증은 완화된다. 또한 수술 후의 정렬의 변화에 수반하는 엉덩관절 폄, 발목관절 바닥쪽 굽힘의 가동범위 개선도 걷는 모습에 큰 영향을 주는 일이 있다 (그림 7).

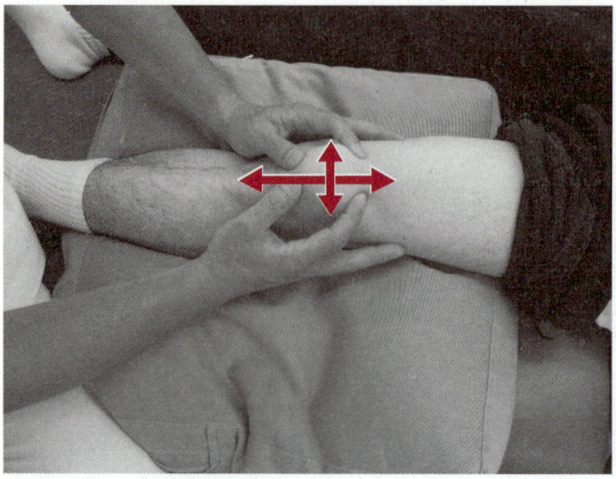

그림 5 수술 후의 평가 · 운동 (1) : 무릎뼈의 가동성 Click 4-1
상하 좌우의 가동성을 확인한다.

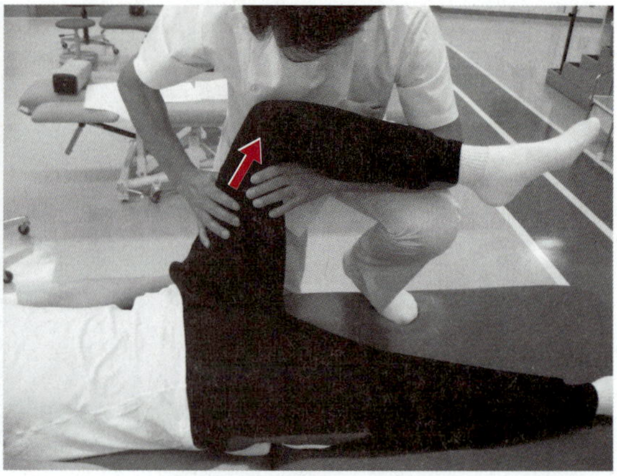

그림 6 수술 후의 평가 · 운동 (2) : 관절가동범위운동 Click 4-2
- 이완할 수 있도록 접촉하는 면을 넓게 한다.
- 넙다리부분의 근육이 당기는 느낌을 완화하기 위해 피부를 무릎의 방향으로 미끄러지게 한다.

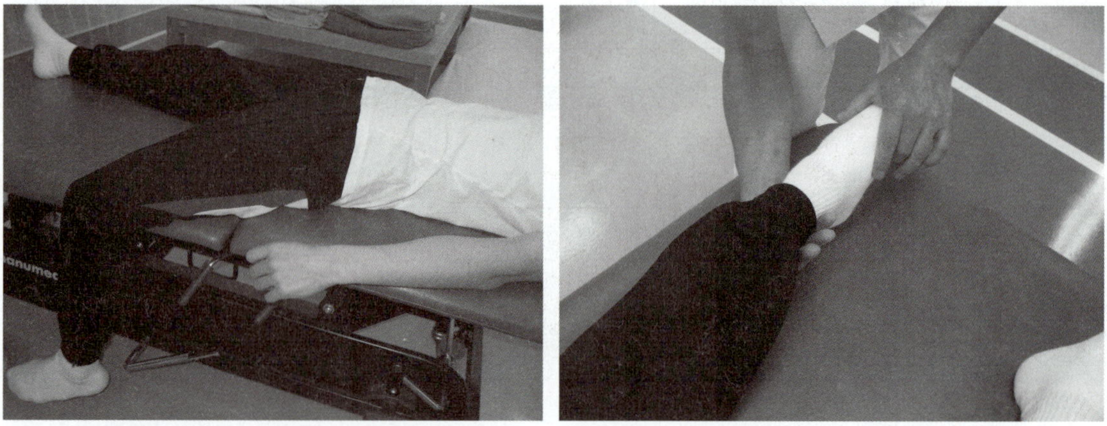

그림 7 엉덩관절과 발목관절의 가동범위운동

> 이제부터 무엇을 하는지를 확실하게 설명하고, 통증이 있으면 바로 알리도록 시킨다.
> 또한 얼굴의 표정으로부터 통증을 판단한다. 치료사는 자기에게 부담이 가해지지 않도록 치료대의 높이를 조절한다.

### b. 근력강화운동 (그림 8~10, Click 4-3, 4)

근력강화운동은 무릎관절 굽힘/폄근 이외의 엉덩관절, 발목관절의 운동에 관여하는 근육에도 시행한다. 엉덩관절운동을 할 때의 저항은 무릎보다도 중추쪽에 가한다.

### c. 선 자세 보행연습

수술 후, 정렬이 수정되고 반대로 다리 길이 차이가 발생하는 일이 있다 (**그림 11**). 2cm 이상의 다리 길이 차이에는 높이보정을 하여 대응한다. 특별한 증상사례

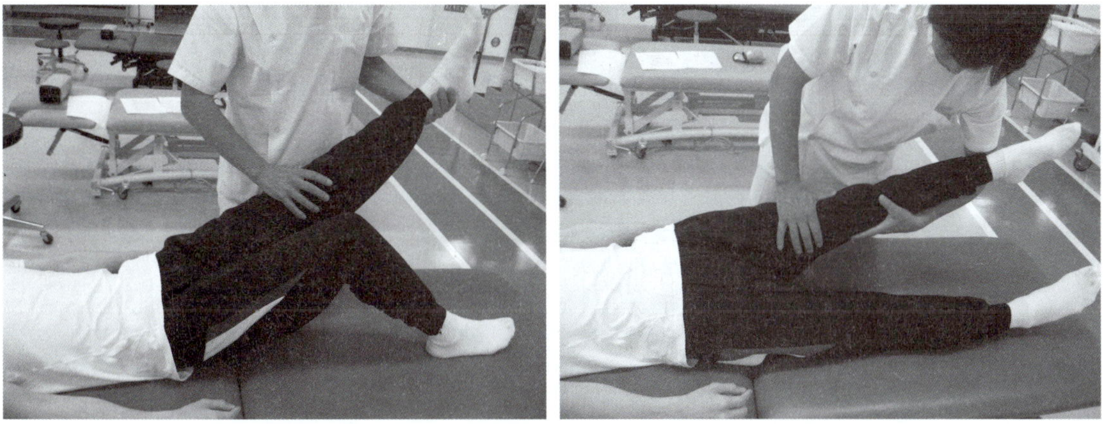

그림 8 수술 후 평가 · 운동 (3) : 근력강화운동, SLR, Click 4-3 a|b
a : 엉덩관절 굽힘 b : 엉덩관절 폄

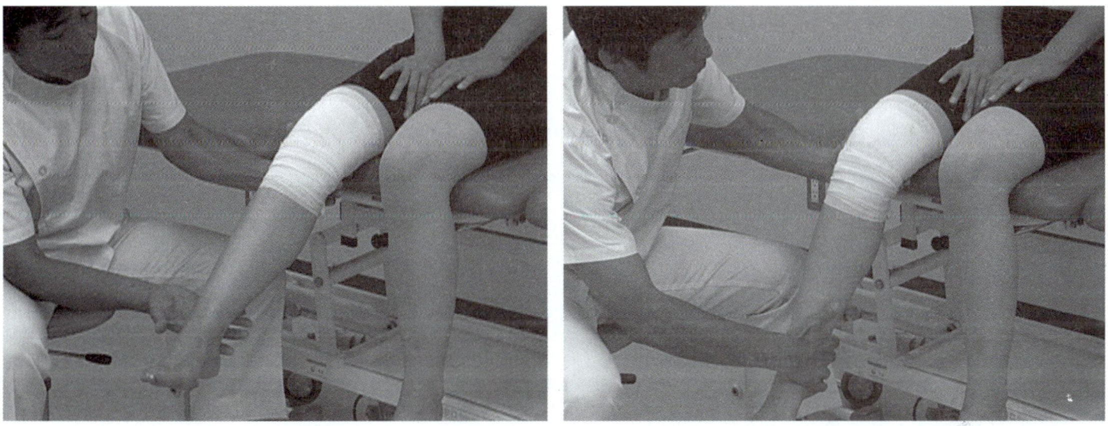

그림 9 수술 후 평가 · 운동 (4) : 근력강화운동 (무릎관절 굽힘 · 폄) Click 4-4

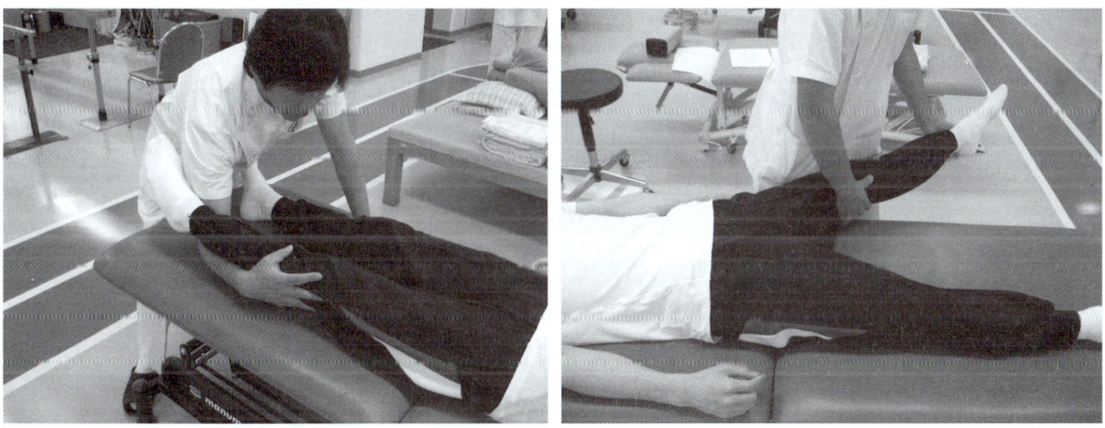

그림 10 수술 후 평가 · 운동 (5) : 근력강화운동 a|b
a : 엉덩관절 벌림 b : 엉덩관절 모음저항은 무릎보다도 중추쪽에 가한다.

힘을 넣는 타이밍을 구령으로 정확히 지시한다. 저항은 각 운동에서 가장 힘이 들어가기 쉬운 각도에서 최대 저항이 되도록 미세조정을 한다.

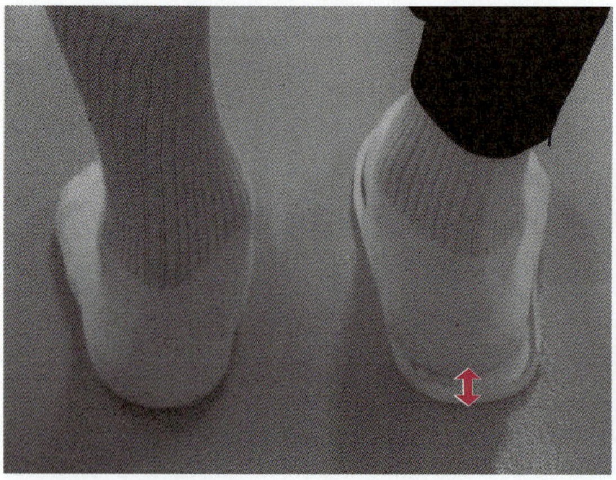

그림 11 다리길이 차이 때의 적정한 높이보정의 선택
선 자세에서 높이보정을 하고 위화감이 없으면 테이프 등으로 고정하여 보행을 시킨다.

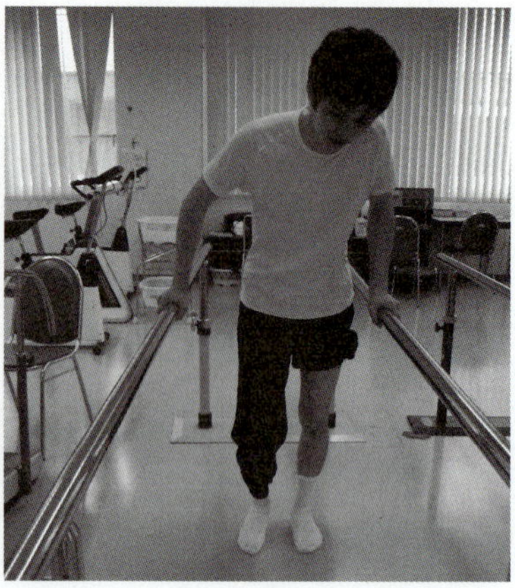

그림 12 보행할 때의 통증의 평가
보행을 시키고 수술쪽으로의 체중이 가해지는 정도를 평가한다 (팔로 어느 정도 지지하고 있는가).

를 제외하고 수술 직후부터 완전하중에 의한 연습이 가능하다. 그러나 많은 증상사례는 여러 가지의 통증에 의해서 완전하중은 곤란하고, 부분하중운동부터 시작하게 된다.

평행봉 내에서의 보행연습에서는 너무 어려운 지시를 내리지 않고 "양 손으로 평행봉을 잡으면서 아프지 않도록 걸으시오."라 전달하면, 대부분의 환자는 통증의 정도에 맞춰서 팔로 지지하는 체중의 비율을 조정하여 걷는다. 치료사는 보행할 때의 통증의 평가를 시행하여 대처한다 (**그림 12, 13**).

### 1) 무릎의 앞면의 통증에 대해서

① 창상부위의 통증 : 창상부위 (절개부분)의 통증 그 자체는 수일에서 대부분 소실한다. 순환장애 (종창)에 기인하는 것에 대해서는 보호적인 마사지로 회복되는 일이 많다 (**그림 14** *Click 4-5*).

② 넙다리네갈래근의 통증 : 수술 전, 장기간 무릎을 굽힘 위치에서 보행을 하고 있었던 것에 의해서 넙다리네갈래근의 만성적인 근육피로 (근육연축)가 많은 증상사례에서 인지된다 (특히, 무릎의 안쪽부분). 넙다리네갈래근의 스트레칭은 무릎의 굽힘 가동범위 제한에 의해서 곤란하기 때문에 국소의 마사지로 대처한다.

### 2) 무릎의 뒷면의 통증에 대해서

① 오금부분의 통증 : 그 대부분은 무릎 주위의 연부조직의 펴지는 성질 (신전성) 저하에 기인하고 있다. 시간을 들인 스트레칭으로 대처한다.

② 뒤넙다리근 (hamstrings)의 통증 : 넙다리네갈래근과 마찬가지로 근육연축이

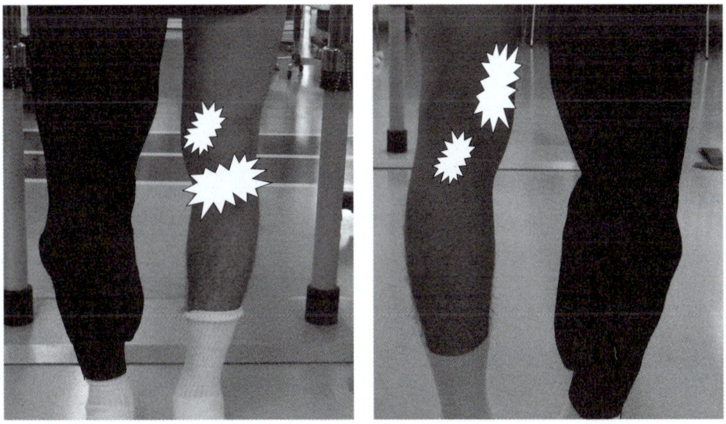

그림 13 통증이 발생하기 쉬운 부위 a|b
a : 앞면 b : 뒷면

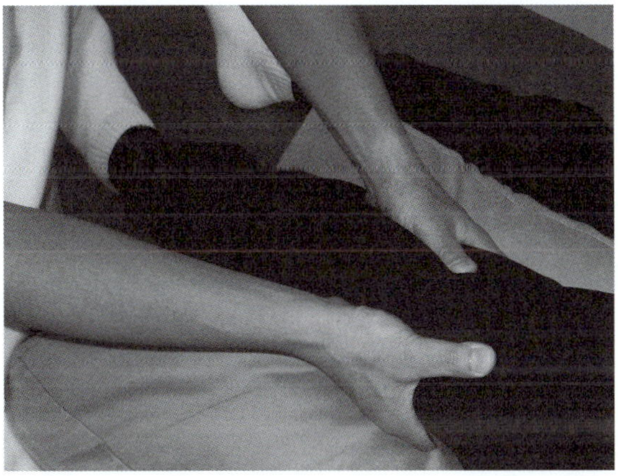

그림 14 통증의 치료 (무릎관절 주위의 통증)
Click 4-5
창상부분에는 직접 접촉하지 않도록 주의한다.

인지되고 동시에 단축도 수반하고 있는 경우가 많다. 스트레칭에 더하여 국소의 마사지도 병행한다.

### 3) 종아리부분의 통증에 대해서

무릎의 폄 제한이 개선되는 것에 의해서 입각기에서의 발목관절의 각도는 정상화된다. 장기간 발이 등쪽굽힘 위치로 강제되어 있었기 때문에 앞정강근 (전경골근)이 단축하여 있는 경우도 있어, 정상화하는 것에 의해서 신장 (elongation)통증이 발생한다. 시간을 들인 스트레칭으로 대처한다.

통증의 경감에 수반해서 수술쪽 다리의 지지성은 향상된다. 수술쪽 다리로 체중의 2/3정도의 하중이 가능하게 되면, 보행기에 의한 보행을 시작한다. 통증의 정도에 맞춰서 순서대로 지팡이 보행, 혼자걷기로 진행시켜 간다 (**그림 15**).

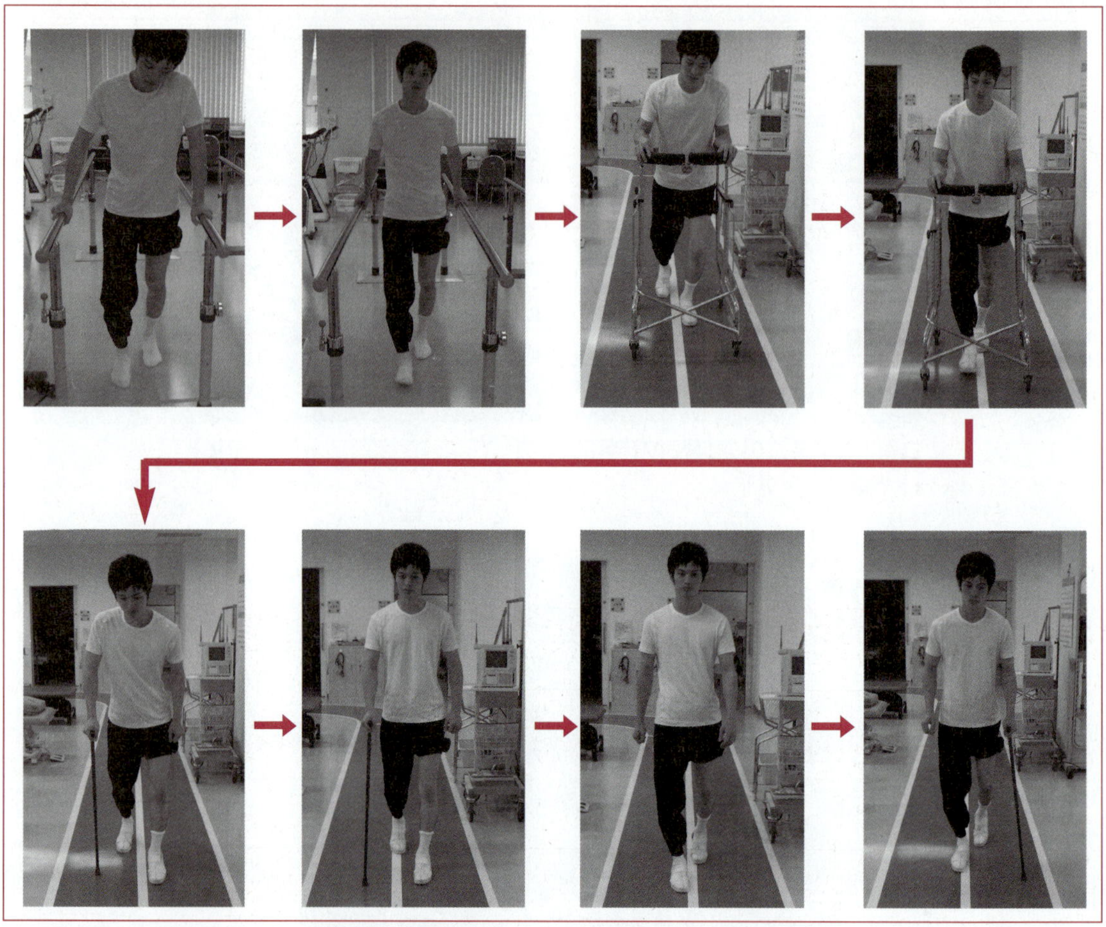

그림 15 보행능력의 흐름
최종적으로 비수술쪽으로의 부담을 경감하기 위해 수술쪽으로 지팡이를 드는 것도 고려한다.

혼자걷기가 가능해지면, 비수술쪽 다리의 보호목적으로 수술쪽의 팔로 지팡이를 드는 것도 고려한다.

### d. 계단 오르내리기 연습

오를 때는 비수술쪽, 내려갈 때는 수술쪽의 가지런히 한 형태부터 시작한다. 수술쪽의 통증이 경감하면, 원래 통증이 있었던 비수술쪽이 상대적으로 통증을 강하게 느끼는 경우가 있다. 이러한 경우에는 오르내리기의 순서를 반대로 하는 경우도 있다.

### e. 다리를 길게 뻗고 앉은 자세(바로 누운 자세)에서부터 선 자세, 선 자세에서부터 다리를 길게 뻗고 앉은 자세(바로 누운 자세)

그림 16 Click 4-6 에 나타낸 것처럼 동작은 비교적 용이하게 시행할 수 있다.

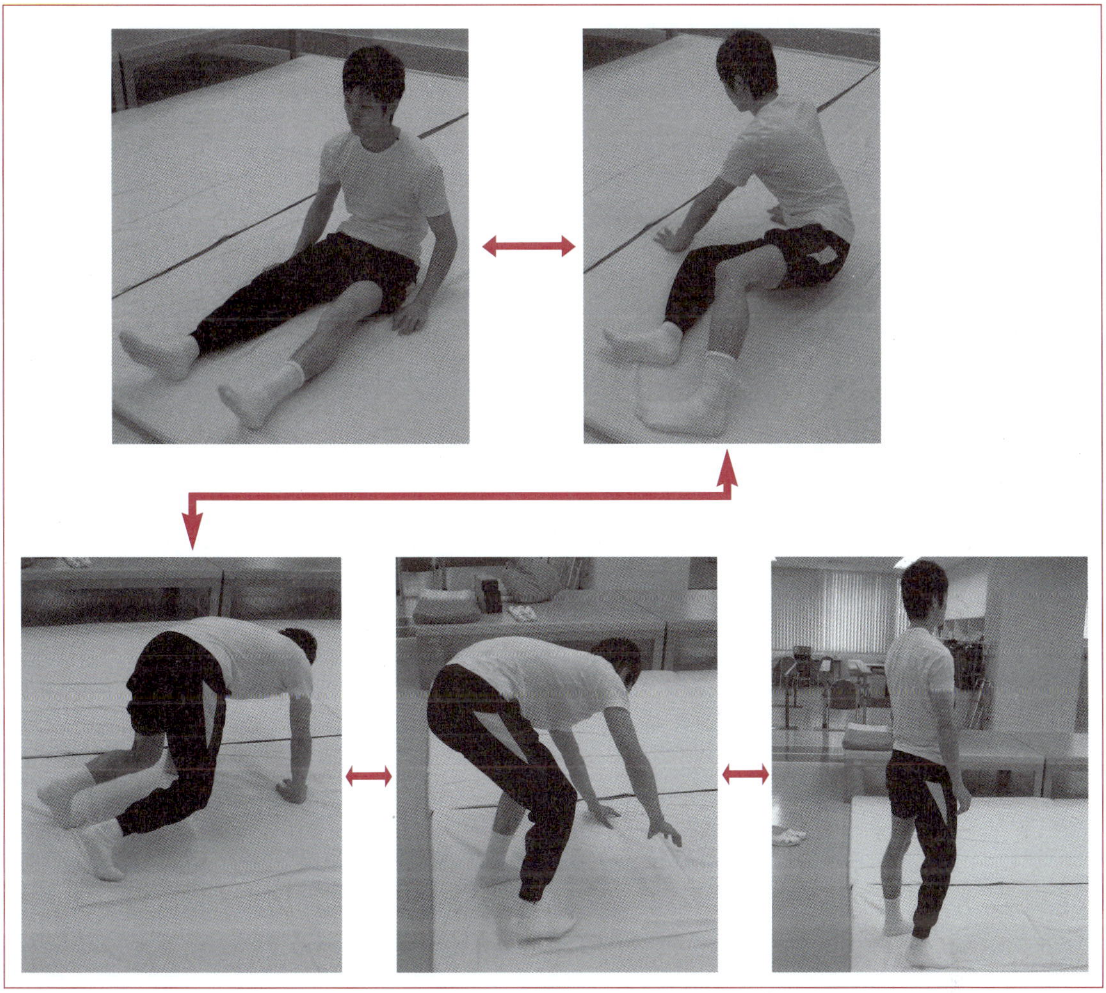

그림 16 기본동작 연습 : 바로 누운 자세에서부터 선 자세까지, 선 자세에서부터 바로 누운 자세까지 Click 4-6

무릎은 90° 이상 굽히지 않고 바닥도 짚지 않는 방법

## E. 퇴원할 때의 주의할 점, 퇴원 후의 자주훈련

퇴원에 대해서 불안을 느끼는 환자는 적지 않다. 가능하다면 퇴원 전에 한번 시험외박을 하여 자택에서의 생활을 체크함으로써 환자의 불안은 해소된다.

퇴원할 때에 많은 메뉴가 적힌 자주훈련표를 환자에게 건네주는 장면을 만나게 된다. 병원 안이라는 한정된 환경이라면 풍부한 메뉴를 처리하는 것도 가능할 것이다. 그러나 자택에서 시행하는 경우는 3가지 정도가 적당하다. 예컨대,

① 목욕을 할 때에 무릎을 천천히, 확실하게 굽힌다.

② 하루에 한 번은 짧은 거리라도 외출을 한다.

③ 매일 체중을 측정하여 살이 찌지 않도록 주의한다.

등이다.

# 5 관절류마티스

## A-1. 중증병형 (다관절 파괴형) : 인공무릎관절전치환술 (TKA) 전후 사례

### 1 처방전 견본

처방전 견본을 **그림** 1에 나타냈다.

### 2 수술의 이해

TKA에 대해서는 DVD "Click 수술의 이해 ③" 을 참조

| 1. 성명 : | 3. 연령 : 54세 | 2. 성별 : 여성 | 4. 키 · 체중 : 156㎝ · 44㎏ |
|---|---|---|---|
| 5. 진단명 : RA (stage Ⅳ, class 3) | | | |
| 6. 장애명 : 양쪽 무릎 하중통증 · 굽힘 구축 · 왼쪽 엉덩관절통증에 의한 굽힘 자세에서의 걷는 모습, 보행 곤란. | | | |
| 7. 합병증 : 관절 밖 증상 등, 특별히 없음 | | | |
| 8. 수술명 : 양쪽 동시 TKA | | | |
| 9. 병력 :<br>• 0년 왼쪽 어깨통증으로 발병. 이후 관절염 증상은 서서히 진행<br>• 1년 양 무릎관절 종창 · 통증출현, 이후 서서히 진행하다.<br>• 6년 일시 악화하고 보행불능이 된다. 내복약 조절을 계속하지만, 이후 양 무릎의 굽힘 구축이 진행. 수술을 권장했지만 얼마동안 방치하다.<br>• 10년 수술목적으로 입원. 양 무릎의 굽힘 구축 60°, 왼쪽 엉덩관절 1/2 가동범위, 굽힘 자세 보행, 실내이동, 양쪽 동시에 TKA, 시멘트 고정 | | | |
| 10. 목표 : 혼자걷기의 재획득 | | | |
| 11. 처방내용 : 양쪽 동시이기 때문에 TKA 크리티컬 패스로부터는 제외. 경사대의 이용에 의한 선 자세 연습부터 시작. 양 다리 관절가동범위 · 근력강화운동 | | | |
| 12. 주의할 점 (리스크) : 양쪽 동시이기 때문에 무릎 꺾임 등 주의 | | | |

그림 1 처방전 견본 (TKA)

## 3 처방내용 (그림 1)

### a. 질환의 이해

#### 1) 관절류마티스란?

관절류마티스 (rheumatoid arthritis : RA)는 다발성의 관절염과 관절종창을 주된 증상으로 하는 원인불명의 파괴성, 진행성의 염증성 관절질환이다. 당초는 윤활막염이지만, 염증의 회복과 악화를 반복하여 관절연골이나 뼈 조직이 파괴되어 관절의 변형과 기능장애가 발생한다[1].

본 질환의 치료방침은 RA의 치료 가이드라인[2]에 따르면 "현재의 의료에서는 RA를 예방하는 것도 완치시키는 것도 할 수 없다. 따라서 현 시점에서의 치료목표는 조기에 진단하여 염증이 확산되기 전에 진행억제에 노력하고, 환자의 신체적, 정신적, 사회적인 생활의 질 (QOL)을 가능한 한 높은 수준으로 유지하는 것이다. RA의 치료는 기초적 치료 (환자교육), 약물치료, 수술치료, 재활의 네 기둥으로 구성된다. 이 네 기둥을 충분히 그리고 균형 있게 포괄의료를 시행하는 것이 기본이 된다." 라고 언급하고 있다.

따라서 장기간에 걸친 RA의 병기 중에서, 재활 (물리치료 포함)도 동시진행으로 개입해야 한다고 해석할 수 있다.

#### 2) RA의 병형과 자연경과

일반적으로 RA의 병형은 염증의 지속에 기초하는 분류 (Smyth의 분류)로서 나타내는 경우가 많다. **그림 2**는 관절파괴의 확산과 그 자연경과에 기초하여 병형을 세 그룹으로 분류한 越智의 분류[3]이다. RA의 관절파괴 진행의 예측으로 연결된다.

#### 3) RA의 병형과 파괴관절부위

이 세 그룹의 파괴된 관절부위를 보면 II · III 그룹에서는 큰 관절이 높은 빈도로 장애를 받는다는 것을 알 수 있다 (**그림 3**)[3].

치료사가 임상에서 흔히 접하는 것은 II · III 그룹의 중증병형이라 생각되므로 여기서는 문제가 되는 중증병형의 구체적 사례를 보여주면서 수술 후 물리치료를 중심으로 해설한다. 또한, 보통의 관절수술 후의 일반적인 물리치료 내용은 각 관절질환의 항을 참조하여 주기로 하고, 이것에 더하여 특히 RA 고유의 문제점 · 주의사항을 소개한다.

### b. 처방 때에 얻고 싶은 기타의 정보

① 영상소견 : 팔→위팔뼈머리 변형영상, 손목뼈 유합, 목뼈→고리중쇠관절 (환축관절) 불완전 탈구 경향이 있다. 전신의 주요 윤활관절을 확인한다. 챠트 의사의 소견이 반드시 기재되어 있다. 실제의 영상과 비교하여 확인한다.

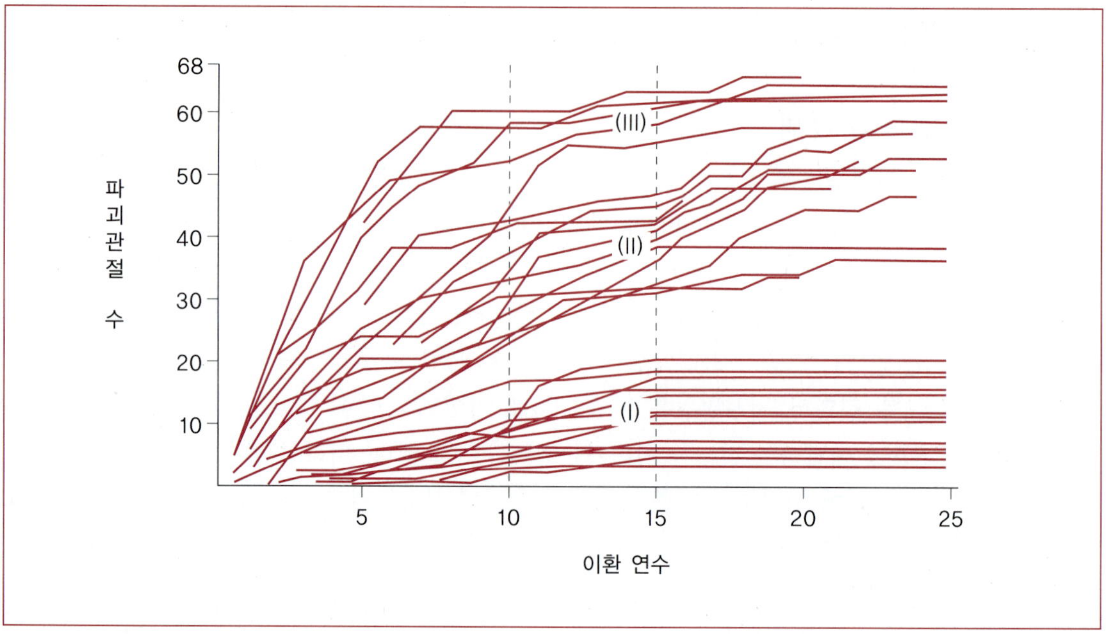


그림 2 파괴관절 수의 경년변화와 병의 유형
(越智隆弘 : RA의 장기간 경과와 예후의 예측. 류마티스 외래. 메디컬 뷰 사, p14, 1997에서 게재)

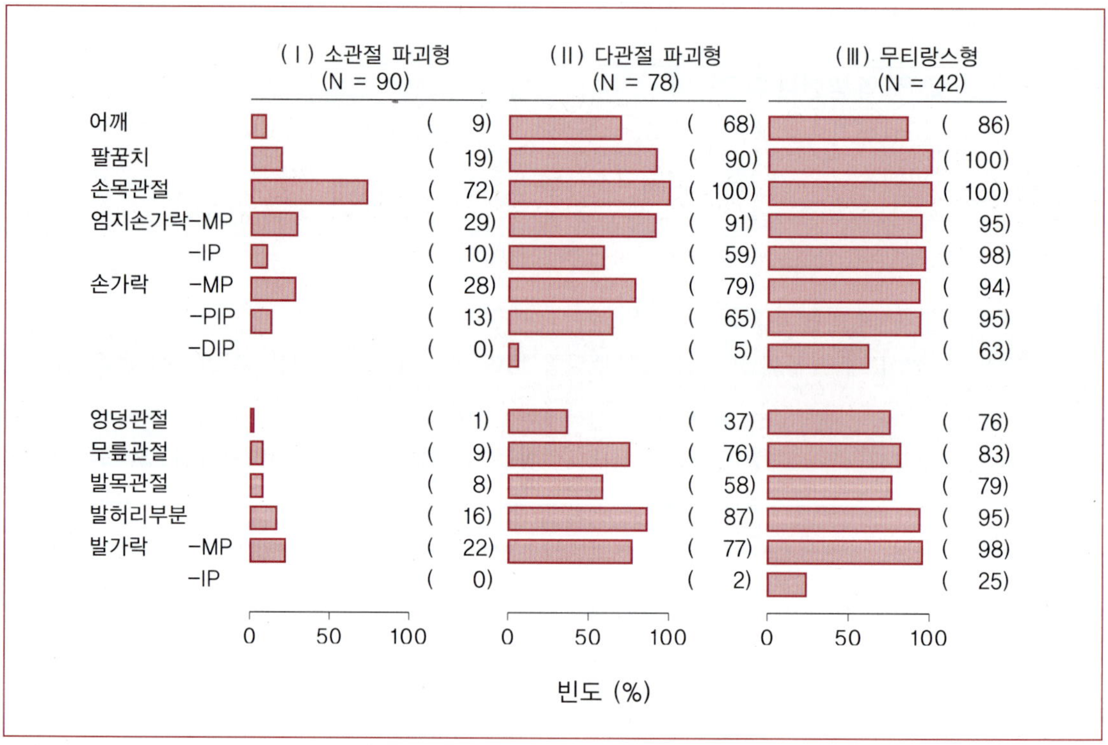


그림 3 병의 유형과 파괴관절부위, 빈도
(越智隆弘 : RA의 장기간 경과와 예후의 예측. 류마티스 외래, 메디컬 뷰 사, p14, 1997에서 게재)

② 임상검사 (정상범위) : RF + CRP 5.0 (0mg/*dl*), ESR 80mm (여자 : 정상상한 = (연령 + 10) ÷ 2), Hb 10 (12～15g/*dl*), RBC 3.7 (3.9～5.1*106/$\mu l$), TP6.0 (6.4～8.1g/*dl*). RA에서는 특히 염증반응이나 빈혈의 정도와 그 급격한 변동에 주의한다.

③ 약물치료 : NSAIDs, 스테로이드 5mg, 통증 강화 때, 진통좌약 추가 이용

### c. 크리티컬 패스의 활용 (제4장 "변형성 무릎관절증" 참조)

최근에는 어떤 수술부위에서도 최소침습수술 (minimally invasive surgery : MIS)의 도입에 의해서 크리티컬 패스의 기간단축이 진전되어 있다. RA의 TKA에서는 빠른 사례에서 수술 후 2주일에서 퇴원한다.

## 4 물리치료의 실제

원질환이 RA일지라도 보통의 TKA 수술 후의 크리티컬 패스가 적응되는 경우가 많다. 그러나 변형성 관절증 (OA)에 비하여 RA에 많은 수술 후의 문제점으로서 불인정성 (instability), 굽힘 구축 (완전히 펴는 것이 곤란), 능동 폄의 곤란 (extension lag)을 들 수 있으며 자주 지연 (variance)[4]의 원인이 된다.

### a. RA에 많은 수술 전의 문제 (수술 전 평가)

#### 1) 무릎 불안정성

RA에서는 무릎은 외반변형 (valgus deformity)이 되는 일이 많고 외반 동요성이 수술 전에 흔히 인지된다. 수술 전의 동요검사에서는 통증을 수반하는 일이 많으므로 검사실시 전에 반드시 통증의 정도를 청취한 다음에 실시한다. **그림** 4와 같이 안쪽곁인대가 파열하여 있는 사례에서는 크게 외반으로 전위한다. 대부분은 수술에 의해서 개선되지만, 그 중에는 잔존하는 사례도 있으며 그러한 경우는 지주가 부착된 무릎장구가 처방되는 일이 있다. 무릎 앞뒤동요에서는 뒤십자인대의 신장 · 느슨해짐과 뒤넙다리근 (hamstrings)의 신상에 의해서 정강뼈가 뒤쪽으로 끌어들어진 위치로 되어 있는 경우가 많다 (**그림 5a**). 중간 위치로는 정강뼈의 앞쪽 끌어내기운동이 필요하다 (**그림 5b**).

#### 2) 굽힌 구축 (수술 후 능동 폄의 곤란의 원인)

수술 전의 굽힌 구축이 중증인 사례에서는 수술 후에 반드시라 해도 좋을 만큼 능동 폄의 곤란 (extension lag)이 일어난다. 수술 전부터 능동 폄의 각도와 수동 폄의 각도를 측정하여 그 차이도 확인해 둔다 (**그림 6**). 수술 후에는 대략 이 각도 정도의 능동 폄의 곤란 (extension lag)이 발생한다고 예측할 수 있다.

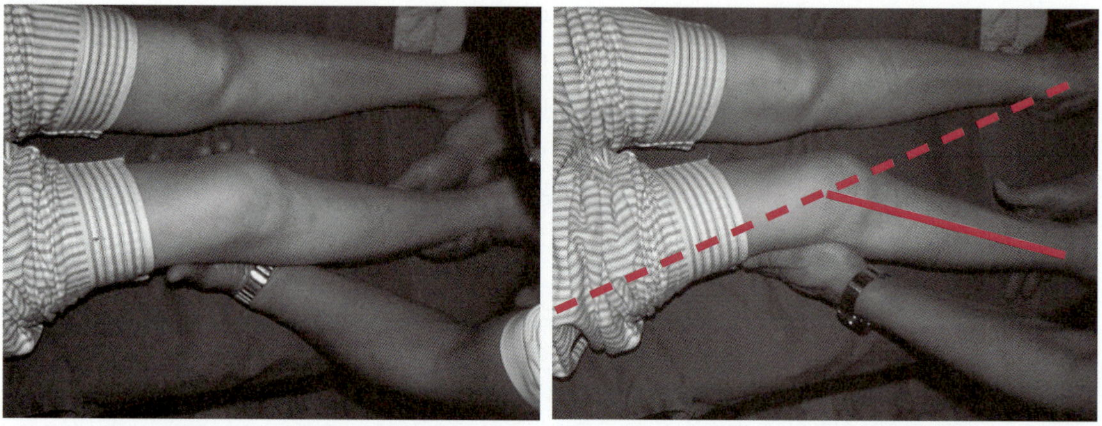

그림 4 무릎 불안정성 (외반동요성) 불안정 (instability) (수술 전) a|b
a : 중간위치 b : 외반동요

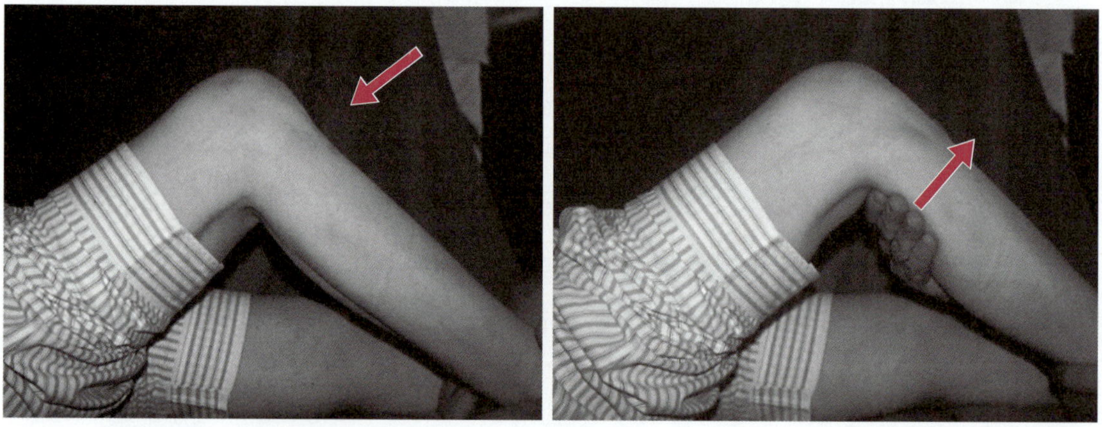

그림 5 무릎 불안정성 (뒤쪽) 불안정 (instability) (수술 전) a|b
a : 뒤쪽 끌어들여짐 b : 중간위치

뒤쪽 끌어들여짐 위치 그대로 무릎의 능동 폄을 시키면 완전 폄이 어렵지만, 앞쪽 끌어내기 운동을 보조하면 원활하게 무릎의 폄이 가능해질 때가 있다.

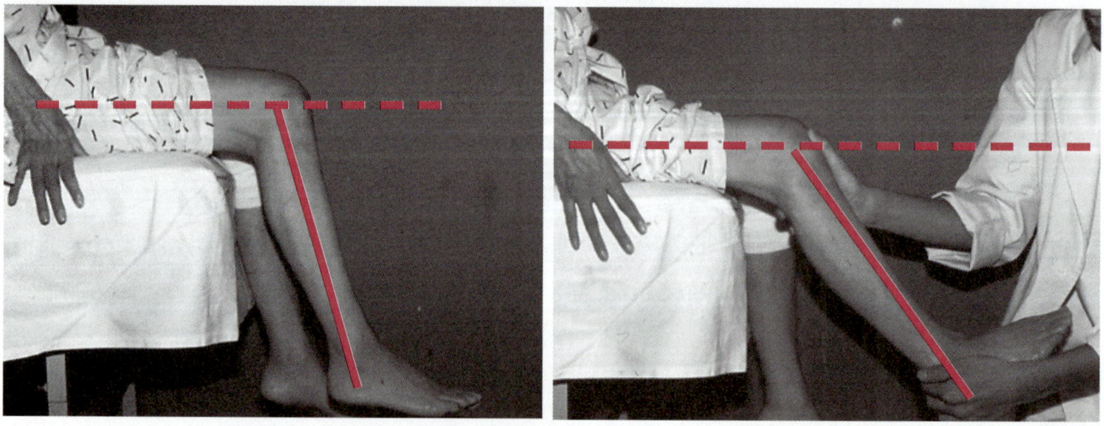

그림 6 굽힘 구축 (수술 전) : 수술 후 능동 폄의 곤란 (extension lag)의 원인 a|b
a : 능동 폄 때 b : 수동 폄 때

### 3) 일어서고 앉기 동작

**그림** 7은 양 무릎의 수술 전의 RA환자에게 흔히 관찰되는 일어서기 동작이다. 하중이 가해졌을 때에 무릎통증이 적은 각도 그대로 일어서려 하기 때문에 엉덩관절의 과도한 굽힘이 필요하다. 동시에 척주나 목뼈에 대한 부담도 커진다. 이러한 방법으로 일어서고 있는 환자에게는 낮은 의자에서 일어서고 앉기는 매우 어려워진다.

이러한 경우에 발포 폴리스티렌으로 만든 높이 보정용 방석이 흔히 사용된다 (**그림** 8). 양 무릎의 통증 이외에도 엉덩관절의 과다 굽힘을 방지하고 싶은 환자에서도 이용된다.

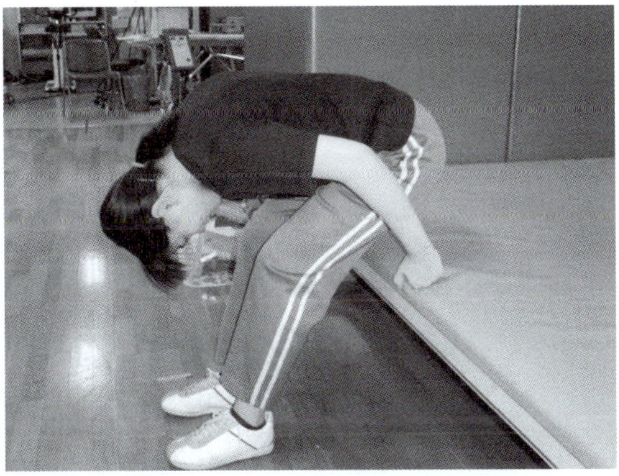

그림 7 흔히 볼 수 있는 양 무릎 수술 전 일어서기 동작 (수술 전)
무릎통증이 적어 하중하기 쉬운 위치 · 각도가 있는 것 같다.

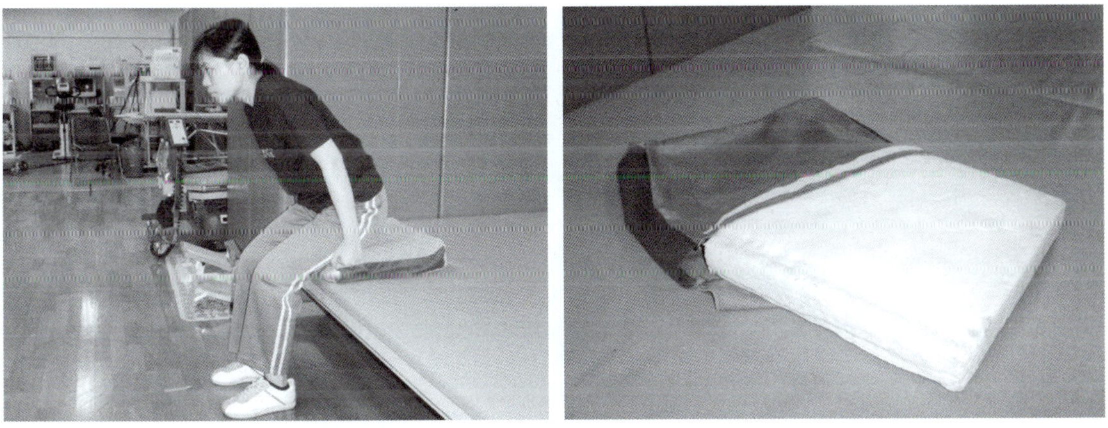

그림 8 높이 보정용 간단한 방석의 이용
발포 폴리스티렌으로 만든 것. 휴대하는 데에도 가볍고 편리하다.

## b. 수술 후 물리치료

### 1) 수술 후 무릎 굽힘 · 신장운동

최근의 크리티컬 패스에서는 수술 후의 운동에 아무것도 제한이 없다. 무릎의 굽힘운동도 가급적 조기에 진행된다. 굽힘이 원활하게 되는 증상사례에서는 창상부분의 종창, 감염방지용 투명한 필드 드레싱 재료, 창상부위 폐쇄용 금속 스테이플 등이 제한인자가 되는 경우도 있다. **그림 9**는 수술 후 1주일 이내에 90° 이상의 무릎의 굽힘운동이 가능한 증상사례이다. 투명의 필드 드레싱 재료 만에 의한 피복이기 때문에 창상부분의 긴장을 확인하면서 신장운동을 시행할 수 있다.

### 2) 무릎의 폄 지속신장

RA의 경우는 수술 전 굽힘 구축을 형성하고 있는 환자가 많기 때문에 수술 후 굽힘 구축을 제거하는 것을 우선적으로 생각한다. **그림 10**은 가벼운 추에 의한 폄의 지속신장을 5~10분간 실시하고 있는 장면이다. 종아리 부분에는 얇은 쿠션 패드

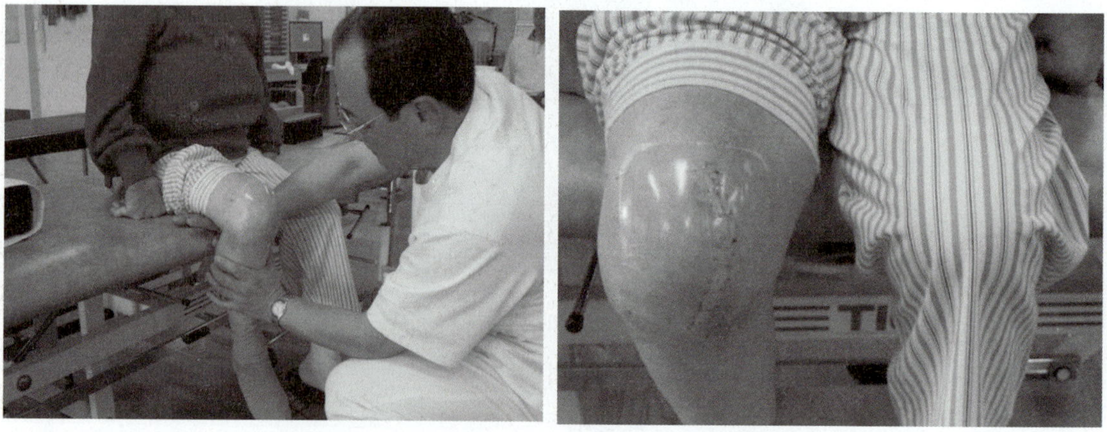

그림 9 수술 후 1주일에서의 무릎관절 굽힘운동

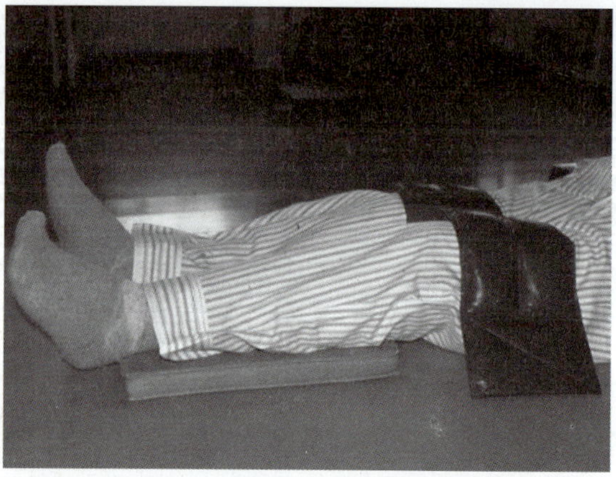

그림 10 TKA 수술 후 : 굽힘 구축의 잔존
지속신장법 : 폄, 1~2kg의 추 부하, 종아리 뒷면에 쿠션 패드를 삽입

를 넣어 발꿈치에 대한 부하에 의한 압박통증을 피하면서 시행한다.

### 3) 무릎의 능동 폄의 곤란 (extension lag)

본 증상사례와 같이 수술 전에 굽힘 구축이 있는 경우는 능동 폄의 곤란(extension lag)은 수술 후에 반드시 발생한다. **그림 11a**는 능동 폄에서 -50°, **그림 11b**는 수동 폄에서 -15°, 35°의 낙차가 있다. 능동 폄의 곤란 (extension lag)은 수술 후 1개월 정도에서 대부분은 해소할 수 있다는 의견도 있으나, 수술 전의 굽힘 구축의 크기에 따라 수술 후 장기화되는 증상사례도 관찰된다. 능동 폄의 곤란(extension lag)에 대해서는 보통의 넙다리네갈래근의 근력강화운동에 더하여, 능동보조에 의한 최대 폄 위치를 유지시키는 등척성 운동이나 능동 최대 폄 위치 부근에서의 근육수축운동을 시행한다 (**그림 12**, Click *5-1*). 또한 개선이 나쁜 증상사례에서는 전기자극요법을 병행하여 시행하는 경우도 있다 (**그림 13**, Click *5-2*). 아무튼 선 자세 · 보행 때의 무릎꺾임의 예방을 위해 능동 폄의 곤란 (extension lag)은 조기에 해소되

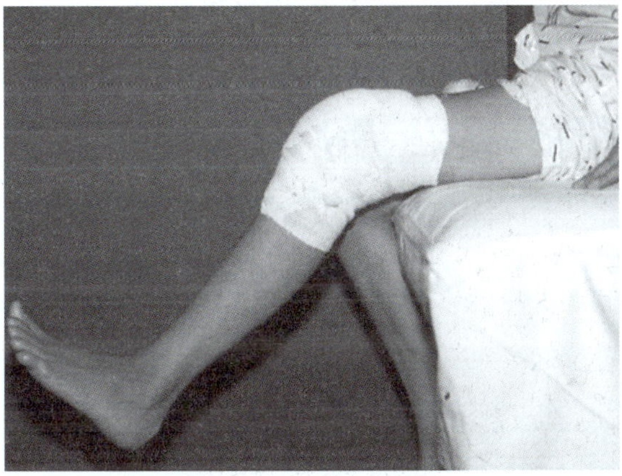

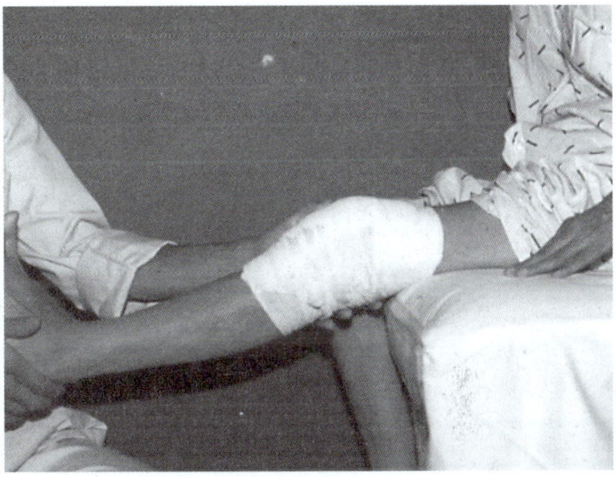

그림 11 TKA 수술 후 : 능동 폄의 곤란 a|b
a : 능동 폄 -50° b : 수동 폄 -15°

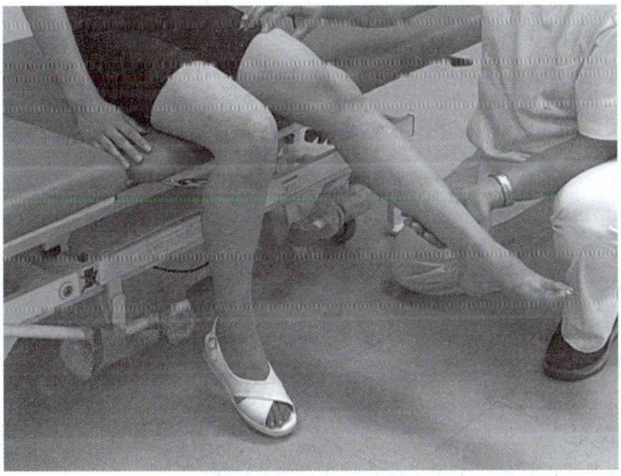

그림 12 TKA 수술 후 : 능동 폄의 곤란에 대한 능동 무릎 최대 폄 위치에서의 근육수축운동 Click *5-1*

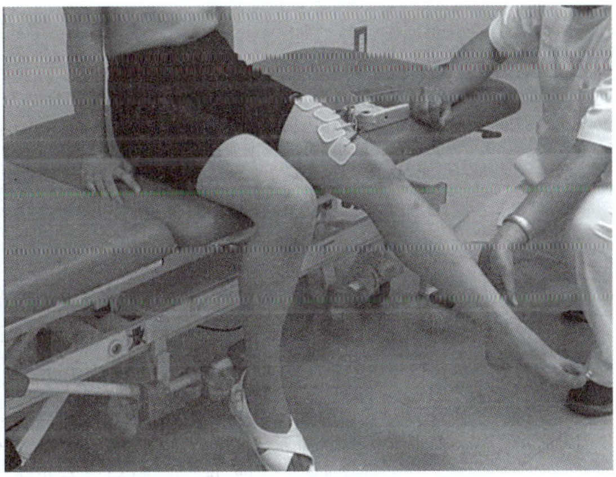

그림 13 전기자극요법을 병행한 넙다리네갈래근의 등척성 근육수축운동 Click *5-2*

어야 한다.

#### 4) 경사대에서의 선 자세 연습 (무릎의 폄 유지운동)

본 증상사례와 같이 양쪽 동시 TKA 사례에서는 무릎꺾임 방지를 위해 당초의 선 자세 연습은 경사대를 이용하는 일이 있다. 경사대에 의한 선 자세는 closed kinetic chain (CKC)의 상태이므로 무릎의 폄을 의식시킴으로써 다리의 뒷면근육군의 보상이 가해져, 폄을 유지하기 쉬워진다. 다만 보상운동이라는 것에 주의한다.

#### 5) 걷는 모습의 개선연습

선 자세 · 보행에서는 수술 전의 굽힘 자세가 습관화되어 있기 때문에 무릎의 완전 폄이 가능할지라도, 굽힘 자세가 되는 경우가 많다. 선 자세 · 보행 연습에서는 폄 자세를 충분히 의식시킨다. 또한 한쪽만의 수술의 경우, 반대쪽의 굽힘 구축의 영향을 받아 굽힘 구축의 재발 가능성이 있으므로 주의한다.

# A-2. 중증병형 (다관절 파괴형) : 인공엉덩관절전치환술 (THA) 후 사례

## 1 처방전 견본

처방전 견본을 **그림 14**에 나타냈다.

## 2 수술의 이해

THA에 대해서는 DVD "Click 수술의 이해 ②" 참조.

| |
|---|
| 1. 경과<br>• 수술 후 1주째~ 양쪽 동시 TKA 수술 후, 물리치료 시작, 지연 (variance)<br>3주째~ 보행기에 의한 병원 내 보행 자립, 다만 양 무릎 능동 폄의 곤란 30° 잔존<br>5주째~ 자택 퇴원, 외래통원에 의해서 물리치료 계속, 양 무릎 능동 폄의 곤란 20° 잔존<br>6개월 후 다시 입원하여 왼쪽 THA 시행<br>수술 후 3일, 재활실에서 수술 후 물리치료 재개 |
| 2. 목표 : 혼자걷기의 재획득, 양 무릎 능동 폄의 곤란 20°의 개선, 굽힘 자세에서의 걷는 모습의 개선 |
| 3. 처방내용 : THA 크리티컬 패스대로 양 무릎 능동 폄의 곤란 20°의 개선운동 |
| 4. 주의할 점 (리스크) : 특별히 없음 |

그림 14 처방전 견본 (THA의 계속 처방)

## 3 처방내용

### a. 질환의 이해

본 단원 A-1-3-a "질환의 이해" 참조.

### b. 크리티컬 패스의 활용 (제3장 "변형성 엉덩관절증" 참조)

엉덩관절에서는 최소침습수술 (MIS)의 도입에 의해서 크리티컬 패스의 기간단축증이다. 체내 흡수성 봉합사에 의한 피하봉합 사례에서는 실뽑기도 불필요하기 때문에 수술 후 1주에서 보행 자립하여 퇴원하는 것이 가능하다.

## 4 물리치료 상의 주의할 점

### a. 탈구 (제3장 C-6 "리스크 관리" 참조)

RA의 경우, THA 후에 특히 주의가 필요한 것은 탈구이다. 수술 후 엉덩관절 주위근육군의 근력저하가 현저한 경우가 많고, 동시에 다관절의 문제 때문에 탈구방지 동작이나 주의가 지켜지지 않는 경우가 있다. 특히 수술 후 수일 내의 침대 위에서의 몸 구르기 등의 체위변환 때에 탈구하는 일이 있으며, 이 경우는 엉덩관절 폄 + 가쪽돌림의 강제에 의한 앞쪽 탈구인 경우가 많다.

### b. 절구바닥에의 뼈 이식과 하중면제

RA의 엉덩관절 변형의 특징은 뼈머리가 중심성으로 절구 안에 함입하여가는 것이다. 심한 경우는 절구바닥이 골반을 빠져나갈 경우 (절구바닥 돌출)도 있을 수 있다. 이러한 환자에게 THA가 시행된 경우는 컵을 정상적인 위치에 설치하기 때문에 절구 윗부분에 많은 뼈 이식이 시행될 때가 있으며, 뼈 이식의 범위, 양에 따라서 수술 후 하중면제 기간이 필요한 증상사례가 있다.

### c. 넙다리뼈의 끌어내리기와 통증

또한, 넙다리뼈가 수 cm나 끌어내려지는 경우가 있고, 이러한 경우는 엉덩관절 주위근육이 신장되기 때문에 수술 후 신장통증이 심해지는 일이 있다. 신장통증, 통증에 의한 근력저하 등을 수반하므로 근육신장운동 (관절가동범위운동)은 통증을 지나치게 상화시키지 않도록 보통보다 보호적으로 시행할 필요가 있다. 또한 TKA 전에 THA가 시행된 경우, 엉덩관절의 운동치료 때에는 무릎관절에 통증이 나타나지 않도록 보호하면서, 엉덩관절의 단관절운동으로 하는 것이 필요하다 (제4장 "변형성 무릎관절증" 참조).

# A-3. 중증병형 (다관절 파괴형) : 인공발목관절전치환술 (TAA) 후 사례

## 1 처방전 견본

처방전 견본을 **그림 15**에 나타냈다.

## 2 처방내용 (그림 15)

### a. 질환의 이해

본 단원 A-1-3-a "질환의 이해" 참조.

### b. 크리티컬 패스의 활용 (그림 16)

인공발목관절전치환술 (total ankle arthroplasty : TAA)의 크리티컬 패스는 아직 거의 볼 수 없다. (인공)뼈 이식이나 인공관절 고정성의 문제로 신중하게 수술 후 물리치료를 진행시키고 있다. 하중면제기간이 장기화하는 증상사례도 있다. 빠른 사례에서는 수술 후 4주 경과에서 완전하중 혼자걷기 퇴원 사례가 있다.

| |
|---|
| 1. 병력 :<br>• 1년반 전 양쪽 동시 TKA 시행<br>1년 전 왼쪽THA 실시, 크리티컬 패스대로 물리치료를 실시하고 혼자걷기를 다시 획득하여 퇴원. 퇴원 전의 ADL 동작 확인에서, 계단 오르내리기를 시켰을 때에 계단을 내려오는 것이 곤란하다는 것 (**그림 17**)을 알아차린다. 서서히 오른쪽 발목관절의 하중 때의 통증이 강화, 계단 내려오기 동작의 어려운 정도가 증가하다.<br>이번에 TAA 목적으로 입원, 수술 실시 |
| 2. 목표 : 실용보행의 재획득, 계단 오르내리기가 가능해질 것 |
| 3. 처방내용 (크리티컬 패스는 없음) :<br>a. 수술 후 3주간은 BK 석고붕대 고정, 완전 하중면제, 수술부위 밖의 폐용방지운동<br>b. 4주째, 석고붕대 제거, 하중 선 자세, 보행기 보행 시작, 능동관절 가동범위운동<br>c. 6주에서 혼자걷기 퇴원 예정 |
| 4. 주의할 점 (리스크) : 특별히 없음 |

그림 15 처방전 견본 (TAA의 계속 처방)

| | |
|---|---|
| 수술 전일 | PT평가 (재활실시계획서 입력), 수술 후 예정의 설명 등 |
| 수술 후 BK 석고붕대 고정 2~3주 | 완전하중면제, 수술부위 밖 폐용방지운동 시작 |
| 2~3주 후 | 석고붕대 제거, 하중 선 자세 · 보행 시작 |
| 3~4주 후 | 관절가동범위운동 시작 (제한이 심한 예) |
| 4~5주 | 보행 자립으로 퇴원, 불가의 경우 전원 |

그림 16 TAA의 예정 (참고)과 물리치료

## 3 물리치료 상의 주의할 점

### a. 수술 전의 동작 장애

**그림** 17에서는 어느 쪽도 2족 1단에 의한 계단 내려가기 동작이지만, 좌우에서 방법이 다르다. 왼쪽 다리부터 계단을 내려가는 경우에는 옆으로 향한 계단 내려가기가 된다 (**그림** 17b). 엉덩이 · 무릎의 문제가 수술에 의해서 해결되어 평지보행이 자립해도, 약간의 층계차이의 내려가기 동작이 곤란한 일이 흔히 있다. 본 증상사례의 경우, 원인은 오른 발목관절의 하중통증, 구축 (등쪽굽힘 제한)이었다 (**그림** 18a).

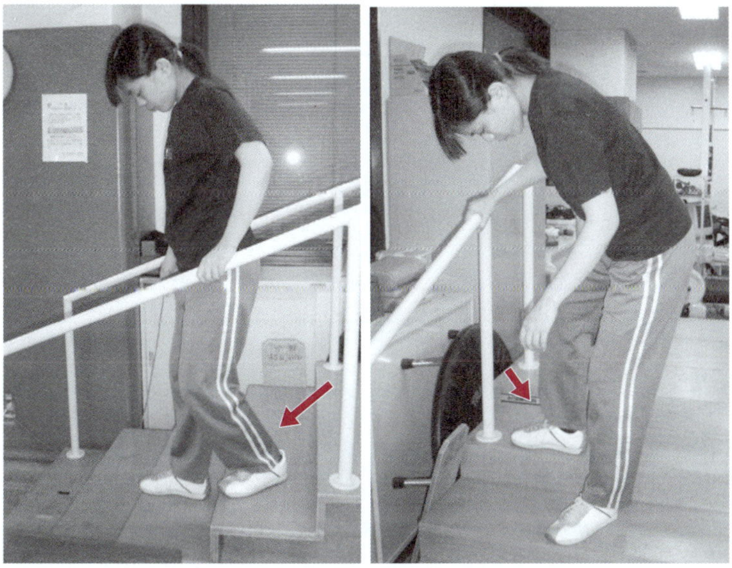

a | b

그림 17 계단 내려가기 동작
왼발로부터 계단을 내려가는 경우, 옆으로 향하게 된다.

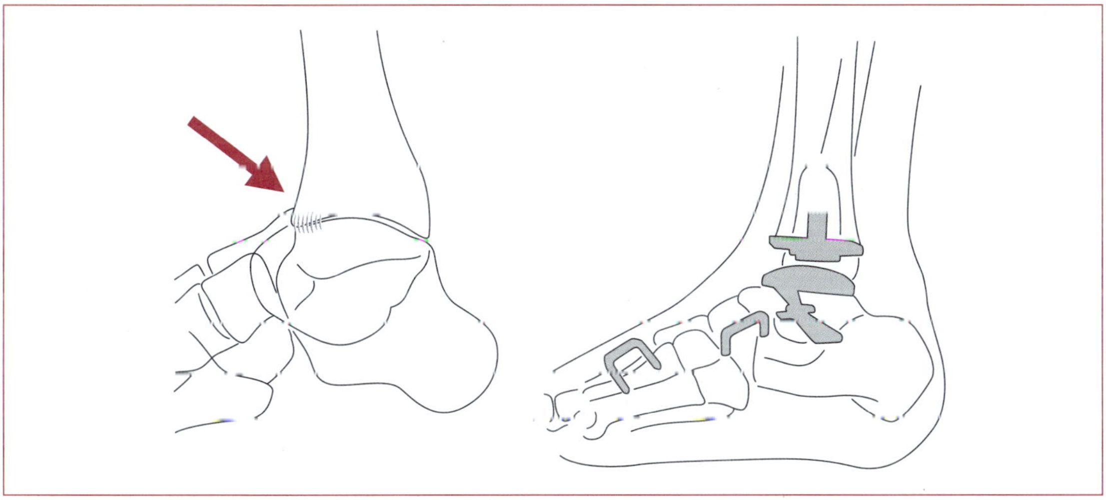

그림 18 TAA

a | b

RA에서는 다관절 이환이 많고 엉덩이 · 무릎의 수술이 우선되는 일이 많다. 발목관절이나 발의 문제에 대해서, 급성기 병원에서는 흔히 간과하는 경우가 있으므로 초기부터 주의한다.

### 메모 : 발 (중간 · 뒷발부분)의 수술사례

본 증상사례로부터는 벗어나지만, 수술 후의 하중면제가 필요한 관점에서부터 발의 수술 후 물리치료에 대해서도 여기에 언급한다.

RA의 발의 변형을 평가할 때에는 발을 뒷발부분 (목말뼈, 발꿈치뼈), 발허리부분 (발배뼈, 입방뼈, 쐐기뼈), 앞발부분 (발허리뼈에서부터 말초)으로 나눠서 생각하면 이해하기 쉽다 (**그림 19a**). RA에서 많은 변형은 발허리 · 뒷발부분에서는 외반편평족 (**그림 19b**)이다. 앞발부분에서는 외반무지, 갈퀴발가락변형 (claw toe), 망치발가락 (hammer toe)이다. 발허리 · 뒷발부분의 수술은 안쪽 세로아치를 재형성하기 때문에 발목뼈의 골절 교정 후 스테이플이나 K-wire로 고정이 이루어진다 (**그림 19c**). 발허리 · 뒷발부분은 보행할 때, 전체체중이 걸리는 부위이기 때문에, 뼈의 유합이 얻어지기까지 하중면제기간이 가장 장기화한다 (수술 후 약 2~3개월).

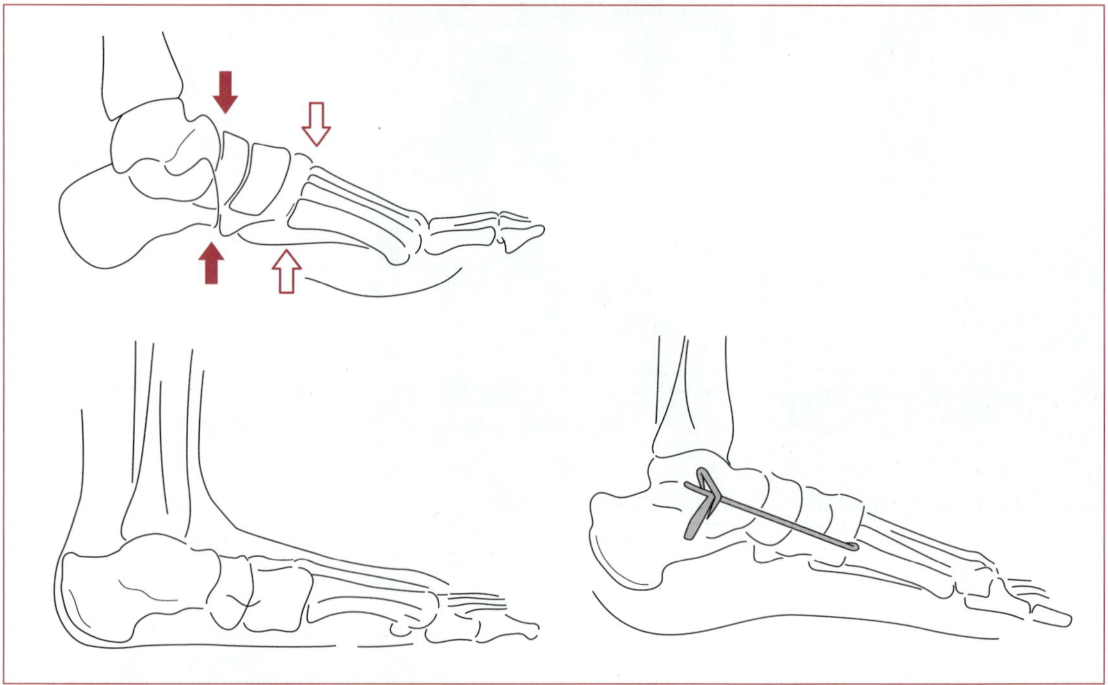

그림 19 발의 수술 (발허리 · 뒷발부분)
a : 건강한 발 b : 외반편평족 c : 3관절 고정술

a | b | c

## b. 하중면제기간 중의 물리치료 (발목관절 발허리 · 뒷발부분의 수술 후)

### 1) 하중면제기간 중의 양 다리근육군의 폐용위축의 방지운동

고무벨트에 의한 양 다리근육군에 대한 저항운동을 시행한다. 인접관절의 통증을 수반하는 것 같은 경우는 도수에 의한 능동 · 저항운동으로 전환한다.

### 2) 선 자세 · 보행연습

한쪽 다리의 하중면제가 필요하게 되면, RA의 경우는 하중면제 선 자세 · 보행은 곤란한 (거의 불가능) 일이 많다. 그 이유는 양 팔과 반대쪽 다리의 관절파괴, 통증 등에 의해서 하중기능이 불충분한 일이 많기 때문이다 (다관절 이환). 손목관절 · 손가락의 통증 · 변형은 반드시 발생하기 때문에 손바닥에 의한 체중지지는 거의 불가능하다. 따라서 평행봉, 목발 등에 의한 선 자세 · 보행연습은 피한다. 가능하더라도, 손목관절의 염증을 조장하고 파괴가 진전될 우려가 있기 때문에 주의가 필요하다. 아래팔로 지지하는 보행차에 의한 선 자세 · 보행연습은 손목관절, 손가락에 대한 체중부하를 경감할 수 있다 (**그림 20**, Click *5-3*).

### 3) 옮겨타기 동작에 있어서의 주의할 점

하중면제기간 중에는 어떻게든 양 팔로 체중을 지지하여 잡고 일어설 수 있어도, 반대쪽 다리만으로는 방향전환 조차 곤란한 경우가 많다. 따라서 (병동에서의) 옮겨타기 동작에서도 인적인 보조가 필요하다. 보조내용에 대해서 간호사와 긴밀한 연락을 갖도록 한다 (**그림 21**, Click *5-4*). 무리한 옮겨타기 동작의 반복은 양팔, 반대쪽 다리의 관절증상을 악화시키는 것으로 연결된다.

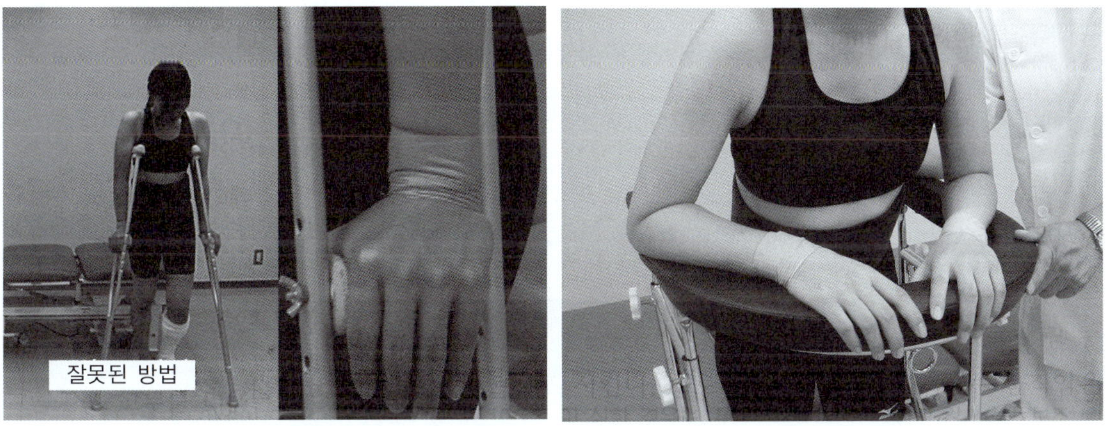


그림 20 발허리 · 뒷발부분의 수술 후의 극히 가벼운 부분하중에 의한 선 자세 · 보행연습 a|b
Click *5-3*

a : 목발 : 손목관절 · 손가락에 대한 부담이 크다. b : 아래팔로 지지하는 보행차 : 부담경감

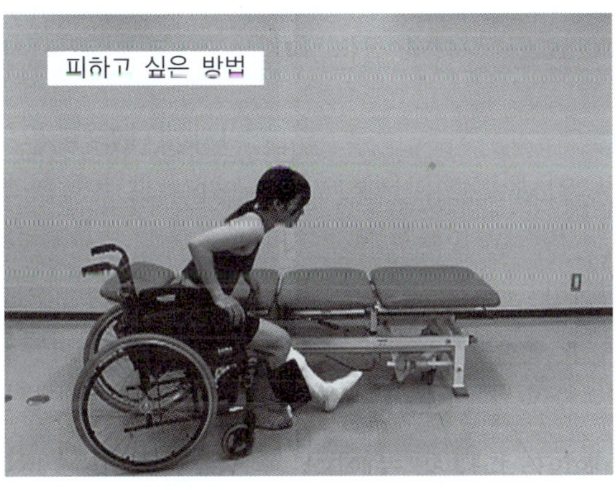


그림 21 발허리 · 뒷발부분의 수술 후의 하중면제기간 중의 옮겨타기 동작 보조방법 Click *5-4*

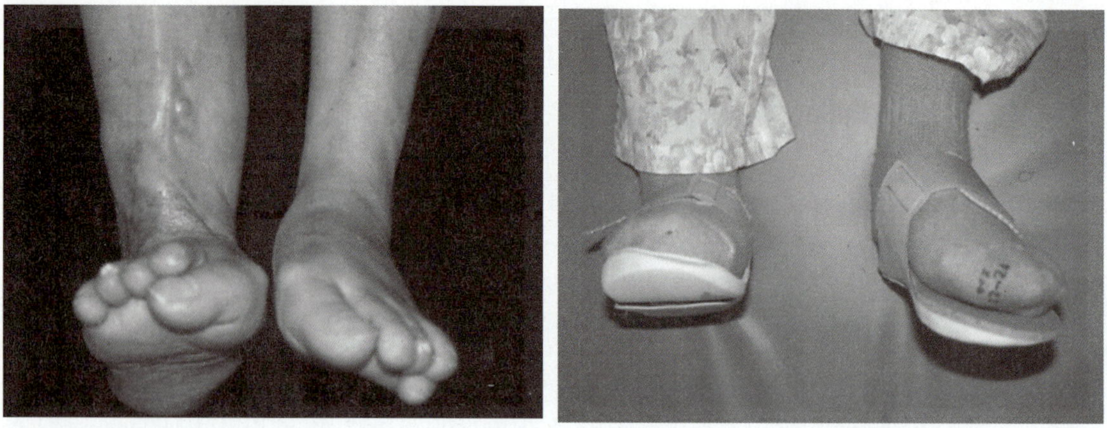

그림 22 발의 변형 (a)과 발바닥 삽입판 (b) a|b

#### 4) 발바닥 삽입판

발의 변형에 대해서는 수술이 시행될 때까지는 발바닥 삽입판이 흔히 처방된다. 발의 염증, 변형의 초기이고 아직 교정이 가능한 시기에서는 정상적인 정렬 (alignment)로 교정 · 유지하기 위해 딱딱한 arch support 등이 흔히 처방된다. **그림 22a**는 변형이 완성되고 발목관절도 강직으로 되어 있는 환자인데, 이러한 경우에는 변형을 교정하는 것이 아니라 현 상황의 변형을 유지하고 편평한 발바닥면을 만들기 위해 발바닥 삽입판의 적합을 시킨다 (**그림 22b**). 이것에 의해서 통증이 적은 안정된 선 자세 · 보행을 얻는 것이 가능해진다.

#### 5) 신발형 장구

발바닥 삽입판 만으로 변형을 교정, 유지할 수 없을 때는 신발형 장구가 동시에 처방된다. 발허리 · 뒷발부분에서의 외반변형을 지지하려면 발바닥 삽입판 만으로는 불충분하여, **그림 23**과 같은 안쪽 옆면의 가죽부분을 견고한 신발형 장구와 맞춰서 사용하는 것이 필요하다. 다만, 신별형 장구는 무겁다, 형태가 나쁘다, 착탈이 곤란하다 등의 이유 때문에 RA 환자로부터 경원되기 쉬우므로 처방을 내릴 때는 외관이나 착탈의 용이성, 실용성에도 배려할 필요가 있다 (작성 후 바로 두지 않도록 한다).

**메모 : 앞발부분의 수술과 물리치료**

앞발부분의 수술은 엄지발가락의 발허리발가락 (MTP)관절의 고정술과 발허리뼈의 절제술이 있다. 전체 발가락에 K-wire 고정이 이루어진다 (**그림 24a**). 발허리 · 뒷발부분의 수술 후에 대해서, 앞발부분에서는 하중면제기간이 필요가 없고 석고붕대로 고정하는 경우에도, 석고붕대 내 뒷발부분에 고무 뒤꿈치 (rubber heel) (**그림 24b**)를 설치하여 앞발부분에 하중이 가해지지 않도록 하여 선 자세 · 보행이 가능하다. 다만 반대쪽 다리의 높이보정이 필요하고 균형이 나빠지므로, 당초는 보행차 보행이 바람직하다. 또한 K-wire를 찔러 넣은 발가락끝을 보호한다는 관점에서도 보행차가 좋다. 수술 후 조기에 발바닥 삽입판 (뒷발부분 하중용)의 본을 뜨고, 착용 (1~2주일 완성)할 수 있으면 바로 하중보행도 가능하다.

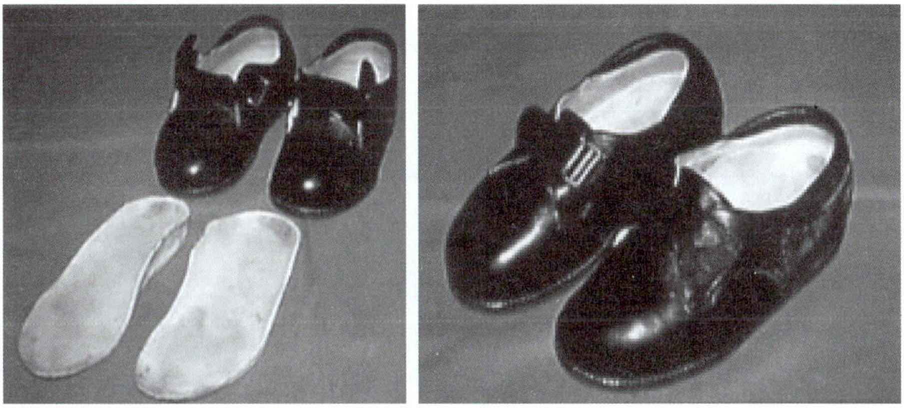

그림 23 신발형 장구

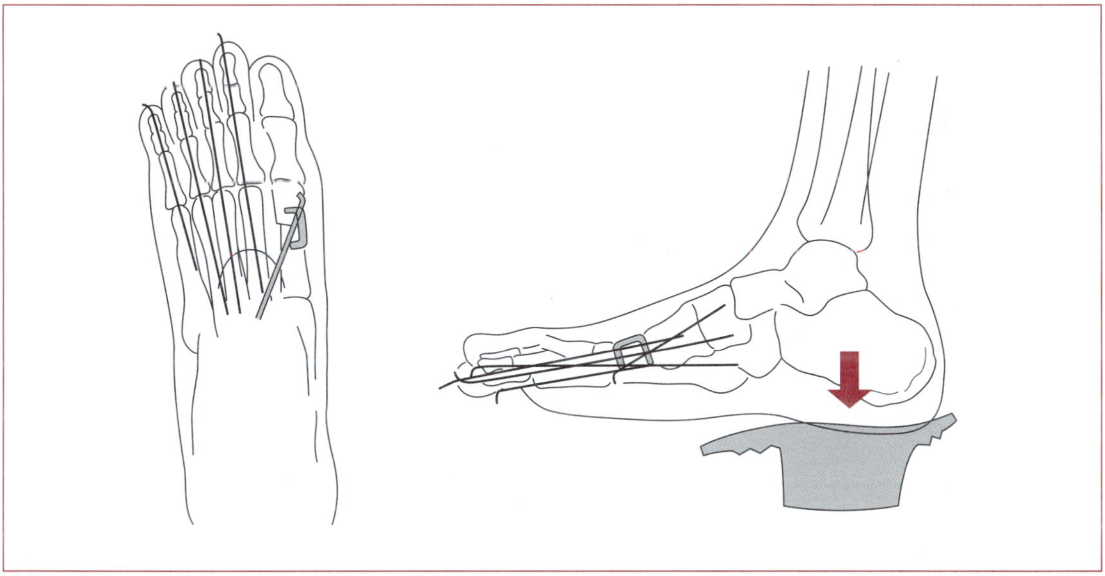

그림 24 앞발부분의 수술 a|b

## A-4. 중증병형 (다관절 파괴형) : 인공어깨관절전치환술 (TSA) 후 사례

### 1 처방전 견본

처방전 견본을 **그림 25**에 나타냈다.

## 2 처방내용 (그림 25)

### a. 질환의 이해

본 단원 A-1-3-a "질환의 이해" 참조.

### b. 크리티컬 패스의 활용 (그림 26)

인공어깨관절전치환술 (total shoulder arthroplasty : TSA)에서는 어깨 앞쪽 진입 방법으로 관절 내에 도달하기 때문에, 어깨밑근 (견갑하근)을 일시 절단 분리하여 인공관절을 설치한 후 봉합한다 (**그림 27**). 이 때문에 수술 직후부터의 어깨관절운동에서는 절단 분리 후 봉합된 어깨밑근을 보호하기 위해 능동 안쪽돌림 (강한 근육수축)의 금지, 어깨 (first position)에서의 수동 가쪽돌림 0° 까지 제한 (근육의 신장 방지)이 가해진다 (**그림 26**). 3주 이후, 일반적인 물리치료는 제8장 "어깨관절 주위염", 제1장-A "위팔뼈 근위끝 골절"을 참조할 것. 급성기 병원에서는 보통 외래에서 대응이 되는 경우가 많다.

| |
|---|
| 1. 병력 :<br>• 2년반 전 : 양쪽 동시 TKA 시행<br>2년 전 : 왼쪽 THA 시행<br>1년 전 : TAA 시행<br>이번에 : 어깨관절 파괴의 진행에 따라, 통증의 악화, 운동기능의 저하에 의해서 TSA 목적으로 입원하게 됨 |
| 2. 목표 : 수술 전의 어깨관절 기능수준의 재획득 |
| 3. 처방내용 : TSA 후의 크리티컬 패스에 따른다. |
| 4. 주의할 점 (리스크) : 특별히 없음 |

그림 25 처방전 견본 (TSA의 계속 처방)

| | |
|---|---|
| 수술 전일 | 물리치료 평가 (재활실시계획서 입력), 수술 후 예정의 설명 등 |
| 수술 후 당일 (1일째) | 침대 안정에서부터 개취업 (Gatch up)까지 |
| 2일째 | 배출관 (drain) 제거, 삼각건 고정, 금기자세의 설명, 앉은 자세 · 보행 허가 |
| 3일째 | 물리치료 · 재활실로, 팔꿈치 이하의 관절 능동운동, 어깨의 Codman 체조 시작, 팔이음뼈의 능동 · 수동운동 허가 |
| 수술 후 1주일 경과 | 어깨관절의 능동보조 · 수동운동 시작 (다만 능동 안쪽돌림 금지, 수동 가쪽돌림 0° 이상 금지) |
| 2주째 이후 | 실뽑기, 운동 후의 열감 · 부어오름에는 아이스 팩 등을 병행, 삼각건 제거 |
| 3주째 이후 | 특별히 제한이 없고 운동치료 허가, 자기신장운동, 저항운동 등 자주 운동 지도<br>퇴원 (또는 전원) |

그림 26 TSA의 크리티컬 패스와 물리치료

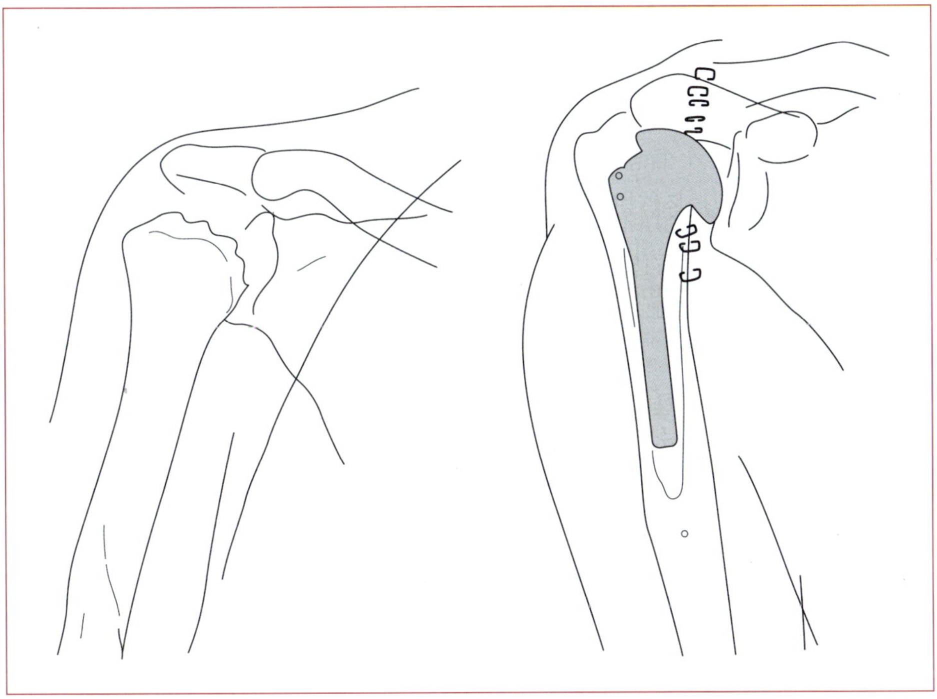

그림 27 TSA

# B. 중증병형 (절단형) : 목뼈의 수술사례

## 1 처방전 견본

처방전 견본을 **그림 28**에 나타냈다.

## 2 처방내용

### a. 질환 · 증상의 이해 (이 단원 A-1-3-a "질환의 이해" 참조)

본 증상사례는 관절파괴의 진행정도에서부터 보면 최중증의 형태라 할 수 있다(**그림 2, 3** 참조). 인대의 변성에 의한 느슨해짐에 기인하는 관절의 불안정성, 고도의 골다공증에 의한 뼈의 압궤가 계속 진행된다. 이른바 절단 (mutilans)형의 관절파괴가 특징이다. 이러한 증상사례에는 경과에 기재되어 있는 대로, 비교적 단기간에 다수의 수술이 시행되는 경우가 있다. 물리치료는 각 수술의 전후에서 단기간일지라도, 가능한 한도의 것을 시행한다. 본 증상사례에서의 주된 문제는 ① 척수병증에 의한 부전운동마비, ② 발목관절 고정술에 수반하는 하중면제, ③ 골다공증에 의한 골절하기 쉬움(뼈의 취약성)이다.

### b. 크리티컬 패스의 활용

크리티컬 패스는 제10장 "목척추굳음증 (경추증)성 척수병증 · 목-어깨-팔 증후군" 참조. 다만 본 증상사례와 같은 최중증의 형태는 크리티컬 패스의 제외가 되는 경우가 많다.

## 3 물리치료의 실제

### a. 수술 전 환자에서의 동작상의 주의할 점

수술 전 환자에서의 주의 : 고리중쇠관절 앞쪽 불완전 탈구, 동요성이 있는 환자에서는 일어나기 동작 등에 주의가 필요하다 (**그림** 29, *Click 5-5*). 반동을 사용한 일어나기 동작은 목뼈의 급격한 앞굽힘운동을 일으켜 고리중쇠관절 앞쪽 불완전 탈구를 조장할 우려가 있기 때문에 금지한다. 옆으로 누운 자세로부터의 일어나기 동작 (제10장 " 목척추굳음증성 척수병증 · 목-어깨-팔 증후군" 참조). 팔에 의한 체

| 1. 성명 : | 3. 연령 : 61세 | 2. 성별 : 여성 | 4. 키 · 체중 : 150㎝ · 44㎏ |
|---|---|---|---|
| 5. 진단명 : RA (stage Ⅳ, class 4, 중증병형), 목뼈 고정술 부위의 이완, 오른쪽 발목관절고정 부위의 골절 | | | |
| 6. 장애명 : 척수증, 양 다리의 MMT 3~4 레벨, 오른쪽 발목관절 골절부위 뼈접합술 후 | | | |
| 7. 합병증 : 난청, 백내장 | | | |
| 8. 수술명 : 이제까지 매우 다수 있었음 (아래의 병력과 같다) | | | |
| 9. 병력 :<br>• 0년 발병<br>• 3년 $C_0$~$C_2$ 후방고정술, 엄지발가락가쪽휨증 (무지외반증), 손목관절 성형술 (다른 병원)<br>• 4년 오른쪽 손가락 수술, 오른쪽 발목관절 고정, 양쪽 TKA<br>• 7년 $C_3$~$C_6$ 앞쪽 고정술<br>• 8년 양쪽 THA, 오른쪽 TAA, 왼손 스완슨 임플란트 삽입<br>• 9년 $C_7$의 신경증상 출현, 이식뼈 융합에 의해서 할로 베스트 (halo vest) 고정으로<br>• 10년 1개월 전입원 (수술 전 평가, 이후, 각 수술 후에 단기적 물리치료), X선 사진으로부터 골반골절 자연치유 영상의 확인<br>2개월 $C_0$~$Th_4$ 뒤쪽 고정술, $C_3$~$Th_1$ 척추뼈고리 (추궁) 성형술<br>3개월 오른쪽 무릎 인공관절의 스페이서 교체, 오른쪽 발목관절 고정술<br>6개월 $L_2$ 압박골절 발견<br>7개월 오른쪽 TEA, 오른쪽 발목관절 재고정술<br>8개월 $Th_{7,8}$에 압박골절 새로이 확인 | | | |
| 10. 목표 : 앉은 자세유지의 안정화 및 옮겨타기 때의 선 자세유지 · 보조량의 경감 | | | |
| 11. 처방내용 : 오른쪽 발목관절 하중면제를 위한 PTB 하중면제 장구를 착용하고 경사대에서의 선 자세 연습 · 전신 조정, 다리의 근력유지 · 강화운동, 휠체어에의 옮겨타기 보조연습 | | | |
| 12. 주의할 점(리스크) : 뼈의 취약성, 척추 압박골절 있음, 골절에 주의 | | | |

그림 28 처방전 견본 [중증병형(절단형) 환자]

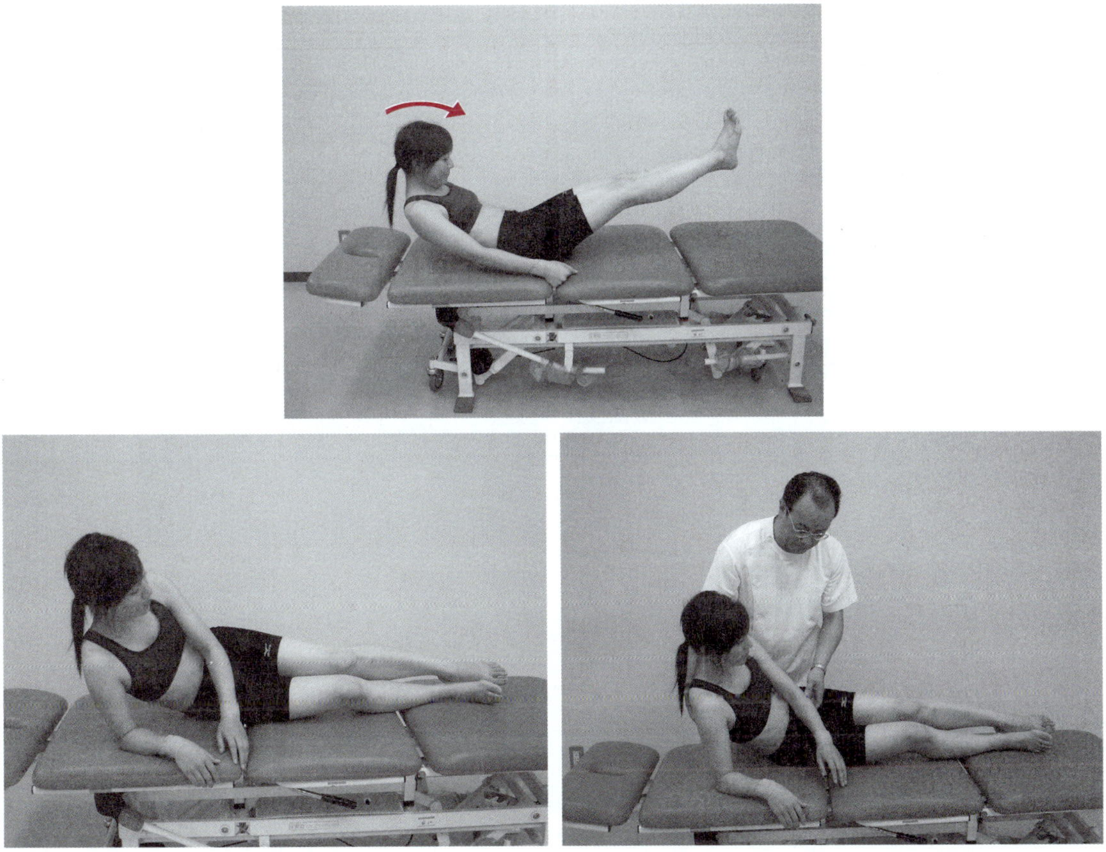

그림 29 고리중쇠관절 앞쪽 불완전 탈구가 있는 목뼈 수술 전 환자의 일어나기 동작 Click 5-5 a/b
a. 피하고 싶은 방법 b : 안전한 방법

중지지가 곤란한 경우는 보조를 필요로 한다. 자택에서는 가급적 전동 개취업 기능이 부착된 침대를 이용할 것을 권장한다. 또한 뒤쪽으로의 넘어지는 것에 의해서 뒤통수를 타박하는 것은 가장 위험하며 넘어짐 예방의 지도를 충분히 시행한다. 돌연사가 있을 수 있는 부위이다.

### b. 수술 후 물리치료

수술에 의해서 견고한 내고정 (**그림** 30)이 얻어져 있다면, 조기의 기상과 선 자세 · 보행 연습으로 진행시킨다 (다만 시작 시기는 수술 내용, 환자의 상태, 주치의의 판단에 따라서 다르다)[5]. 일반적으로 특별히 안정의 필요가 없으면, 창상부위 배출관의 제거 후 (수술 후 1주일 이내)부터 선 자세로 진행시킨다. 조기의 기상은 호흡장애를 비롯한 합병증 (2차 장애)의 예방을 위해 중요하다. 수술 전후에서는 척수병증, 신경뿌리증상 등 신경증상의 유무와 증감을, 환자의 호소를 비롯하여 평가하면서 물리치료를 진행시킨다. 신경증상의 악화가 있는 경우에는 바로 주치의에게 보고한다.

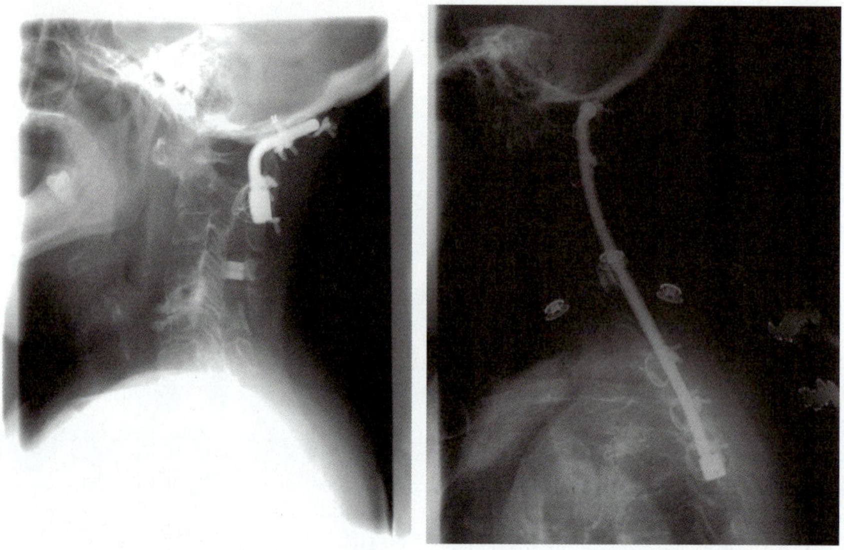

a | b

그림 30 목뼈 고정술
a : 뒤통수뼈~제2목뼈의 고정술
b : 목뼈 뒤쪽 고정술

#### 1) 선 자세 연습

수술 전후 모두 운동마비, 감각장애 (척수증상, 신경뿌리증상)가 있고, 양 다리의 체중지지성이 불충분한 경우는 경사대에 의한 선 자세 연습부터 시작한다 (**그림 31a**). 또한 본 증상사례와 같이 절단 (mutilans)형의 경우는 양 팔이음뼈 (상지대)의 각 관절에도 중증의 관절파괴를 수반하고 있는 일이 많아, 양 팔에 의한 체중지지도 곤란하다. 이것에 더하여 본 증상사례에는 오른쪽 다리의 하중면제가 필요하기 때문에 경사대에서의 선 자세 · 전신 조정부터 시작한다.

#### 2) 넘어짐 방지

오른쪽 발목관절에 대한 하중 시작의 허가 및 양 다리의 근력개선에 수반하여, 보행차에 의한 선 자세 연습으로 옮겨간 장면이다 (**그림 31b**). 다만 척수병증에 의한 운동마비는 본질적으로 계속되고 있으므로, 급격한 무릎꺾임의 위험성에 대비하여, 허리벨트는 필수적이다. 허리벨트가 훌렁 벗겨지는 것을 방지하기 위해 등산용의 하니스를 대용하고 있다. 등산용 하니스는 볼기부분 (궁둥뼈부분에 의한 지지) 지지가 가능하므로, 허리벨트에 의한 강한 배 (복부)의 압박이나 훌렁 벗겨짐을 방지할 수 있는 이점이 있다.

#### 3) 일어서기 동작 연습

목뼈 장구 (목뼈의 수술 전후 포함)를 장착하면, 머리-목-상부몸통의 고정에 의해서 서고 앉기 동작 때에 몸통의 앞굽힘을 수반하는 윗몸의 앞쪽 이동거리가 커져

버린다. 운동마비, 감각장애의 정도에 따라 영향을 받으므로 충분히 주의한다. 중력 중심 이동감각을 재학습하기 위해, 안전을 확보한 다음에 연습을 시행한다 (**그림 32**). 이에 더해서 양 다리관절에 관절파괴가 있으면 일어서기 동작을 보다 어렵게 한다.

이 밖에 일반적인 목뼈 수술 전후의 물리치료의 상세에 대해서는 제10장 "목척추굳음증성 척수병증 · 목-어깨-팔 증후군"을 참조할 것.

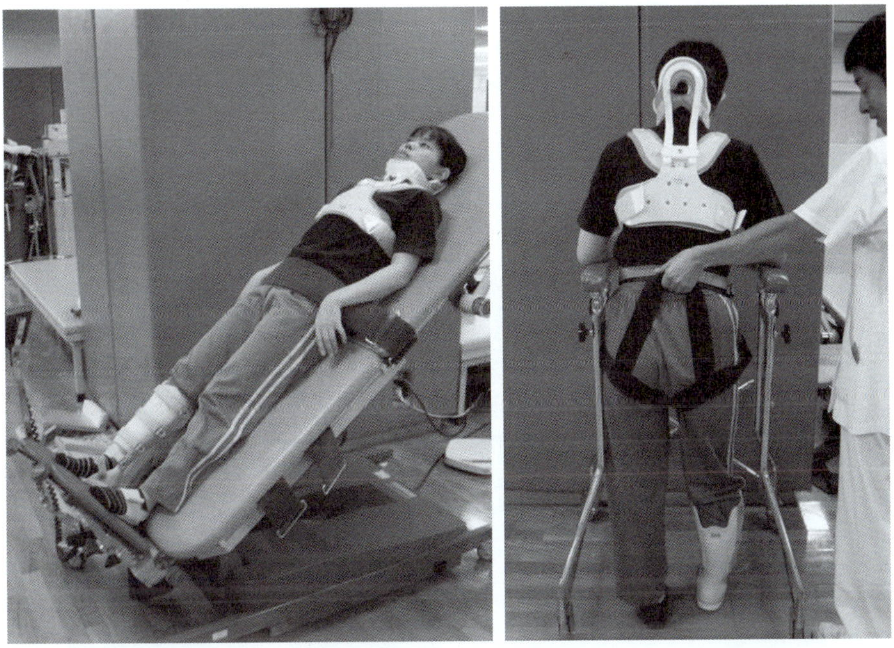

그림 31 목뼈 고정술 후의 물리치료 a|b

a : 운동마비가 있는 경우는 무리하지 않고 경사대의 이용도 고려한다.
b : 넘어짐 방지용 벨트 (등산용 하니스의 대용)

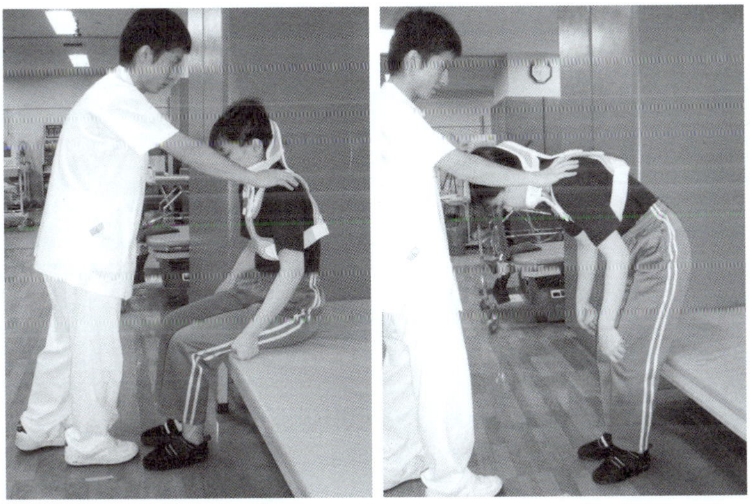

그림 32 일어서기 동작연습

#### 4) 발목관절 고정술 후

수술은 판으로 고정되는 방법, 골수 내 못을 사용하는 방법 등이 있다 (**그림 33**). 발목관절부분에 뼈 이식이 이루어지므로 수술 후는 뼈의 유합이 얻어질 때까지 하중면제 기간이 필요하다. 고정술의 방법에 따라서 하중면제기간이 다르다 (하중면제 기간 중의 물리치료에 대해서는 앞에서 언급한 것을 참조).

#### 5) PTB식 하중면제용 장구

하중면제 기간이 장기화하는 경우, 조기에 선 자세 · 보행으로 진행시키기 위해 하중면제 장구가 처방되는 경우가 있다. **그림 34**의 장구는 PTB식 하중면제 장구에 넙다리집 (대퇴초)을 부착한 것으로 금속지주에서부터 등자 (stirrups)를 발바닥에 돌리고 완전하중면제 형태로 한 장구이다. 부분하중으로의 이행에서 넙다리집을 제

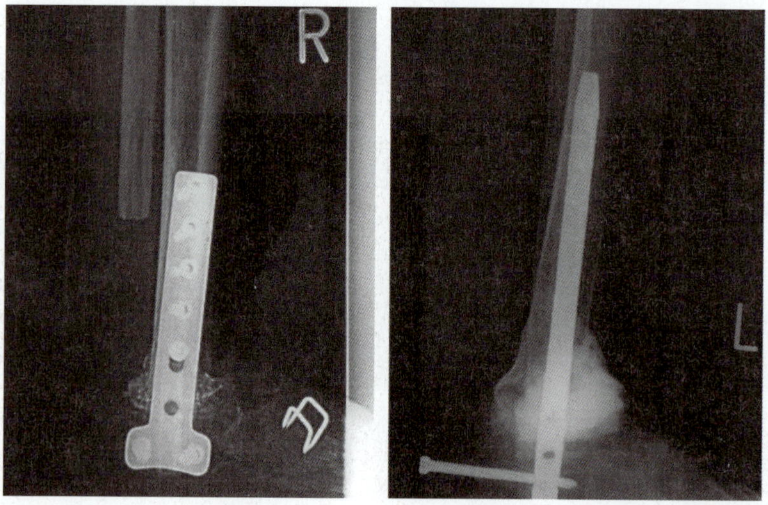

그림 33 발목관절 고정술

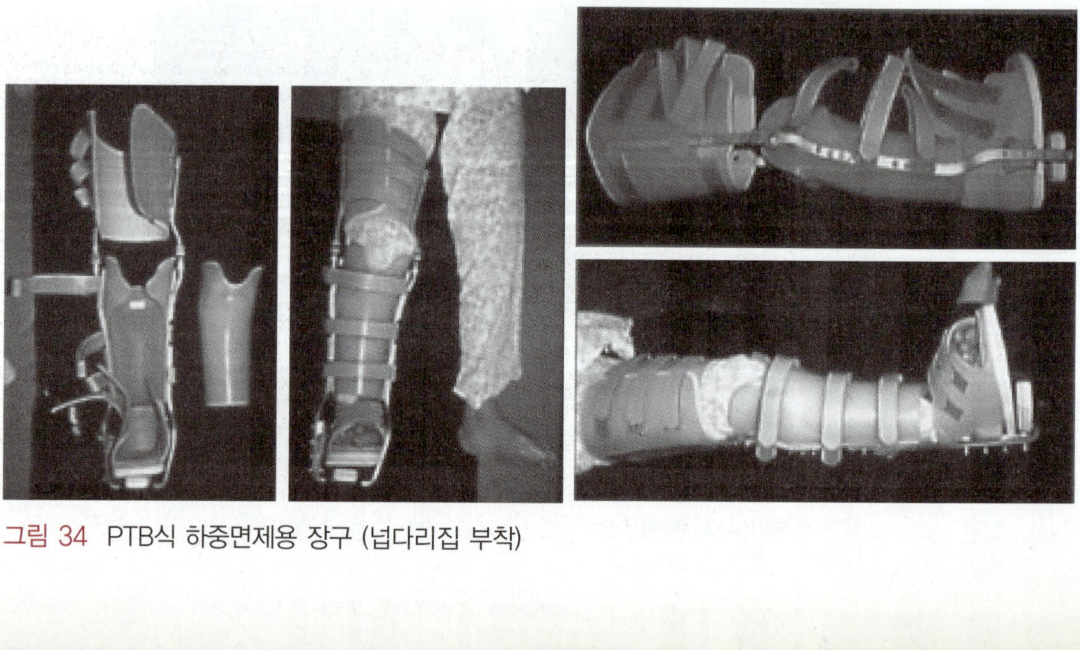

그림 34 PTB식 하중면제용 장구 (넙다리집 부착)

거하거나 발이 가라앉는 양을 조절할 수 있다. 다만 본 장구는 어디까지나 연습용의 장구이며 중량, 착탈의 어려움 때문에 RA 환자로서는 실용적인 것은 아니다.

### 6) 인공팔꿉관절전치환술 (TEA) 후의 물리치료

중증의 증상사례에서는 **그림 35a**와 같이 위팔뼈 원위끝의 도르래부분이 뼈의 파괴 · 흡수되어 Y자형으로 되어 있는 경우가 있다. **그림 35b**에 인공팔꿉관절을 나타냈다. **그림 36**은 인공팔꿉관절전치환술 (total elbow arthroplasty : TEA) 후의 크리

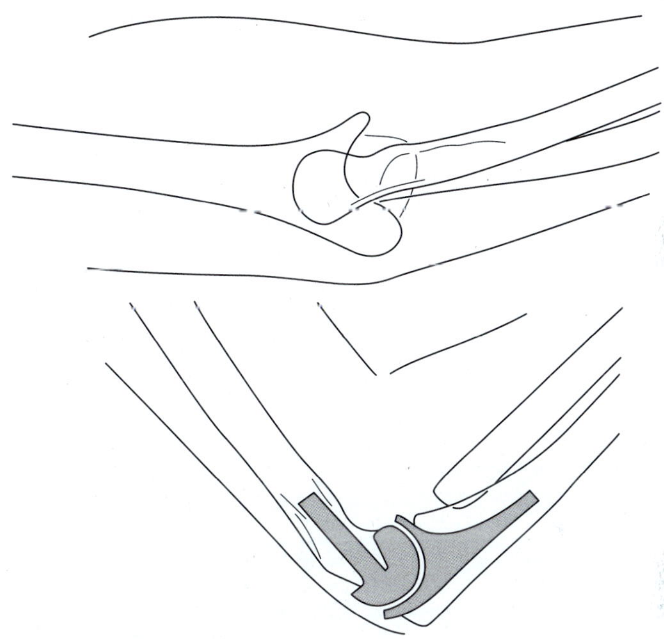

그림 35 TEA (a/b)

| 수술 전일 | 물리치료 평가 (재활실시계획서 입력), 수술 후 예정의 설명 등 |
|---|---|
| 수술 후 당일 (1일째) | 깁스 샬레 90° 고정, 침대에 앉은 자세 |
| 2일째 | 삼각건을 고정하고 선 자세 보행을 허용 |
| 3일째 | 배출관의 제거, 물리치료 · 재활실로 |
| 4일째 | 물리치료 중에만 깁스 샬레의 제거를 허용, 굽힘 90°까지의 능동운동, 폄이 가능한 범위까지의 수동운동, 엎침/뒤침 자유 |
| 수술 후 2주일 경과 | 실뽑기 |
| 3주일 경과 | 깁스 샬레 제거, 굽힘 90° 이상 허용, 능동 폄운동 허용, 얼굴에 도달하는 범위 (reach)를 가능케 하기 위해 굽힘운동을 중심으로 진행시킨다. |
| 3주째 이후 | 퇴원 (또는 전원) |

그림 36 TEA의 크리티컬 패스와 물리치료

티컬 패스이다. TEA에서는 임플란트 (implant) 설치 때에 팔꿈치머리의 세갈래근 (삼두근) 부착부분을 박리 · 형성하고 세갈래근힘줄의 보강 · 봉합이 시행되기 때문에 수술 후 조기의 굽힘 각도를 90° 까지 제한하고 있다. 동시에 세갈래근의 과도한 근육수축을 억제하기 위해 능동 폄 운동도 금지하고 있다. 또한 자신경 (척골신경)의 앞쪽 이행술 (transfer)이 병행되는 일이 많기 때문에 신경이 신장되는 팔꿈치의 폄보다도 얼굴이나 머리에의 손의 미치는 범위 (reach)를 우선하여 굽힘 가동범위의 개선을 중심으로 운동치료를 진행시킨다. 또한 뼈겉질 (골피질)이 적은 골다공증의 영향이 큰 경우는, 예정일정이 지연 (variance)되는 경우가 있다. 능동운동이 허용된 단계에서 조기부터 작업치료도 병행한다.

### 7) RA에 수반하는 골다공증과 물리치료 상의 주의할 점

본 증상사례에서는 **그림 37**과 같이 입원할 때에 골반골절이 발견되었다. 명백한 원인이 없이 약한 생리적 부하만으로 골반골절이 일어난 것이라 추측된다. 또한 입원 후에는 명백한 자각이 없는 상황에서 제2허리뼈 (요추) 압박골절, 제2 · 8등뼈 (흉추)에도 척추압박골절을 발병하고 있다 (**그림 28** 참조). RA에 수반하는 골다공증에 의한 골절을 조사한 보고[7]로부터 이들의 골절의 특징은 ① 골절부위가 여러 부위, 여러 갈래에 걸치고 긴뼈 (장관골) · 골반이나 모든 관절주위에 일어날 수 있

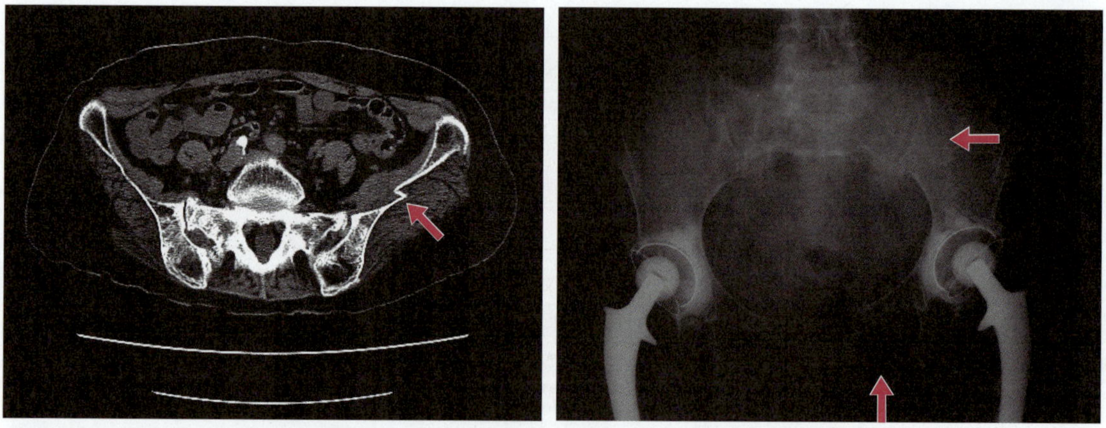

그림 37 골반골절, 두덩뼈아래가지 (치골하지) 골절 사례 a|b
a : (CT) : 왼쪽 엉덩뼈날개 (장골익)의 골절 b : 두덩뼈아래가지의 골절, 자연치유

**표 1 RA에 수반하는 골다공증에 관여하는 인자 (표본에 따름)**

| |
|---|
| 1. 질환의 중증도 (병의 유형) |
| 2. 이병기간 |
| 3. 연령 (고령) |
| 4. 폐경 |
| 5. 운동기능 저하 (특히, 보행기능 저하) |
| 6. 스테로이드의 투여 |

다. ② 분명한 계기 (외상)가 없다. ③ 매우 경미한 외력 (생리적 외력)으로 발생하고 있다고 생각된다.

**표 1**은 RA에 수반하는 2차성의 골다공증에 관여하는 인자에 대해서 나타내고 있다[6]. 이와 같은 조건이 갖춰져 있는 증상사례에서는 뼈의 취약성에 의한 골절의 가능성이 높기 때문에 물리치료 중의 보조방법에도 충분한 배려가 필요하다.

예컨대, 2명의 보조에 의한 침대에의 옮겨타기 때 겨드랑이에서부터 보조하고 있는 보조자의 손은 넓게 (**그림 38**, *Click 5-6*) 벌리고, 동시에 가슴을 환자의 등에 밀착시킨다. 또는 허리벨트나 바지를 잡는 등 일부분에 강한 외력이 가해지지 않도록 배려한다 (**그림 39**, *Click 5-7*). 보통의 보조방법처럼 환자의 아래팔부분을 잡거나 반동을 이용하지 않고, 천천히 여유를 갖고 옮겨 타게 한다. 이 경우는 갈비뼈 골절이나 급격한 앉은 자세에 의한 척추 압박골절을 방지하는 배려가 이루어지고 있다. 다만 보조자의 충분한 역량이 필요하며, 보조자에 대한 부담은 커지지 않을 수 없다. 역량적으로 곤란하다고 생각할 때는 보조자를 증원한다. 또는 리프터(lifter) 등 옮겨타기 보조기구를 사용하는 등을 하여 신중하게 시행하는 것이 좋다.

## 4 퇴원할 때의 주의할 점

RA에서도 본 증상사례와 같은 최중증 형태의 환자가 재가요양으로 옮겨갈 때에는 특히, 척수병증(목뼈 고정술 후), 골다공증 (뼈의 취약성에 의한 골절의 가능성)에 관해서 앞에서 언급한 것과 마찬가지의 주의할 점을 충분히 가족에게 설명 · 지도하는 것이 중요하다. 또한 방문간호 · 재활 등의 집에서 관리를 계속 유지할 수 있는지를 확인한 후에 퇴원하는 것이 바람직하다.

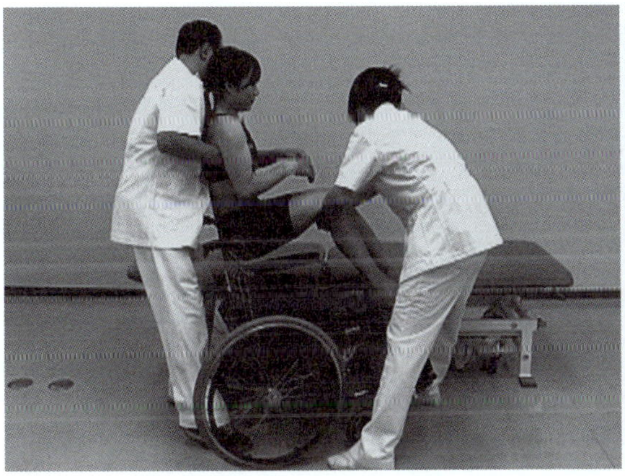

그림 38 완전보조에 의한 옮겨타기 방법의 고안 (1) 겨드랑이에서부터 보조 *Click 5-6*

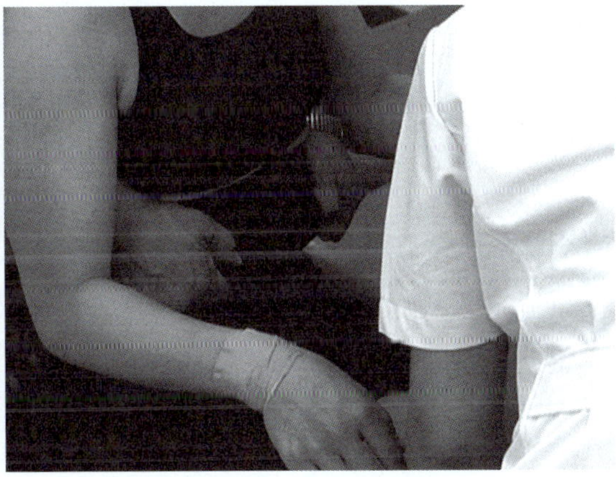

그림 39 완전보조에 의한 옮겨타기 방법의 고안 (2) : 허리벨트에 의한 보조 *Click 5-7*

## 문헌

1) 鳥巣岳彦：関節リウマチとその類縁疾患．標準整形外科学，第 8 版，石井清一，平澤泰介(監)，医学書院，pp187 - 199，2002
2) 越智隆弘ほか（編）：関節リウマチの診療マニュアル（改訂版）—診断のマニュアルとEBM に基づく治療ガイドライン，日本リウマチ財団，2004
3) 越智隆弘（編）：RA の長期経過と予後の予測．整形外科外来シリーズ 4 リウマチ外来，メジカルビュー社，pp12 - 23，1997
4)「クリティカルパス・ライブラリー」（http：//epath. medis. jp/）（2008 年 5 月）
5) 金澤淳則・米延策雄：頸椎の手術的療法．慢性関節リウマチ，越智隆弘（編），NEW MOOK 整外，金原出版，pp190 - 202，1997
6) 橋本 淳：RA にみられる骨粗鬆症．整形外科外来シリーズ4 リウマチ外来，越智隆弘（編），メジカルビュー社，pp57 - 67，1997
7) Michel BA，Bioch DA，Wolfe F et al：Fractures in rheumatoid arthritis；An evaluation of associated risk factors. J Rheumatol 20：1666 - 1669，1993

# 6 혈관원성 다리 절단

## A. 처방전 견본

처방전 견본을 **그림 1**에 나타냈다.

<table>
<tr><td colspan="2">1. 성명 :</td><td colspan="2">외래 (입원)</td></tr>
<tr><td>2. 성별 : 남성</td><td colspan="2">3. 연령 : 67세</td><td>4. 키 · 체중 : 161㎝ · 47㎏</td></tr>
<tr><td colspan="2">5. 환자 ID : 123-4567</td><td colspan="2">6. 의뢰과 : 당뇨병 내과</td></tr>
<tr><td colspan="4">7. 진단명 : 오른쪽 종아리 절단, 당뇨병</td></tr>
<tr><td colspan="4">8. 병력<br>• ○○○○년 고혈당이 지적되었다.<br>• ○○○○년 10월 당뇨병으로 진단되고 인슐린요법을 시작하였다.<br>• ○○○○년 2월 양 손발의 저림이 나타났다.<br>• ○○○○년 1월 3일 전기방석으로 오른쪽 발등을 화상. 정월 휴무가 있어 자신이 경과를 관찰하고 있었다.<br>1월 5일 창상부위의 냉감, 치유지연을 자각하여 ○병원에서 진찰받고 당일 입원하게 되었다.<br>1월 30일 오른쪽 종아리 절단 시행<br>2월 1일 물리치료 의뢰</td></tr>
<tr><td colspan="4">9. 합병증 : 폐색성동맥경화증, 진구성뇌경색</td></tr>
<tr><td colspan="4">10. 기왕력 : ○○○○년 4월, 넘어짐에 의한 오른쪽 자뼈골절</td></tr>
<tr><td colspan="4">11. 금기 · 주의사항 : 절단끝의 창상부분 분리 (이개)에 유의하시기 바랍니다.</td></tr>
</table>

그림 1 처방전 견본

# B. 처방내용

## 1 질환의 이해

혈관원성 다리 절단이란 당뇨병이나 폐색성동맥경화증 등의 혈류장애에 기인하여 다리가 절단된 상태를 말한다. 혈관원성 다리 절단자는 고령인 경우가 많고, 치료에 대한 이해부족이나 불안감이 크므로 강제로 물리치료 프로그램을 적용시킬 것이 아니라, 충분한 설명을 하여 이해를 시키고 가능한 범위에서 실시해야 한다. 또한 혈관원성 다리 절단자에서는 이상적인 절단끝은 오히려 적고, 수술 후도 절단 창상부분이 유합부전이 되는 경우가 적지 않다. 반대쪽 다리의 혈류장애의 진행 · 악화를 초래하는 경우도 많아 구명만의 이유 때문에 절단을 하게 되는 경우도 있다. 혈관원성 다리 절단자의 의족 적응에서 의족 장착은 실용성 보행을 최종 목표로 하는 것이 아니라, 의족 장착에 의한 심리적 효과나 reconditioning의 일환으로서 파악하는 것이 필요한 경우도 있다[1].

## 2 크리티컬 패스

"질환의 이해"에서 언급한 것처럼 혈관원성 다리 절단에서는 지연 (variance)을 발생시키는 요인이 많아, 표준적인 크리티컬 패스를 작성하는 것은 매우 어렵다. 그러나 혈관원성 다리 절단자에서는 의족 적응이 어떤지를 판단하기까지의 시간이나 퇴원까지의 시간손실을 최대한 적게 하기 위해 크리티컬 패스를 작성하는 의미는 크다. 시설의 형태에 따라서 ① 절단만의 패스, ② 표준적인 의족보행의 패스, ③ 지연 (variance) 사례를 위한 패스[2]를 준비하는 것이 바람직하다.

# C. 평가와 물리치료의 요점

## 1 수술 전 평가

① 수술 전 평가의 목적은 절단술 후의 의족 장착 및 장착연습을 저해하는 인자를 미리 파악하여 이들에 대해서 수술 전부터 조기 재활 프로그램을 실시하는 것이다.

② 수술 전 평가는 실시 가능한 필요 최소한의 평가부터 실시한다. 가능하다면, 치료에 대한 이해성이나 수술 직전까지의 보행, 이동능력, 일상생활동작

(ADL)능력 등을 평가하여 수술 후의 의족 장착의 가부, 의족보행 도달목표를 예측한다[3].

③ 주된 진료과로부터 절단원인이 된 병명 · 절단의 목적, 절단수술 방법의 상세(예정 절단부위, 수술방식), 수술 후의 원질환에 대한 치료계획과 예후진단, 예정 입원기간, 절단 후의 생명 및 기능적 예후에 대해서 파악한다.

④ 혈류동태에 관한 검사결과 "피부의 색조, 피부온도, 냉감, scratch test (메모 ①), ABI : ankle-brachial index (메모 ②) 등"에 대해서도 파악한다.

**메모**

① scratch test : 엄지손가락의 손톱 등쪽으로 환자의 피부 표면을 일정한 압력을 유지한 채로 문지르며 피부의 색깔이 변화하는 것을 관찰한다. 정상반응 : 백색 → 발적, 이상반응 : 발적은 약간 (교감신경반응 저하), 강한 발적 (교감신경반응 항진).

② ABI (ankle-brachial index) : 팔과 다리의 혈압비율. 발목관절부분과 위팔부분의 혈압의 비율 (보통은 발목관절부분의 혈압은 위팔부분보다 높고, 비율은 1.0 이상이다. 0.9 이하는 비정상의 가능성이 높고, 0.9~1.0의 경우는 보다 상세한 평가로 판단한다). Fontaine의 허혈증상 분류에서의 중등도와 ABI에는 연관성이 있다.

## 2 수술 전 물리치료

실시가 가능하다면, 절단 후를 상정한 침대 위에서의 체위변환, 침대 · 휠체어 사이의 옮겨타기 동작, 비절단 다리에 의한 한쪽다리 기립 및 목발보행 연습을 하는 것이 바람직하지만, 의사로부터 병태에 상응한 운동제한에 대한 지시를 정확히 받은 다음부터 시행해야 한다.

**메모**

수술 전 물리치료의 실시는 팔의 운동으로 전신상태의 유지 · 향상을 도모하고, 비절단 다리만의 연습을 시행하는 등, 가능한 범위에서 실시한다.

## 3 수술 후 평가 · 물리치료

### a. 전신의 평가

#### 1) 기본동작 능력

① 수술 후, 비교적 단기간 동안을 안정하여 병상에 누워 있어도 기본적 동작이 현저하게 둔화되거나 여러 가지의 합병증을 초래하는 일이 많아, 침대 곁에서 기본적 동작능력을 평가한다.

② 구체적으로는 체위변환, 일어나기, 앉은 자세유지 등을 자립하여 시행할 수 있는지 아닌지를 평가한다.

### 2) 합병증

① 혈관원성 다리 절단자에서는 순환장애에 수반하는 허혈성 심질환, 호흡기 질환, 뇌혈관질환의 합병증이 인지되는 일이 비교적 많다.

② 이들의 증상은 의족보행을 목표로 한 물리치료 프로그램의 저해인자가 되기 때문에 주된 진료과의 챠트로부터의 정보를 수집한다.

## b. 절단끝의 평가

① 혈관원성 다리절단에서는 고령자가 대부분을 차지하고 있다는 것으로부터도 절단끝은 이상적이 아닌 경우가 많고, 수술 후도 절단끝 창상부분이 유합부전이 되는 일이 적지 않다 (**그림** 2). 이 때문에 주치의사의 판단을 바라는 것이 중요하며 치료사도 절단끝 창상부분을 직접 확인하는 것이 필요하다.

② 절단끝 창상부분의 완전한 실뽑기가 완료되기까지는 평가의 실시에는 제한이 수반되지만, 절단끝 구축의 유무, 근력의 불균형 등, 의족 장착이 가능한 절단끝인지의 판단을 하기 위해 실시한다.

### 1) 절단끝 관리법

① 수술 후에 있어서의 절단끝의 일반적인 관리방법으로서는 rigid dressing과 soft dressing (메모)이 있으며 각각에 이점과 결점이 있다.

② 절단끝 관리법의 선택은 의사가 결정하지만, 치료사도 그 선택기준에 대해서 상세하게 알아둘 필요가 있다.

**메모 : rigid dressing과 soft dressing**

당뇨병을 합병하는 혈관원성 다리 절단자는 감염되기 쉬우므로 감염을 병발할 가능성이 외상성 절단자와 비교하여 높다. 절단끝의 관찰이나 감염관리의 면을 중요시한다면, 우리들의 경험으로는 soft dressing의 적응이 양호하다.

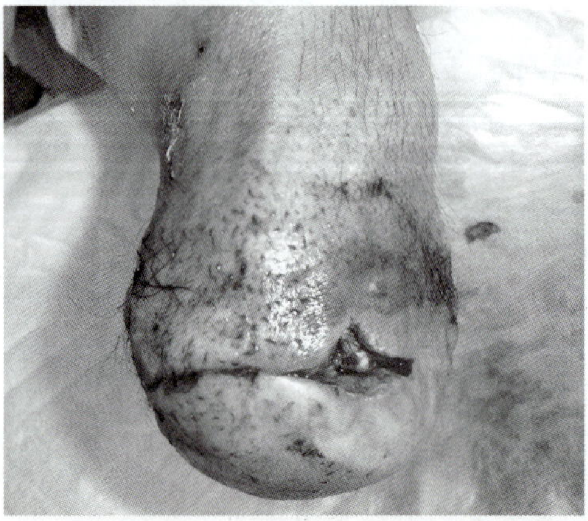

그림 2 절단끝 창상부분의 유합부전 사례

### 2) 절단끝 길이

① 넙다리 절단에서는 궁둥뼈결절에서부터 절단끝까지, 다리 절단에서는 무릎관절 틈새에서부터 절단끝까지를 체표 면에서부터 계측한다 (**그림 3**).

② 같은 계측부위에 대해서 X선 사진 상의 기능적 절단끝 길이를 계측한다.

③ 의족을 조절하기 위해서는 절단끝의 뼈 길이가 실질적인 절단끝 길이가 된다.

### 3) 절단끝 둘레

① 수술 후의 절단끝 부종의 증감, 절단끝 성숙의 기준을 파악하기 위해 절단끝 둘레의 계측을 실시한다.

② 시간대에 따라서 변화하는 일이 있으므로 측정시간도 통일하여 기록한다.

③ 넙다리 절단에서는 궁둥뼈결절에서부터 절단끝까지, 종아리 절단에서는 무릎관절 틈새에서부터 절단끝까지를 각각 2.5cm 간격으로 계측한다. 종아리 절단에서는 무릎관절 틈새에서부터 5cm 간격으로 넙다리부분도 계측한다.

④ 인공투석을 실시하고 있는 절단 사례에서는 절단끝 둘레의 변동이 투석 실시 전후에서 큰 차이가 발생하므로 그 변화를 정확히 기록한다.

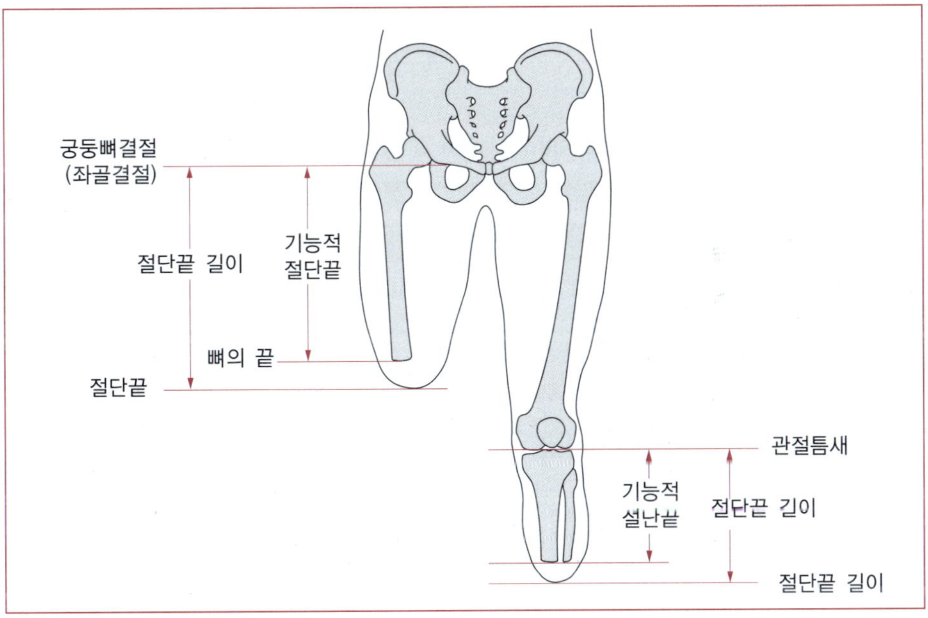


그림 3 절단끝 길이의 계측
(川村次郎 (편) . 의지장구학, 제3판, 의학서원. pp170, 2004에서부터 변경)

### ◈ 메모 : 절단끝 둘레의 계측

절단끝 둘레의 계측은 가의족 제작시기 (초기적합)의 중요한 기준이 된다 [가의족이란 일시적으로 사용하는 의족의 총칭이고, 본의족 (영구의족)에 대한 말이다]. 또한 실제로 의족을 장착하는 단계로 물리치료 프로그램이 진행되었을 때에 자주 발생하는 절단끝 둘레의 변동에 따라서 메리야스 (stockinet)의 매수나 두께를 변경하여 의족 소켓의 적합을 도모하는 경우의 기준으로서 도움이 된다.

#### 4) 절단끝 가동범위

① 특히 넙다리 절단에서는 엉덩관절 굽힘 · 벌림 · 가쪽돌림 구축이 일어나기 쉽고 종아리 절단에서는 무릎관절 굽힘 · 폄과 함께 구축이 일어나기 쉽다.

② 혈관원성 다리 절단의 경우, 수술 전부터 이환부분의 통증이나 그것에 의한 불량자세에 의해서 구축이 다관절에 인지되는 경우가 많다.

③ 수술 전 평가와 비교하면 관절구축이 수술 전부터의 것인가, 수술 후 새로이 발생한 것인가를 판단할 수 있다.

④ 계측할 때, 절단끝 창상부분이 실뽑기가 완전히 완료되어 있지 않은 경우에는 수술 창상부분에 강한 근육수축이나 통증을 유발하지 않는 범위에서 실시한다.

#### 5) 절단끝 근력

① 절단끝 창상부분의 실뽑기가 되어 있지 않으면 능동운동에 의한 측정으로 좋다.

② 도수근력검사에서 저항을 가하는 근력 4 이상의 측정은 실뽑기가 완료된 후에 시행한다.

③ 팔 및 비절단 다리쪽, 배 · 등근육군의 근력도 측정한다.

#### 6) 환상팔다리 (phantom limb) 및 환상팔다리통증 (phantom limb pain)

① 수술 직후에는 창상부위 통증의 영향이 심하므로 어느 정도 시간의 경과를 기다려서 평가해도 된다.

② 환상팔다리 및 환상팔다리통증의 평가에 있어서는 이 증상에 대해서 환자나 가족 등에게 불안감을 갖게 하지 않고 충분한 설명을 한 다음에 실시하는 것이 중요하다.

### c. 수술 후 물리치료

① 특히 고령자에서는 단기간을 안정하여 병상에 누워 있어도 기본적 동작능력의 현저한 저하나 다양한 합병증을 초래하는 일이 많고, 침대 곁에서 앉은 자세 연습이나 기립침대에서의 기립유지 연습을 가급적 조기부터 시작하는 것이 바람직하다.

② 그러나 신체적 · 정신적 문제로부터 환자의 호소는 불안정한 일이 비교적 많아 이들에 대해서도 배려하는 것이 필요하다. 혈관원성 다리 절단자에서는 의족의 적응이 되는 것이 곤란하거나, 의족을 적응시켜도 실용적인 의족보행이 곤란한 경우가 적지 않다.

③ 수술 후에는 혈관원성 다리 절단자의 기능예후에 더하여 생명예후도 고려하여 물리치료 프로그램을 입안하지만, QOL (생활의 질)의 관점에서부터도 환

자의 희망을 최대한으로 반영시킨 것이어야 한다.

#### 1) 전신조정

① 수술 후 가급적 조기에 양 팔 및 건강한 쪽 다리의 근력강화와 관절가동성의 유지를 목적으로 한 물리치료를 시작한다.

② 팔의 운동은 exercise용의 고무 튜브나 페트병 등을 사용해서 목발 사용에 필요한 팔이음뼈 (견갑대)를 중심으로 한 근력유지나 강화를 시행한다.

③ 반대쪽 다리의 근력운동은 최대한 실시한다.

④ 호흡 · 순환계의 유지 · 개선을 목적으로 하여 기립침대에 의한 선 자세 유지나 휠체어를 사용하는 등, 침상에 누워 있는 시간의 단축을 도모한다. 장시간의 앉은 자세유지는 관절구축의 원인이 되므로 양호한 자세와 조합하여 실시한다.

#### 2) ADL 연습

① 배근육 · 등근육의 근력유지 및 강화와 척추의 가동성을 획득하는 운동을 실시한다.

② 매트 위에서 가정 내에서의 온돌생활을 상정하여 가급적 신변의 보조구를 사용해서 일어서기와 선 자세유지의 획득을 안전하게 할 수 있도록 한다.

#### 3) 리스크 관리

① 절단끝부분의 리스크 관리 (의족 장착연습에 의한 찰과상의 발생 등)에 더해서 심혈관계의 합병증에 대한 리스크 관리가 필요하다.

② 당뇨병을 합병하고 있는 환자에서는 심장 자율신경장애에 의해서 안정할 때의 빠른맥 (빈맥)경향, 운동할 때에는 운동 강도에 걸맞은 심박 상승을 나타내지 않는 예가 존재하기 때문에 운동할 때의 강도 파악을 심박수에만 주목하는 것은 위험하다. 심근허혈을 가진 경우, 심전도 모니터링을 실시하여 허혈 문턱값 (역치) 이하에서 운동 강도를 설정한다.

③ 자각증상에도 주목해야 하며, 자각적 운동 강도를 보르그 (Borg)의 지수 스케일 등을 사용해서 평가한다.

④ 인슐린요법이나 혈당강하제를 복용하고 있는 환자에서는 운동에 수반하는 저혈당에 유의한다. 필요하다면 운동 전후에 혈당치 측정을 시행시켜 저혈당 예방에 노력하는 등 치료사도 꼼꼼하게 임상검사 데이터의 확인이 중요하다.

### d. 절단끝의 물리치료

#### 1) 근력강화운동

① 절단끝 근력의 강화는 치료사의 도수에 의해서 능동보조운동부터 실시하고

서서히 도수저항을 증가시키지만, 창상부분의 상태에 충분히 유의하여 통증을 주지 않는 범위에서 실시한다.

② 자주훈련 (self-exercise)으로서 실뽑기 후라면 훈련용 고무 튜브나 추 벨트에 의한 방법을 지도한다.

③ 절단끝부분의 하중 전 연습을 목적으로 하여 절단끝부분으로의 도수에 의한 가볍게 두드리기 (tapping)는 특히, 혈관원성 다리 절단자에서는 금기이다.

### 2) 관절가동범위의 개선

① 넙다리 절단 (오른쪽 엉덩관절 굽힘 구축의 경우)

- 양호한 자세는 오른쪽 엉덩관절을 폄 · 약간 모음 · 안쪽돌림 위치로 유지하며 예방에는 자주 엎드려 누운 자세를 취한다.
- 치료는 엎드려 누운 자세, 오른쪽 관절의 폄 위치, 흉곽부분과 배부분에 쿠션을 넣어 흉곽에 대한 압박의 경감과 허리뼈의 과다젖힘 (과신전)을 방지한 자세에서 실시한다.
- 엎드려 누운 자세에서 절단끝과 치료침상 사이에 모래주머니를 넣어, 절단끝을 과다젖힘 위치로 한다. 왼쪽의 위앞엉덩뼈가시 (상전장골극)의 아래에 모래주머니를 넣어 골반이 떠오르는 것을 방지한다.
- 골반의 위에 모래주머니 또는 추 벨트 등을 놓지만, 절단끝에 강한 통증이나 순환장애를 발생시키지 않는 범위로 한다.
- 도수적으로 치료하는 경우에는 환자는 치료침상 위에 엎드려 누운 자세, 왼쪽 엉덩관절을 중간위치, 치료사는 오른쪽에 서고 오른손으로 볼기부분을 고정하여, 왼손으로 안쪽에서부터 절단끝의 원위부분 앞면을 잡는다. 창상부분의 유합이 얻어져 있는 경우에는 가급적 원위부분을 잡는다. 골반의 뒤경사를 제한하고, 무릎관절의 폄 위치를 유지한 채로 엉덩관절을 편다.

② 종아리 절단 (오른쪽 무릎관절 굽힘 구축의 경우)

- 양호한 자세는 오른쪽 무릎관절을 가능한 한 폄 위치로 유지하지만, 오른쪽 무릎관절의 폄 구축이나 오른쪽 엉덩관절의 구축 발생에도 주의한다.
- 치료는 엎드려 누운 자세에서 골반을 고정하고 넙다리부분과 치료침상 사이에 모래주머니를 넣어 오른쪽 엉덩관절을 약간 과다젖힘으로 하여 추 밴드나 모래주머니 등을 사용하여 신장하지만, 통증을 주어서는 안 된다.
- 오른쪽 무릎관절의 굽힘 구축을 도수적으로 치료하는 경우에는 환자는 치료침상 위에 바로 누운 자세, 치료사는 오른쪽에 서서 왼손은 무릎뼈 위 부근, 오른손은 절단끝 뒷면에 곁들려 무릎관절을 편다.
- 무릎관절의 굽힘 구축이 일반적으로 많이 인지되지만, 짧은 절단끝이나 절단끝 통증이 심한 경우는 폄 구축의 발생도 적지 않다.
- 무릎관절의 폄 구축의 치료는 바로 누운 자세에서 절단끝의 폄근을 추 벨트

나 모래주머니, 도르래 등을 사용해서 가벼운 부하 아래에서 보호적으로 신장한다.

- 짧은 절단끝이나 절단끝 통증이 심한 경우는 도수로 교정을 시행하는 것이 기본이지만, 통증이 발생하지 않는 범위에서 시행하는 것이 중요하다.
- 관절구축제거를 목적으로 하여 관절가동범위운동을 실시하는 경우, 수동적으로 구축근육의 신장을 시행할 때에 과도한 교정력을 가하면, 절단끝 통증 때문에 근육이 과도한 긴장을 초래하여 충분한 신장효과를 얻을 수 없다.
- 관절가동범위운동을 실시할 때의 교정력은 강한 통증을 주지 않는 범위로 하고, 오히려 신장시간을 길게 하는 편이 효과적이다. 관절가동범위운동 실시 전에 구축근육에 대해서 초음파요법, 아이스마사지 등의 보조기를 이용한 물리치료를 시행하는 것은 통증이나 근육긴장 경감에 효과적이지만, 혈관원성 절단자에서 혈관염증이 인지되는 경우에는 초음파요법, 온열요법이나 한랭요법은 금기가 된다.

## e. 절단끝 붕대

### 1) 탄성붕대의 적응 (그림 4, Click 6-1)

① 절단끝의 성숙을 촉진하기 위해 탄성붕대가 사용되지만, 혈관원성 다리 절단자에서 허혈의 가능성이 있는 경우나 강한 창상부위 통증 등을 호소하는 경우에서는 부적응으로 하는 경우가 있다.

② 탄성붕대에 의한 soft dressing이 적응이 되는 경우에서도 치료사의 대응만으로는 곤란한 일이 있어, 간호사와의 연계가 중요하다.

### 2) 탄성붕대를 감는 방법 (종아리 절단) (그림 5, Click 6-2)

① 앉은 자세에서 무릎을 폄 위치로 하고 넙다리의 중앙까지 침대나 의자로부터 내밀어 감는다.

② 정강뼈거친면 (경골조면)의 높이에서 붕대의 끝을 환자의 양 엄지손가락으로 누르게 한다.

③ 넙다리 1/3 정도의 높이에서 붕대의 끝을 고정하고, 장축방향으로 2~3회 꺾어 구부려서 감는다.

④ 말초부위에서부터 중추부위까지로 향해서 8자를 그리는 요령으로 감아올려간다. 짧은 절단끝에서는 특히, 넙다리 중앙부분까지 감는 것이 원칙이다.

### 3) 탄성붕대를 감는 방법 (넙다리 절단) (그림 6, Click 6-3)

① 바로 누운 자세에서 반대쪽 다리를 굽히며 볼기부분과 절단끝을 뜨게 하고, 엉덩관절은 가급적 폄, 모음 위치로 하도록 환자에게도 협력을 시키면서 감는다.

② 탄성붕대의 끝을 절단끝 앞면의 샅고랑인대 (서혜인대)의 높이에서 절단환자의 양 엄지로 고정하고, 장축방향으로 2~3회 감는다.

③ 절단끝 말초부분에서부터 중추부분으로 비스듬히 8자를 그리는 것처럼 반드시 골반까지 감는다.

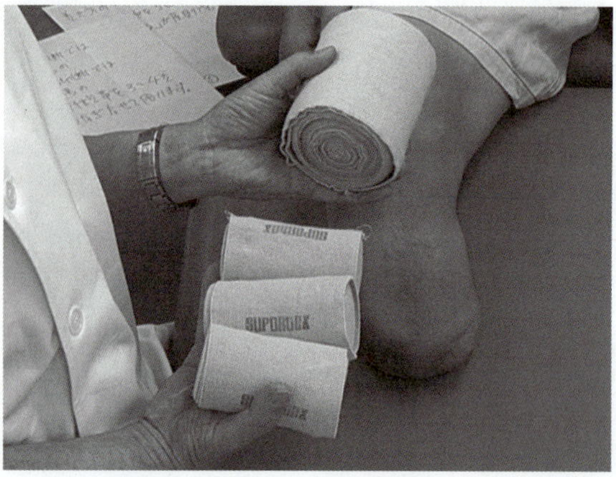


그림 4 탄성붕대의 준비 Click 6-1

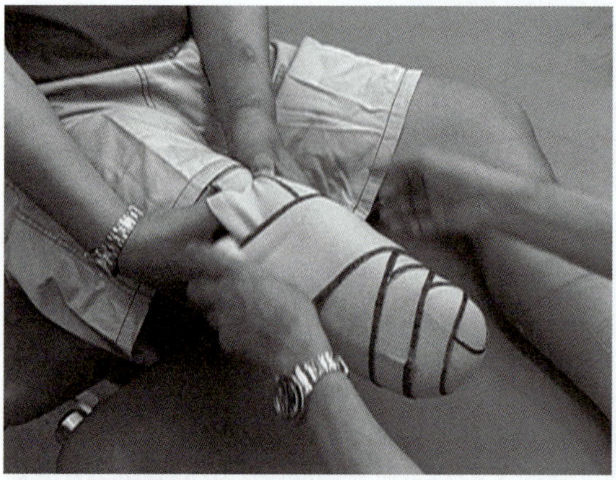

그림 5 탄성붕대를 감는 방법 (1) : 종아리 절단의 경우 Click 6-2

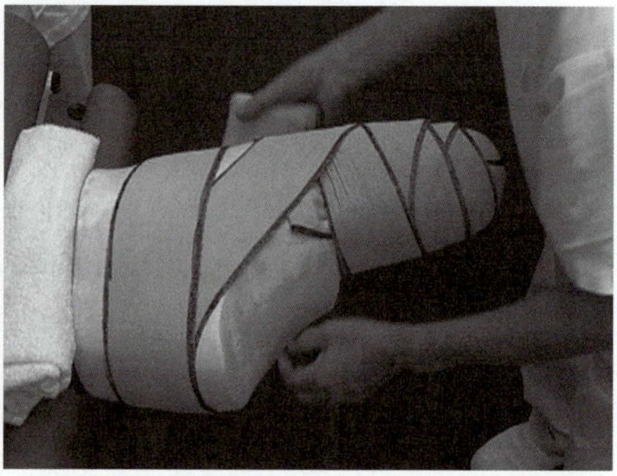

그림 6 탄성붕대를 감는 방법 (2) : 넙다리 절단의 경우 Click 6-3

- 절단끝에 감는 붕대는 날실 (경사)에 고무를 사용해서 끼워 넣은 전용의 탄성붕대를 사용한다.
- 탄성붕대 이외에도 신축하는 붕대가 있으나, 날실에 고무를 사용하고 있지 않은 섬유의 직조방법으로 신축을 갖게 하고 있을 뿐이고, 압박력이 약하고 몇 번의 세탁으로 신축성이 상실되므로 붕대로 적합하지 않다.
- 탄성붕대는 종류가 다른 붕대를 사용하지 않고 길이가 부족한 경우에는 같은 종류의 붕대를 솔기에 유의하여 꿰매어 맞춰서 사용한다. 탄성붕대는 2벌을 준비하여 사용 후에는 세탁하여 청결을 유지하여 둔다.
- 탄성붕대는 꿰매어 맞춰서 1본의 붕대로서 사용하지만, 매듭이 딱딱하면 절단끝을 압박하므로 이음매는 가능한 한 평탄하게 꿰매어 맞춘다.
- 수술 직후에 절단끝 창상부분의 통증이 심한 시기에 강한 압박을 가하면, 창상부위의 통증을 증가시키므로 주의가 필요하다.
- 탄성붕대는 성숙된 절단끝이 완전히 얻어져 본의족을 장착할 때까지의 기간과 의족을 장착하고 있지 않을 때는 반드시 감고, 매일 몇 번씩 다시 감기를 시행한다.
- 투석환자에서는 탄성붕대를 감아두면 소켓으로의 절단끝 삽입이 쉽다는 것이 인지된다.

④ 탄성붕대의 압박의 정도는 중추부분보다 말단으로 갈수록 강하게 감는다.

⑤ 원뿔형이 되도록 압박을 가하지만, 압박에 의한 순환부전을 항상 고려하고, 초기에는 1～2시간마다 절단끝을 확인하여 다시 감는다.

## f. 의족의 적응 - 임상상의 문제점과 실제 -

① 최근에는 팀 의료의 중요성으로부터 의사 · 의지장구사와 함께 치료사에게도 의족 적응의 단계에서부터 관여하는 기회가 증가하고 있다.

② 치료사는 항상 의족 소켓이나 무릎 이음매의 종류와 기능, 의족의 새로운 구조나 지식을 갖는 것이 필요하다.

③ 장착연습이 진행됨에 따라 의족의 정렬과 적합의 수정이 필요하게 되지만, 치료사는 비정상보행의 체크포인트나 부적합의 원인에 대한 지식과 함께 정렬의 조정이 가능하도록 해둘 필요가 있다.

④ 의족에 의해서 보행이 다시 가능해지는 것은 환자의 심리 · 정신상태에 좋은 영향을 준다. 그러나 혈관원성 다리 절단자에서는 높은 수준의 의족보행이 곤란한 경우도 있으므로 환자나 가족에 대한 설명내용은 스태프 사이에서 통일하여 차이가 발생하지 않도록 충분히 유의한다.

### 1) 넙다리 의족

① 모든 넙다리 절단에 반드시 흡착식 소켓이 적응되는 것은 아니며, 삽입식 소켓을 고려하는 일도 적지 않다.

② 흡착식 소켓의 경우, 절단끝에 소켓의 음압에 의한 순환장애를 일으키는 경우가 있으나, 환자는 자각증상을 호소하지 않는 경우가 많으므로 주의가 필요하다.

③ 충분한 소켓의 적합이 얻어져 있지 않은 경우, 짧은 기간에서 절단끝에 발적이나 찰과상을 일으키는 일이 있어, 환자의 호소에만 의존하는 것이 아니라 치료사에 의한 절단끝의 섬세한 관찰이 필요하다.

### 2) 종아리 의족

① 절단쪽 다리의 운동기능이 낮은 증상사례에서는 넙다리 코르셋이 부착된 PTB식 종아리 의족 (단일축 발부분)의 적응을 고려하는 것도 필요하다고 생각된다.

② 현재, 혈관원성의 종아리 절단에 사용하는 의족 소켓에 대해서는 실리콘 소켓 (Icelandic roll-on silicone socket : ICEROSS)을 사용한 전면 하중식의 TSB (total surface bearing) 종아리 의족이 충격의 흡수작용이나 국소의 압력분산에 우수하고, 피스턴운동이 적다는 것으로부터 적응이 증가하고 있다.

③ 실리콘 소켓은 장착에 다소의 숙련을 필요로 하는 것, 매일 깨끗하게 닦는 것을 필요로 하는 것 등이 있어, 이해력이 저하하여 있는 증상사례나 팔의 근력저하가 인지되는 환자에서는 적응을 신중하게 검토할 필요가 있다.

④ 실리콘 소켓은 절단끝의 둘레길이 변화에 충분한 대응이 어려우며 특히, 절단끝 둘레의 변화가 현저한 투석환자에서는 적응이 어려운 경우도 있다. 최근에

는 실리콘 소켓 위에 절단끝 주머니를 1～2매 신고 둘레길이의 조절이 가능한 실리콘 소켓도 개발되어 있다.

## g. 의족보행 연습에서의 유의사항

### 1) 의족에 대한 하중연습

① 의족에 대한 하중운동은 평행봉 내에서부터 시작하고, 양쪽 다리에 체중계를 사용하여 환자 자신이 의족에 대한 하중을 실감할 수 있도록 한다.

② 하중의 양에 대해서는 무리를 하지 않고 결코 절단끝에 통증 등이 일어나지 않게 하는 것이 중요하다.

③ 의족쪽에 대한 하중이 불완전한 것에 의한 의족의 비정상보행을 예방할 목적으로 의족에 대한 하중운동을 반복하기보다는 절단끝 보호를 최우선시켜야 한다.

④ 교과서에 기재되어 있는 것 같은 이상적인 의족보행의 획득보다도 의족이 실제적인 일상생활에 도움이 되도록 하는 것이 중요하다.

### 2) 평행봉 내에서의 의족보행연습

① 의족에 의한 보행연습은 평행봉 내에서 넘어짐 예방에 충분히 배려하면서 처음에는 짧은 보행거리에서 보폭을 잡는 방법이나 보행의 리듬을 지도하지만, 장시간의 운동은 적합하지 않다.

② 의족보행 시작 당초는 양팔로 평행봉을 확고하게 지지하면서 한손 지지 그리고 가능하다면 지지 없이 서서히 의족에의 하중의 양을 증가시켜간다.

③ 의족에 의한 보행이 시작되면 소켓과 접하는 절단끝 체중지지 부분의 통증이나, 피부의 트러블 등이 빈번하게 발생하는 것을 많이 경험하지만, 중요한 것은 그 원인을 명백히 한 다음에 대응을 실시하는 것이다. 절단끝 피부의 발적부위나 찰과상을 일으킨 소켓부위를 안이하게 깎거나, 임시변통으로 정렬을 바꿔도 문제가 해결되지 않는 경우가 많다.

### 3) 평행봉 밖에서의 의족보행 연습

① 평행봉 밖에서의 의족보행 연습 때에는 넘어짐 방지용 허리벨트를 장착하여 안전성의 확보에 가장 주의를 기울인다. 한번 넘어짐의 공포를 체험하면, 그 이후의 의족보행연습이 현저하게 저해되는 일이 많다.

② 의족보행연습 종료 직후에 절단끝 피부에 이상이 없는지 관찰하는 것을 게을리 해서는 안 된다. 많은 고령 절단자의 경우, 정도의 차이는 있을 지언정 감각장애를 갖고 있는 일이 있어 자각증상이 불충분하므로 주의가 필요하다.

③ 실용적인 의족보행의 획득이 최우선되어야 하며 이를 위해서는 양 지팡이나 한쪽 지팡이의 사용, 휠체어와의 병행 등을 적극적으로 도입해야 한다.

**메모**

혈관원성의 고령 다리 절단자에서는 원질환의 합병증의 정도로부터 의족 장착이 곤란하다고 생각되는 증상사례가 적지 않지만, 비절단 다리쪽의 부담을 줄이기 위하여, 가능한 한 의족장착을 가능케 하여 ADL에 도움을 주었으면 한다.
의족의 선택에서 중요한 것은 최신식의 구조이기 때문에 우수하고, 재래식이라면 시대에 뒤떨어졌다는 막연한 감각적인 판단이 아니라, 실제로 도움이 되는 의족이라면 신구의 형식을 불문한다는 사고방법도 중요하다 할 수 있다.

#### 4) 응용동작

① 옥내에서의 의족보행의 안정성이 감시수준 정도가 되면, ADL에서 필요 최소한의 응용동작운동을 실시한다.

② 의족보행의 도달목표를 결코 높은 수준으로 설정할 필요는 없고, 걷은 모습이 다소 서투를지라도 넓은 관점에서 의족이 ADL에 도움이 되는 것이 중요하다.

## D. 물리치료의 효과를 향상시키는 요점

고령자에서는 일상의 생활에서 이해력이나 판단력 등의 저하가 인지되고, 의족장착 연습에서도 치료사의 지도의 축적효과를 기대할 수 없다는 것을 자주 경험한다.

그러나 이들은 일반적으로 고령자의 특성의 하나이기도 하며 치료에 대한 의욕의 저하는 아니다. 그래서 고령자에 대한 물리치료 실시에서의 유의사항과 치료효과를 향상시키는 요점의 상세한 것에 대해서는 제I부 "물리치료를 하기 전에" (**그림 7**, p.17)에 나타냈다.

### 문헌

1) 大峯三郎, 舌間秀雄, 木村美子ほか：血管原性下肢切断の理学療法プログラムと義足適応. 理学療法 20：330-339, 2003

2) 豊永敏宏, 河津隆三：下肢切断のクリティカルパス. 総合リハ 33：223-229, 2005

3) 林　義孝：切断者のリハビリテーション. 義肢装具学, 第3版, 川村次郎（編）, 医学書院, pp168 189, 2004

# 7 외상

## A. 근육둘레띠 손상

### 1 처방전 견본

처방전 견본을 **그림 1**에 나타냈다.

### 2 처방내용

#### a. 질환의 이해[1)]

근육둘레띠는 넘어짐 · 떨어짐 등의 관절에 대한 아래쪽으로부터의 강제외력 또는 타박 등의 직접전달 외력에 의해서 발생하는 경우와, 나이가 들어감에 따라 근육

| 1. 성명 : | 3. 연령 : 60세 | 2. 성별 : 남성 | 4. 키 · 체중 : 168㎝ · 66㎏ |
|---|---|---|---|
| 5. 진단명 : 오른쪽 근육둘레띠 파열 | | | |
| 6. 장애명 : 오른쪽 팔의 올림이 곤란, 오른쪽 어깨관절통, ADL장애 | | | |
| 7. 합병증 : 특별히 없음 | | | |
| 8. 수술명 : McLaughlin법에 의한 근육둘레띠 수복술 | | | |
| 9. 병력<br>• ○○○○년 8월 9일 계단에서 걸려 넘어져 손을 짚었을 때에 오른쪽 어깨에 강한 통증이 출현. 그 후 팔 올림의 어려움이 출현. 같은 날 가까운 의사의 진찰을 받고 통증을 멈추게 하고 찜질로 경과 관찰<br>10월 1일 통증은 약간 개선되었으나, 올림의 어려움이 남아 있기 때문에 우리 병원을 소개받아 진찰을 받음. MRI로 오른쪽 어깨의 근육둘레띠 파열이 인지되었다.<br>10월 3일 수술 목적으로 우리 병원 정형외과에 입원<br>10월 5일 McLaughlin법에 의한 근육둘레띠 수복술 예정 | | | |
| 10. 물리치료 지시 : 크리티컬 패스에 따라서 수술 전 평가와 수술 후 물리치료 실시 | | | |
| 11. 예정 입원기간 : 5주일 | | | |
| 12. 금기 · 주의사항 : air bag에서부터 아래쪽으로의 어깨관절 모음 또는 안쪽돌림 | | | |

그림 1 처방전 견본 (근육둘레띠 손상)

둘레띠 변성을 기반으로 어깨의 과다사용이나 경미한 외력이 가해져 발생하는 경우가 있다. 특히 가시위근힘줄 (극상근건)은 봉우리 (견봉)와 부리봉우리인대 (오훼견봉인대)에 의해서 압박을 받기 쉽기 때문에 근육둘레띠 중에서도 가장 파열을 일으키기 쉬운 부위이다. 근유둘레띠 파열은 손상의 정도에 따라 부분파열과 완전파열로 분류되고, 완전파열에서는 보존요법에 의한 근육둘레띠 수복은 기대할 수 없기 때문에 수술치료가 선택된다.

### b. 크리티컬 패스 (McLaughlin법, 그림 2)

McLaughlin법은, 뼈머리에 뼈고랑 (골구)를 형성하고 끌어낸 파열된 힘줄을 봉착하는 시술이며 양호한 수술 후의 성적이 보고되어 있다. 수술 후 5주에서 퇴원하고 이후 외래에서의 대응이 된다. 파열 직경 5cm 이상의 광범위 파열에서는 수술 후 관절가동범위운동의 시작을 1～2주간 지연시키는 일이 많다.

## 3 물리치료

### a. 수술 전 평가

종창이나 통증 등의 염증증상과 가시위근, 가시아래근의 근육위축의 유무를 평가한다. 근육둘레띠 파열에서는 벌림 45° 정도 밖에 올릴 수 없는 일이 많고, 또한 수동적으로 올리게 한 위팔의 지지를 제거하면 갑자기 낙하하는 drop arm sign은 파열을 나타내는 중요한 징후의 하나이다. 근육둘레띠에 대한 저항 테스트 (SSP test, ISP test, lift off test)에서는 통증과 근력저하의 유무를 평가한다. Impingement test는 자세에 따라 어깨관절에서의 염증의 국재 (localization)를 알 수 있어 근육둘레띠 부전파열 때에 양성이 되기 쉽다.

도수근력검사는 팔이음뼈 및 팔꿉관절을 중심으로 측정한다. 또한 관절가동범위는 어깨관절의 능동운동과 수동운동을 측정함과 동시에 제한인자 및 보상운동도 평가한다.

### b. 환부 밖 운동

수술 후는 air bag (**그림 3**)으로 어깨 벌림 80° 를 유지하고, 다음날부터 팔꿉관절보다 먼 곳의 능동 또는 능동보조운동을 시행한다. 다리 및 몸통 특히, 등뼈 (흉추)의 신장운동은 환부에 통증이 발생하지 않는 범위에서 시행하여 가동성을 유지한다. 또한 목・팔이음뼈 주위의 근육긴장 항진에 대한 이완을 목적으로 팔이음뼈의 능동 또는 능동보조운동, 어깨뼈 주위근육에 대한 가벼운 마사지를 시행한다.

### c. 관절가동범위운동

수술 후 조기는 가동범위의 확대보다도 통증이 없는 범위에서 원활한 관절운동의 회복을 우선시킨다. 수술 후 1주일부터 어깨관절의 모음과 안쪽돌림을 제외한

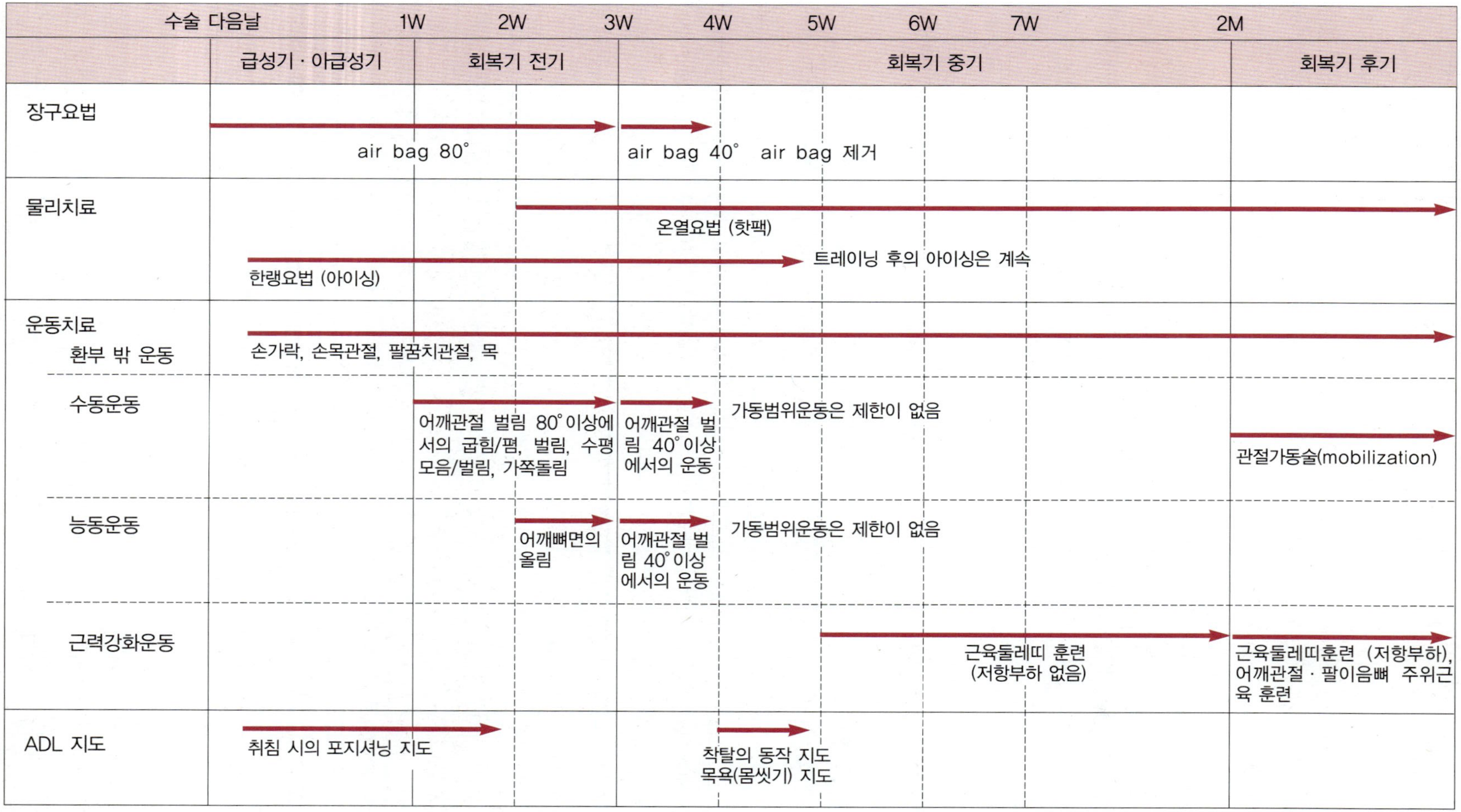


그림 2 크리티컬 패스 (근육둘레띠 수복술 후 : McLaughlin법)

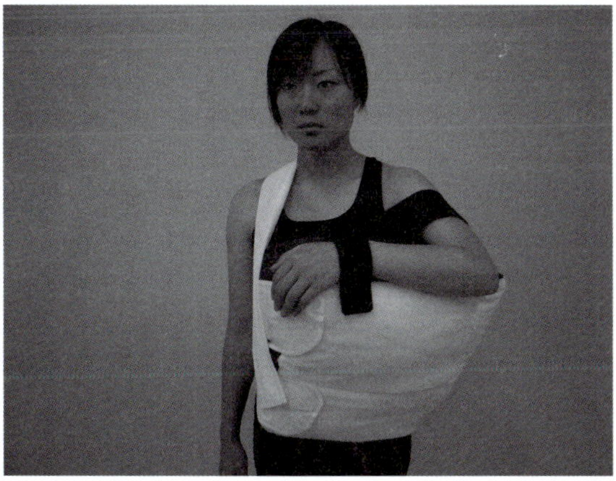

그림 3 air bag
어깨관절을 벌림 위치로 유지한다.

등세모근 (승모근) 상부섬유나 어깨올림근 (견갑거근)의 긴장항진에 의해서 어깨뼈가 올라가고 앞으로 경사지면, 어깨위팔관절은 상대적으로 과도한 폄 위치가 되어 야간통증 등의 원인으로 되기 쉽다. air bag의 fitting에도 배려하여 팔이 불량자세가 되지 않도록 배려한다.

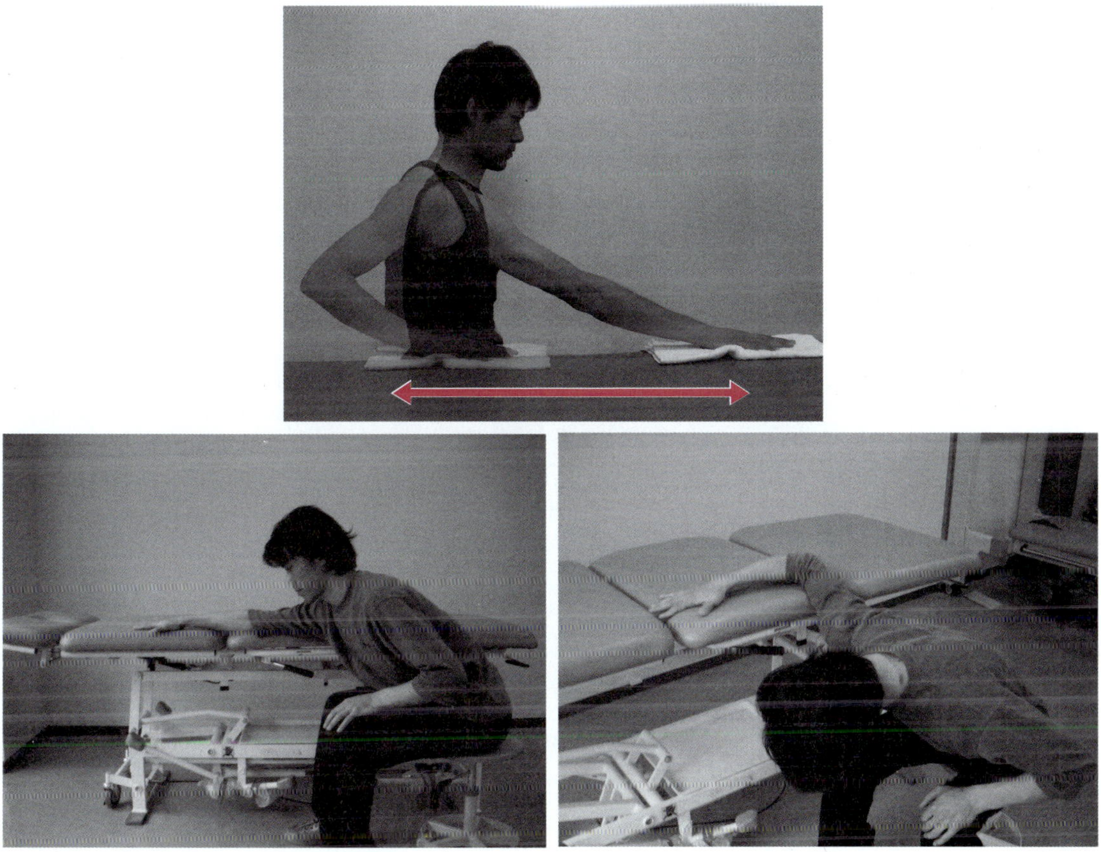

그림 4 팔을 지지한 관절가동범위운동
a : table sanding
b : 몸통의 앞굽힘에 의한 어깨관절 굽힘
c : 몸통의 앞굽힘에 의한 어깨 가쪽돌림운동

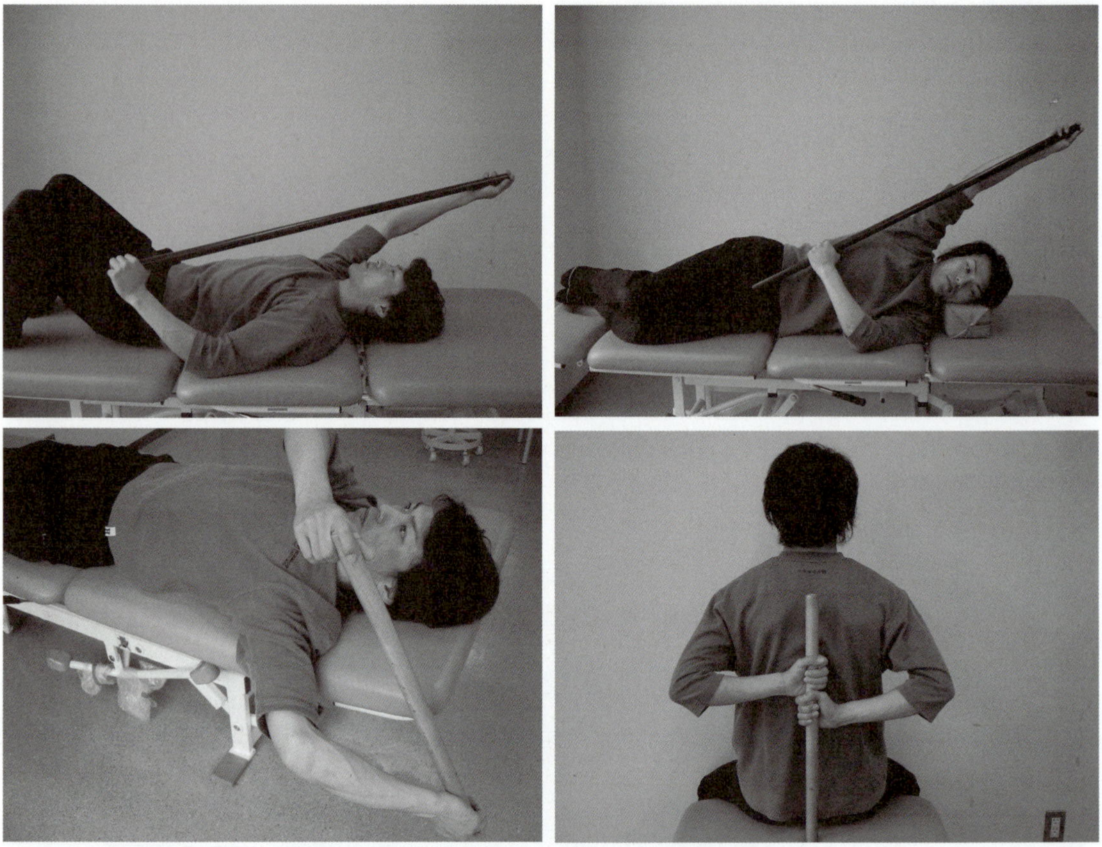

그림 5 막대체조

a : 굽힘 b : 벌림 c : 가쪽돌림 (벌림 위치) d : 안쪽돌림

a|b
c|d

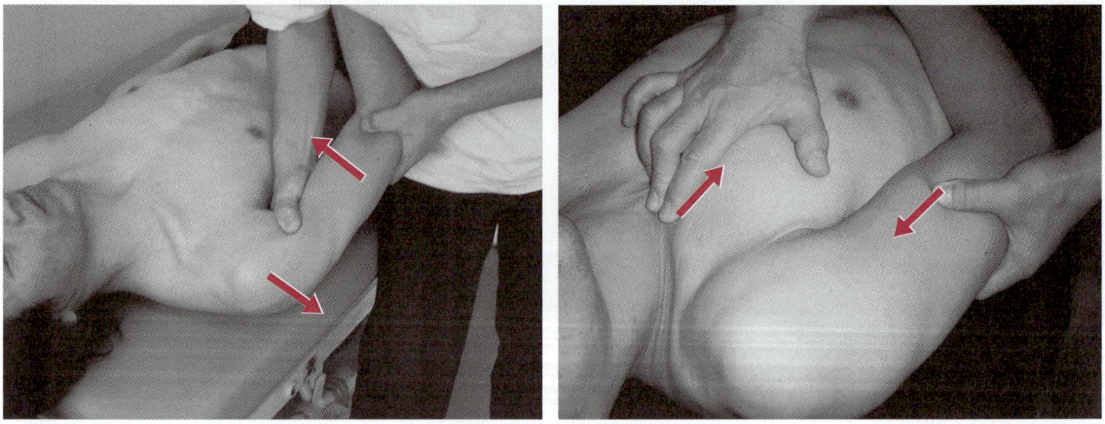

그림 6 관절가동술

a : 어깨위팔관절의 분리 (이개) b : 복장빗장관절의 미끄럼

a|b

### 메모

1) 수술 후 5주까지는 봉합부분의 조직적 결합이 취약하기 때문에 다시 파열할 위험성이 높다. 과도한 장력이나 견인력이 가해지지 않도록 세심한 주의를 기울일 필요가 있다.
2) 허리띠를 매는 동작은 근육둘레띠에 강한 신장이 가해지기 때문에 조기의 가동범위 획득을 서둘러서는 안 된다.
3) 허리띠를 매는 동작의 주된 제한인자에는 수복한 힘줄을 포함하여 부리위팔인대 (오훼상완인대), 근육둘레띠 성긴 부분, 부리위팔근 (오훼완근) 등이 있다.

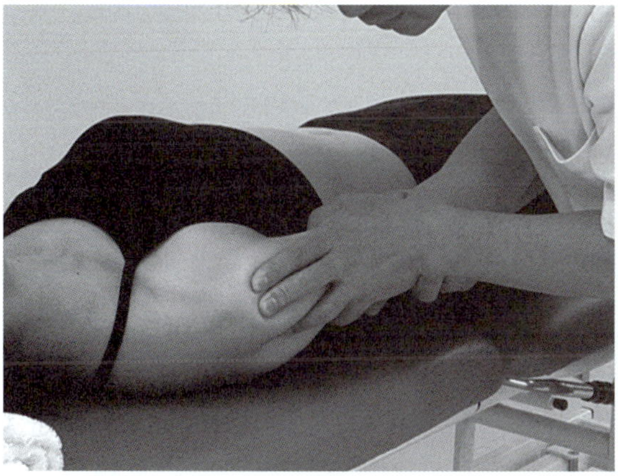

그림 7 관절가동술 (1) 어깨위팔관절의 아래쪽 미끄럼 Click 7-1

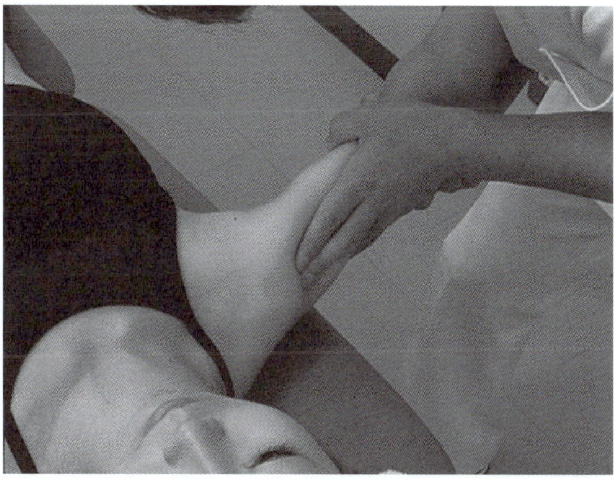

그림 8 관절가동술 (2) 어깨위팔관절의 아래쪽 미끄럼 Click 7-2

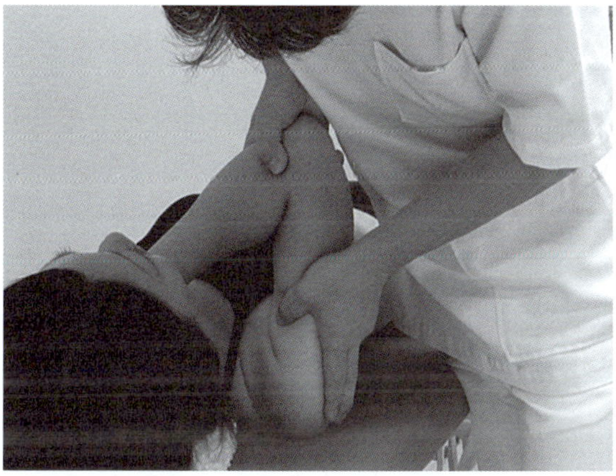

그림 9 관절가동술 (3) 어깨위팔관절의 뒤쪽 미끄럼 Click 7-3

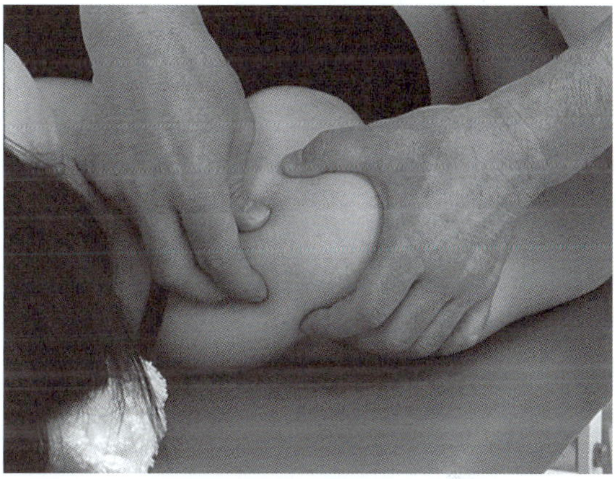

그림 10 관절가동술 (4) 봉우리빗장관절의 미끄럼 Click 7-4

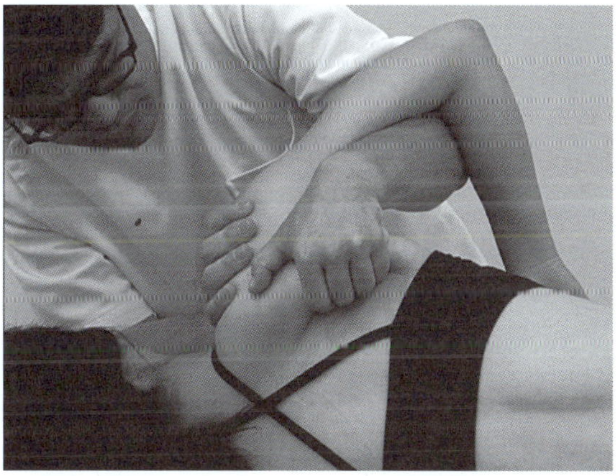

그림 11 관절가동술 (5) 어깨뼈의 위쪽돌림 Click 7-5

수동운동 (벌림 80° 이상)을 시작한다. 근육의 압박에 의한 신장은 가동범위의 확대에 효과적이다.

수술 후 3주부터 air bag에 의한 어깨 벌림 위치 유지를 40° 로 변경하고, 전체방향의 수동운동과 능동 또는 능동보조운동 (벌림 40° 이상)을 시작한다. 수술 후 4주에는 air bag을 제거하고 어깨관절운동의 제한도 해제한다. 가동범위운동은 table sanding, 침대 위에 팔을 올려놓고 몸통을 경사시키는 방법, 막대를 이용한 방법 등이 환자 자신이 통증을 회피하기 쉽고 가동범위를 확대하는 데에 효과적이다 (**그림 4, 5**). 어깨흉곽관절 (견갑흉곽관절), 봉우리빗장관절 (견쇄관절), 복장빗장관절 (흉쇄관절)의 가동술 (mobilization)은 통증이 없는 범위에서 가급적 조기에 시작하지만, 어깨위팔관절에 대해서는 수술 후 2개월에서부터 보호적으로 실시한다 (**그림 6~11** Click *7-1~5*).

## d. 근력강화운동

수술 후 1주일부터 air bag 장착 하에서의 어깨뼈면 위에서의 능동올림운동을 시작한다. 근력저하가 현저하고 올림이 곤란한 경우는 바로 누운 자세에서 능동보조운동을 시행한다. 이 때, 팔이 낙하하지 않도록 충분히 주의한다. 바로 누운 자세에서의 90° 올림 위치 유지가 가능해지면 침대의 개취업 (Gatch up)을 이용해서 침대의 각도를 조절하여 서서히 몸통을 일으켜 끝에 걸터앉은 자세로 접근시켜 간다.

근육둘레띠 훈련은 수술 후 5주부터 근육수축이 얻어지는 정도의 가벼운 부하부터 시작한다. 이 때 근육둘레띠의 수축감이나 피로감을 환자 본인에게 확인시켜 큰가슴근, 넓은등근 등 outer muscle의 과잉수축에 의한 보상을 억제시킨다 (**그림 12~14**, Click *7-6, 7*).

어깨뼈 주위근육의 훈련은 비하중상태 (개방성운동연쇄, open kinetic chain : OKC)에서의 훈련부터 시작하고, 근력의 회복에 맞춰서 하중상태 (폐쇄성운동연

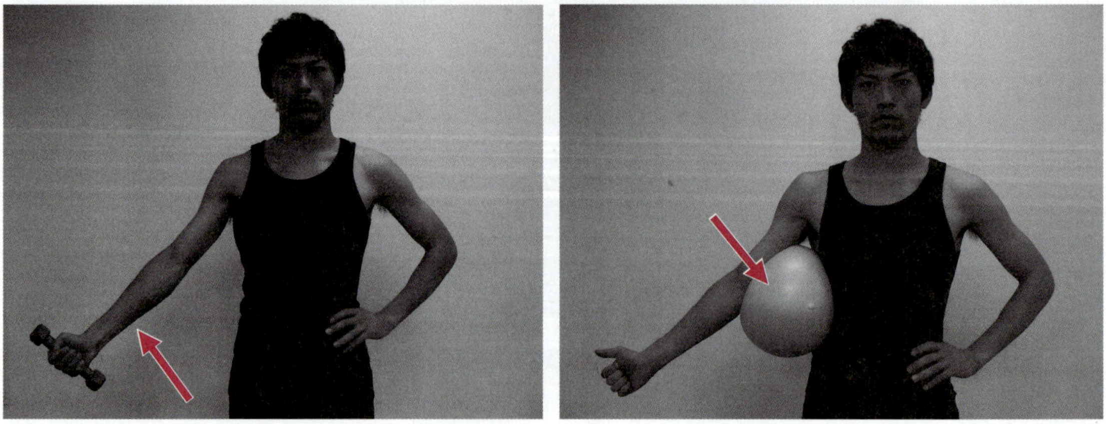

그림 12 근육둘레띠 훈련 a|b

a : 어깨뼈 면상에서의 올림 (0~45°)

b : 어깨뼈 면상에서의 모음운동

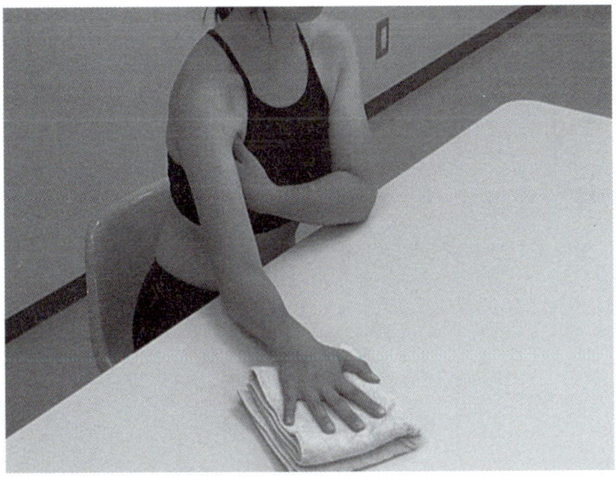

그림 13 근육둘레띠 훈련 (1) : 어깨 안쪽/가쪽돌림
Click 7-6

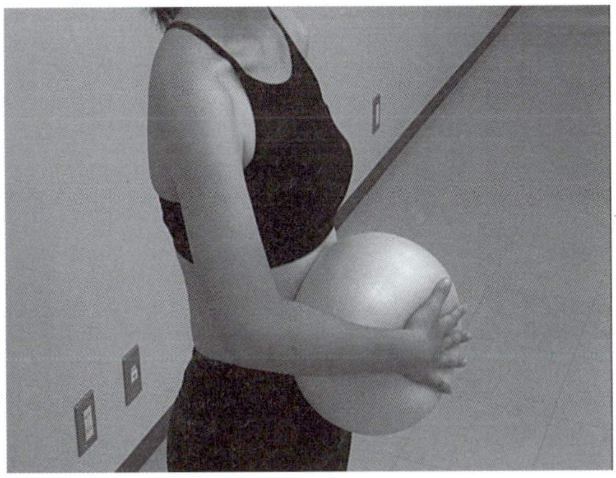

그림 14 근육둘레띠 훈련 (2) : 어깨 안쪽돌림
Click 7-7

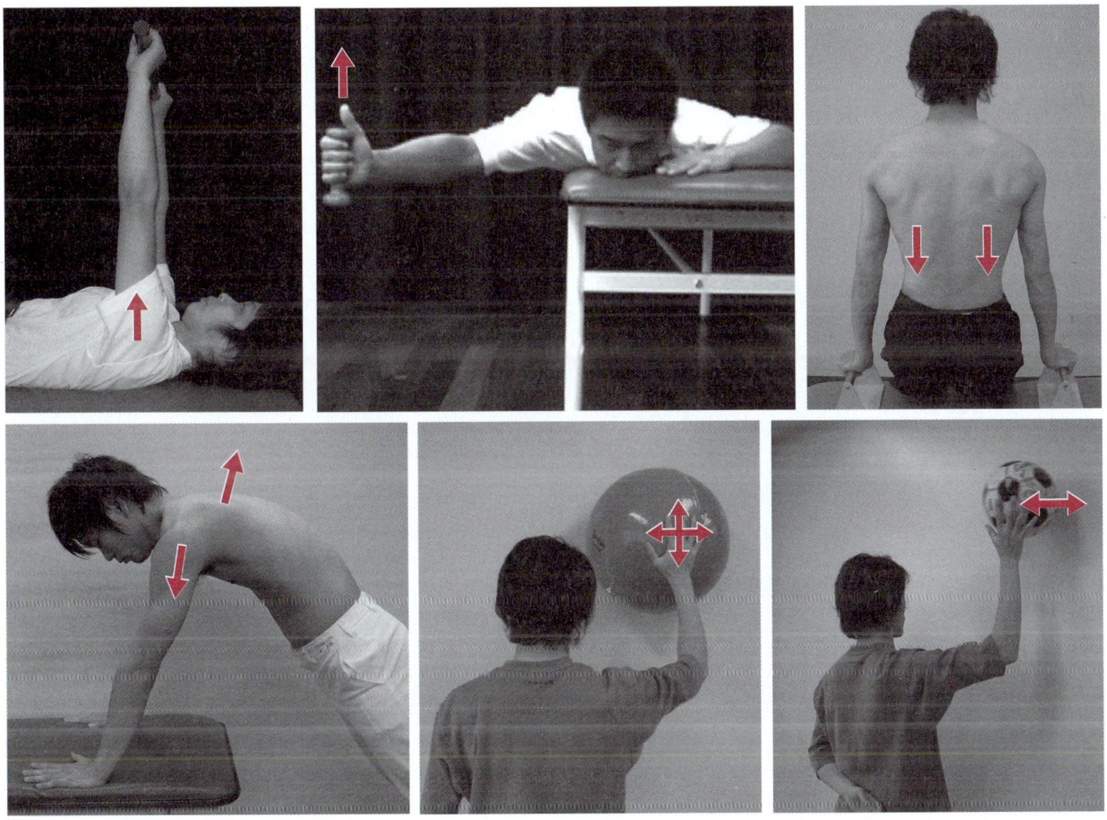

그림 15 어깨뼈주위근육 훈련

a|b|c
d|e|f

a : 앞톱니근 (OKC) b : 등세모근 하부 (OKC) c : 넓은등근 (CKC) d : 앞톱니근 (CKC)
e : 공굴리기 f : 공 튀기기 (ball bound)

쇄, closed kinetic chain : CKC)에서의 훈련을 도입한다. 앞톱니근 (전거근), 등세모근 하부섬유는 어깨뼈의 뒤경사 위치의 유지에 중요한 역할을 수행하기 때문에 적극적으로 강화한다 (**그림 15**).

**e. 테이핑 (제8장 "어깨관절주위염" 참조)**

어깨관절 벌림의 지지 테이프는 팔의 올림에서의 어깨세모근의 과도한 활동을 억제하여 통증을 경감시키는 효과가 있다.

### 4 퇴원할 때의 주의할 점

퇴원할 때에는 취침할 때의 포지셔닝이나 착탈의 동작 등을 중심으로 지도한다. 또한 자주훈련에서 통증이 인지되는 경우는 무리하게 시행하지 않도록 지도한다.

## B. 외상성 어깨관절 탈구[2)]

### 1 처방전 견본

처방전 견본을 **그림 16**에 나타냈다.

<table>
<tr><td>1. 성명 :</td><td>3. 연령 : 42세</td><td>2. 성별 : 여성</td><td>4. 키 · 체중 : 155㎝ · 50㎏</td></tr>
<tr><td colspan="4">5. 진단명 : 외상성 오른쪽 어깨관절 탈구</td></tr>
<tr><td colspan="4">6. 장애명 : 오른쪽 어깨관절통, 오른쪽 팔 올림의 곤란, ADL장애</td></tr>
<tr><td colspan="4">7. 합병증 : 특별히 없음</td></tr>
<tr><td colspan="4">8. 수술명 : Bankart법에 의한 어깨관절 제동술</td></tr>
<tr><td colspan="4">9. 병력 :<br>• ○○○○년 6월 10일 우산을 받치고 자전거를 타던 중, 넘어져 손을 짚고 어깨관절의 수평벌림과 가쪽돌림이 강제되어 부상. 오른쪽 어깨통증과 팔의 올림 곤란으로 우리 병원에서 진찰을 받음<br>어깨위팔관절의 앞쪽탈구로 정복 및 가슴벽 고정 실시<br>6월 24일 어깨관절 불안정성이 현저하기 때문에 수술 목적으로 우리 병원 정형외과에 입원<br>6월 27일 Bankart법에 의한 어깨관절 제동술 시행예정</td></tr>
<tr><td colspan="4">10. 물리치료 지시 : 크리티컬 패스에 따라서 수술 전 평가와 수술 후 물리치료 실시</td></tr>
<tr><td colspan="4">11. 예정 입원기간 : 3주일, 이후 외래통원 치료</td></tr>
<tr><td colspan="4">12. 금기 · 주의사항 : 크리티컬 패스에 따른다.</td></tr>
</table>

그림 16 처방전 견본 (외상성 어깨관절 탈구)

## 2 처방내용

### a. 질환의 이해

외상성 어깨관절 탈구는 어깨관절에 대한 수평벌림이나 가쪽돌림 방향으로의 외력에 의해서 부상하는 경우가 많다. 관절테두리 (관절순)의 손상 (Bankart lesion)이나 뼈의 손상 (hill-sach lesion)을 합병하는 일이 많고, 활동성이 높은 10~20대의 젊은 사람에서는 반복성 탈구로 옮겨가기 쉽다. 겨드랑신경 (액화신경)마비나 어깨위신경 (견갑상신경)마비를 합병한 경우는 어깨세모근이나 가시아래근의 근육 위축을 나타낸다. 관절 구성체의 손상이 중증이며 보존요법이 효과가 없는 경우는 어깨관절의 안정성을 재건하는 수술치료가 시행된다.

### b. 크리티컬 패스 (Bankart법, 그림 17)

고도의 뼈 손상에 대한 뼈 이식이나 관절테두리 손상에 대한 봉합술 등이 실시된 경우, 본 크리티컬 패스의 대상 밖이 된다.

## 3 물리치료[3)]

### a. 수술 전 평가

통증, 감각장애, 근육위축의 유무, 관절불안정성 (apprehension test, relocation test 등)을 평가한다. 관절불안정성은 팔의 올림각도, 수평벌림 및 가쪽돌림 각도를 변화시켜 어떤 자세에서 탈구감이나 불안감이 발생하는지도 확인해둔다. 관절가동범위 측정은 제한인자가 되는 통증, 구축, 손상부위의 끼워 넣어짐 등도 확인한다. 근력측정에서는 어깨뼈 주위근육이나 근육둘레띠 근력의 평가도 아울러서 시행한다.

**메모**

apprehension test는 아래로 늘어뜨린 위치, 45° 벌림 위치, 90° 벌림 위치, zero position으로 자세를 바꿔서 시행함으로써 접구위팔관절을 비롯한 어깨관절 구성체의 기능부전의 부위를 추측할 수 있다.

### b. 관절가동범위운동

통증이 없으면 수술 후 조기부터 팔이음뼈의 능동보조 또는 능동운동을 시행하며 고정에 의한 팔이음뼈 주위의 과다긴장을 억제한다.

어깨관절의 수동운동은 수술 후 2주부터 굽힘부터 시작하지만, 베개의 사용에 수반하는 목의 굽힘 위치 유지로 어깨뼈운동을 저해하지 않도록 배려한다. 수술 후 조기는 어깨관절의 종창이 심하고, 올림에 수반하는 관절내압의 상승에 의해서 통증이 발생하는 일이 많기 때문에 가동범위의 확대보다도 원활한 관절주머니 내 운동

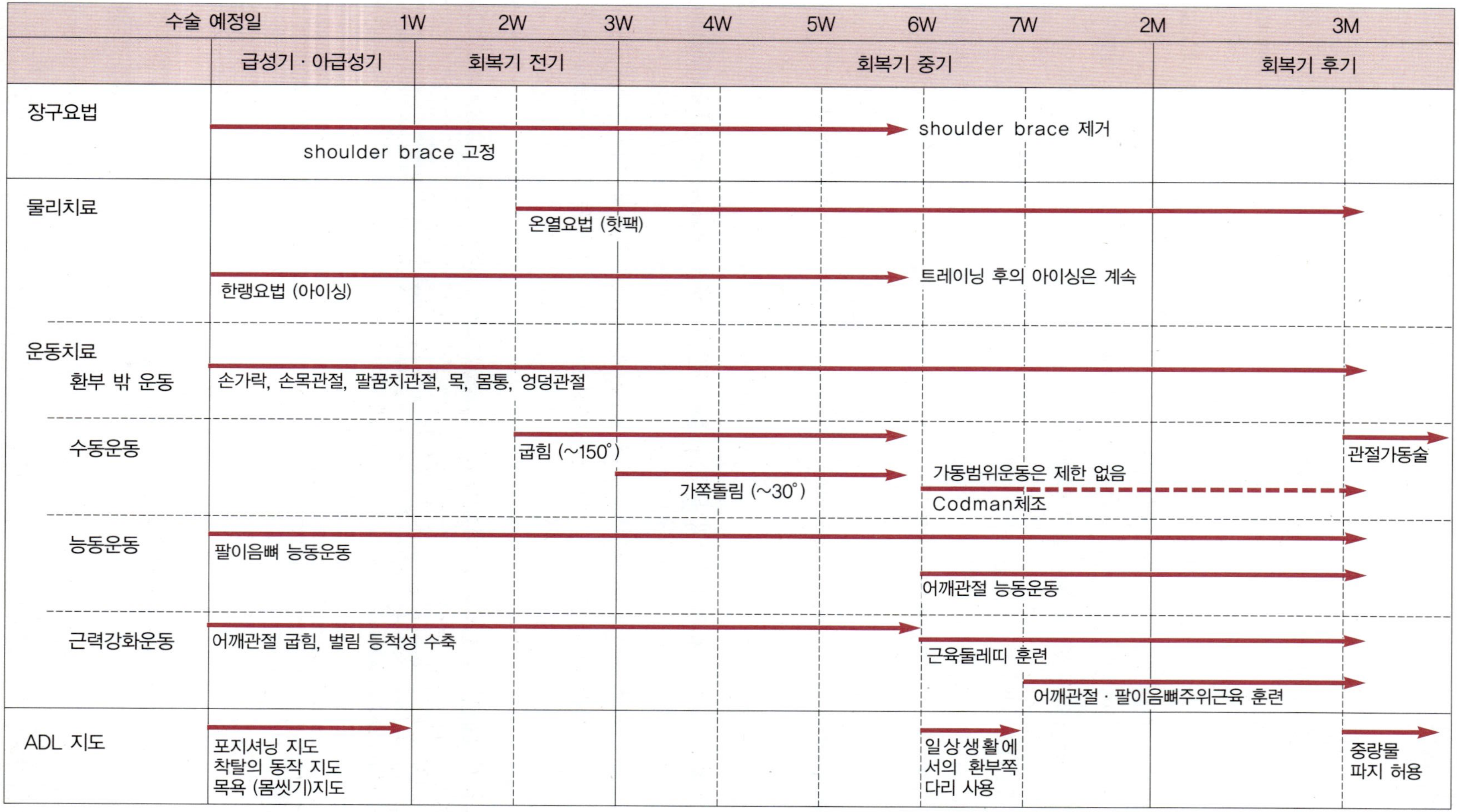

그림 17 크리티컬 패스 (어깨관절 탈구 수술 후 : Bankart법)

의 회복을 우선시킨다. 가쪽돌림운동은 수술 후 3주부터 위팔을 몸쪽에 고정한 위치부터 시작하고, 장구가 제거되는 수술 후 6주부터 단계적으로 어깨관절 벌림 각도를 증가시켜 실시한다 (**그림 18**). 위팔뼈머리가 과도하게 앞쪽이동을 하는 경우는 앞쪽부터 압박을 가하면서 가쪽돌림을 시킨다. 특히 어깨관절 90° 벌림 위치에서의 돌림은 어깨관절의 앞쪽 안정성에 유의하여 보호적으로 실시한다 (**그림 19, 20**, Click *7-8, 9*). 수술 후 3개월부터는 수평 모음이나 굽힘의 최종범위에서의 스트레칭을 추가한다.

① 관절 이완성을 기반에 갖는 외상성 어깨관절 탈구의 경우, 수술 후의 적극적인 관절가동범위에 의해서 어깨위팔관절에 느슨함이 발생할 가능성이 있다. 어깨관절 가쪽돌림 제한이 강하게 존재함에도 불구하고 올림가동범위의 획득이 분명히 빠른 경우는 가동범위운동의 스케줄을 지연시키는 일이 있다.
② 어깨뼈의 모음이나 뒤경사운동을 개선시킴으로써 수평벌림운동 및 90° 벌림 위치에서의 가쪽벌림운동에서의 어깨위팔관절의 스트레스를 감소시킬 수 있다.

### c. 근력강화운동

수술 후 다음날부터 장구 장착 하에 어깨관절 굽힘 및 벌림 방향으로의 등척성 수축훈련을 시행한다. 근육둘레띠 훈련은 수술 후 6주부터 아래로 늘어뜨린 위치에서 안쪽/가쪽돌림의 등척성 수축운동부터 시작하고, 수술 후 8주부터 낮은 부하의 등장성 운동으로 옮겨간다. 그 후는 근육둘레띠 파열 수술 후의 물리치료에서 언급한 방법에 대략 준거하지만, 어깨관절 모음과 안쪽돌림근의 강화는 통증에 주의하면서 벌림 각도를 단계적으로 증가시켜 실시한다. 또한 outer muscle과 어깨뼈 주위근육의 훈련도 시작하여 어깨관절 올림 위치에서의 안정성을 강화시켜간다. 큰가슴근을 비롯한 어깨관절 앞면근육이나 어깨뼈 앞면에 부착하는 앞톱니근이나 어깨밑근의 강화는 재탈구 예방에 중요하다. OKC 훈련부터 시작하여 아래팔로 체중을 지지한 위치에서의 어깨뼈 벌림이나, 어깨관절의 벌림 각도를 변화시킨 엎드려팔굽

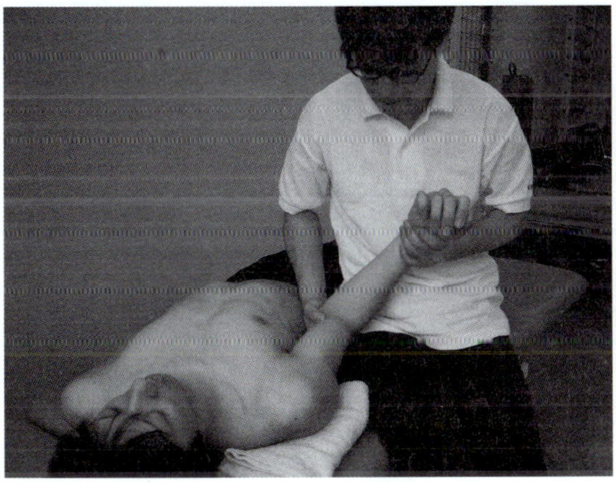

그림 18 어깨의 돌림가동범위운동
위팔을 몸쪽에 고정한 위치에서의 가쪽돌림 가동범위운동

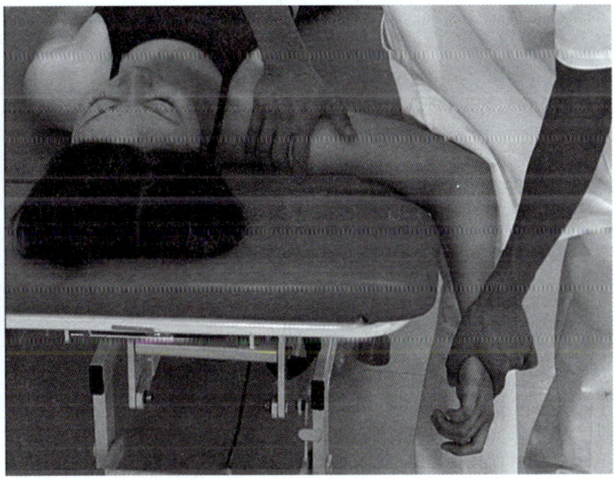

그림 19 어깨관절 가동범위운동 (1) : 어깨 벌림 위치에서의 가쪽돌림 가동범위운동 Click *7-8*

혀펴기 등의 CKC 훈련으로 옮겨간다.

벽을 이용한 공의 굴리기나 튀기기 (bound)는 어깨위팔관절과 팔이음뼈 및 inner muscle과 outer muscle의 협동성 개선에 효과적이다 (**그림 15e, f 참조**). 또한 에어로빅 등 불안정한 지지면에서의 체중지지는 관절의 고유감각을 촉진하고 어깨주위의 안정성에 효과적인 훈련이다 (**그림 21**, Click 7-10). 게다가, 수평 폄 위치에서부터의 모음운동, 어깨 90° 벌림 위치에서의 안쪽돌림운동, 치료사에 의한 도수저항이나 공의 낙하에 의한 외력에 신속하게 저항하는 등, 근육의 반응성을 높이는 훈련도 실시한다.

> 근력강화운동에서는 관절주머니, 인대에 대한 부하가 적은 어깨뼈면의 올림 위치에서의 근력을 충분히 획득시킨 후, 수평 벌림 및 가쪽돌림 위치에서의 훈련으로 옮겨간다.

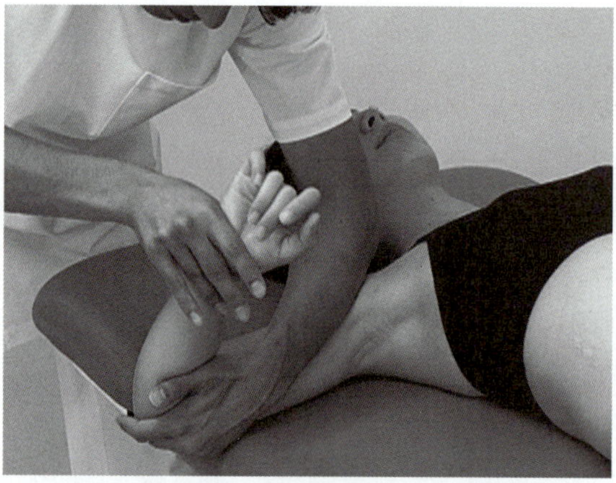

그림 20 어깨관절 가동범위운동 (2) : 어깨 벌림 위치에서의 안쪽돌림 가동범위운동 Click 7-9

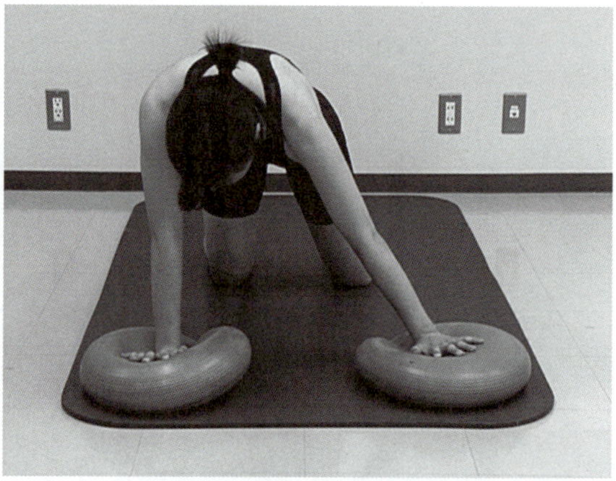

그림 21 어깨뼈 주위근육 훈련 : 에어로빅 중 체중이동 Click 7-10

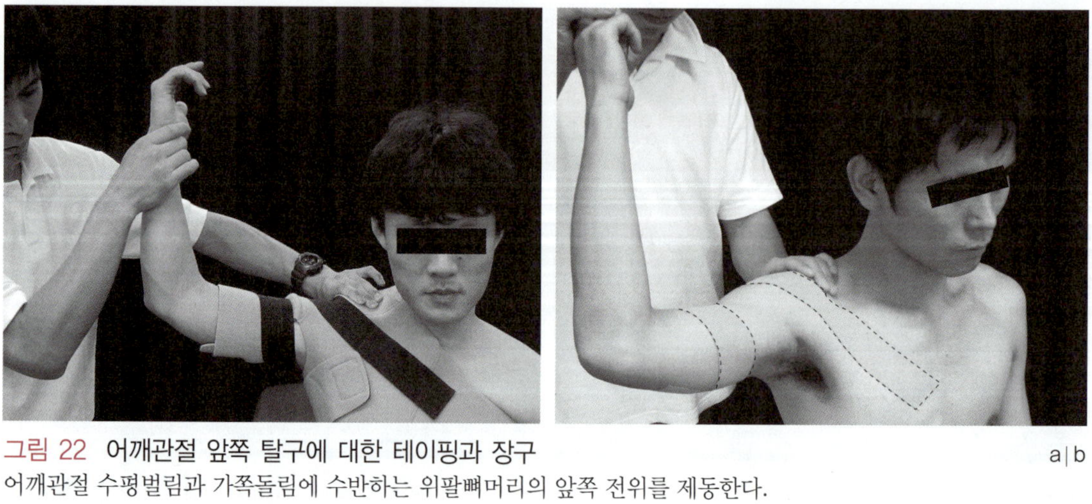

그림 22 어깨관절 앞쪽 탈구에 대한 테이핑과 장구 a|b

어깨관절 수평벌림과 가쪽돌림에 수반하는 위팔뼈머리의 앞쪽 전위를 제동한다.

a : 스트랩 (strap)에 의해서 어깨의 벌림과 가쪽돌림이 제동된다.

b : 안쪽돌림 위치에서 나선모양으로 테이프를 붙여 위팔뼈머리의 앞쪽 전위를 억제한다.

### d. 테이핑과 보장구

장구는 재탈구의 예방을 목적으로 사용한다. 스트랩이 붙은 지지기구를 장착하고 과도한 수평벌림, 가쪽돌림을 제동한다. 테이핑은 안쪽돌림 위치에서 나선모양으로 테이프를 붙여 가쪽돌림에 수반하는 위팔뼈머리의 앞쪽 전위를 억제한다. 가동범위가 큰 어깨관절의 테이핑은 정착성과 신축성이 높은 테이프를 사용한다 (**그림** 22).

# C. 봉우리빗장관절 탈구

## 1 처방전 견본

처방전 견본을 **그림** 23에 나타냈다.

## 2 처방내용

### a. 질환의 이해

봉우리빗장관절 탈구는 봉우리에 대한 직접 전달 외력에 의한 어깨뼈와 빗장뼈 원위끝이 아래 안쪽으로 밀어내려져 빗장뼈의 중앙부분이 제1갈비뼈와 충돌한 결과 발생하는 일이 많다. 탈구의 정도에 따라서 관절의 불안정성이 인지되지 않는

| 1. 성명 : | 3. 연령 : 69세 | 2. 성별 : 남성 | 4. 키 · 체중 : 172㎝ · 65㎏ |
|---|---|---|---|
| 5. 진단명 : 왼쪽 봉우리빗장관절 탈구 (Tossy의 분류 : Grade Ⅲ) | | | |
| 6. 장애명 : 왼쪽 어깨통증, 왼쪽 팔의 올림 제한, ADL장애 | | | |
| 7. 합병증 : 특별히 없음 | | | |
| 8. 수술명 : Phemister법에 의한 봉우리빗장관절 정복술 | | | |
| 9. 병력 :<br>• ○○○○년 6월 2일 심은 나무의 가지치기 중 발판에서부터 떨어져 왼쪽 어깨를 강타하여 부상. 우리 병원에서 진찰을 받고 봉우리빗장관절의 탈구라 진단<br>6월 13일 수술목적으로 입원<br>6월 16일 Phemister법에 의한 봉우리빗장관절 수복술 시행 예정 | | | |
| 10. 물리치료 지시 : 크리티컬 패스에 따라서 수술 전 평가와 수술 후 물리치료 실시 | | | |
| 11. 예정 입원기간 : 1주일, 이후 외래통원치료 | | | |
| 12. 금기 · 주의사항 : K-wire를 뽑아낼 때까지 어깨관절 올림각도 90° 미만으로 한다. | | | |

그림 23 처방전 견본 (봉우리빗장관절 탈구)

type I, 봉우리빗장관절이 불완전 탈구 위치가 되는 type II, 탈구 위치가 되는 type III으로 분류된다. 봉우리빗장관절의 압통은 대부분의 증상사례에서 인지되고, 오래된 사례에서도 잔존하여 있는 경우가 많다. 또한 type II, type III에서는 관절부분의 계단모양 변형이나 빗장뼈 원위끝을 손가락으로 억제하면, 반발하는 piano key sign이 인지된다.

type I, type II에서는 보존요법이 선택되고, type III에서는 수술요법이 선택되는 경우가 많다.

### b. 크리티컬 패스 (Phemister법, 그림 24)

Phemister 수정법은 봉우리빗장관절을 정복위치로 유지하며 2본의 Kirschner 강선으로 고정하여 봉우리빗장관절을 정복하는 수술방식이다.

## 3 물리치료

### a. 평가

종창, 통증, 근육위축을 평가한다. 관절가동범위나 근력 측정은 운동제한이 해제된 다음부터 시행한다.

### b. 관절가동범위운동

수술 후 1주부터 치료 때에만 삼각건을 제거하여 Codman체조를 시행한다. 팔의 흔들이 운동이 졸렬한 경우나 방어반응이 강한 경우는 몸통 앞굽힘에 의한 팔을 아래로 늘어뜨리는 연습부터 시작한다. 흔들이 운동에 의해서 발생하는 근육의 신장통증에는 가벼운 마사지나 직접 스트레칭을 실시한다. 어깨뼈의 운동은 봉우리빗장관절부분의 통증이 일어나지 않도록 신중하게 시행한다.

수술 후 3주째부터 삼각건을 제거하고, 어깨관절 올림 90° 이하의 범위에서 능동 및 수동적 관절가동범위운동을 시작한다. 어깨 돌림 가동범위는 적극적으로 회복을 도모하여 K-wire 제거 후의 올림 제한이 최소한이 되도록 노력한다. K-wire를 뽑아내는 수술 후 6주에서부터 8주에서 어깨관절의 운동제한을 해제하며 스트레칭이나 가동술의 시술을 적극적으로 사용해서 가동범위의 개선을 도모한다.

> 봉우리빗장관절에 대한 가동술에서 방어반응이 강한 경우는 큰가슴근 빗장뼈부분의 섬유나 어깨세모근 전부섬유의 등척성 수축에 의해서 빗장뼈의 앞쪽 미끄럼을 끌어내는 방법이 효과적다.

### c. 근력강화운동 (본 단원 "근육둘레띠 손상" 참조)

K-wire 제거 후에 가벼운 부하부터 시작한다. 수술 후의 고정에 의해서 약화된 outer muscle이나 근육둘레띠를 적극적으로 강화한다.

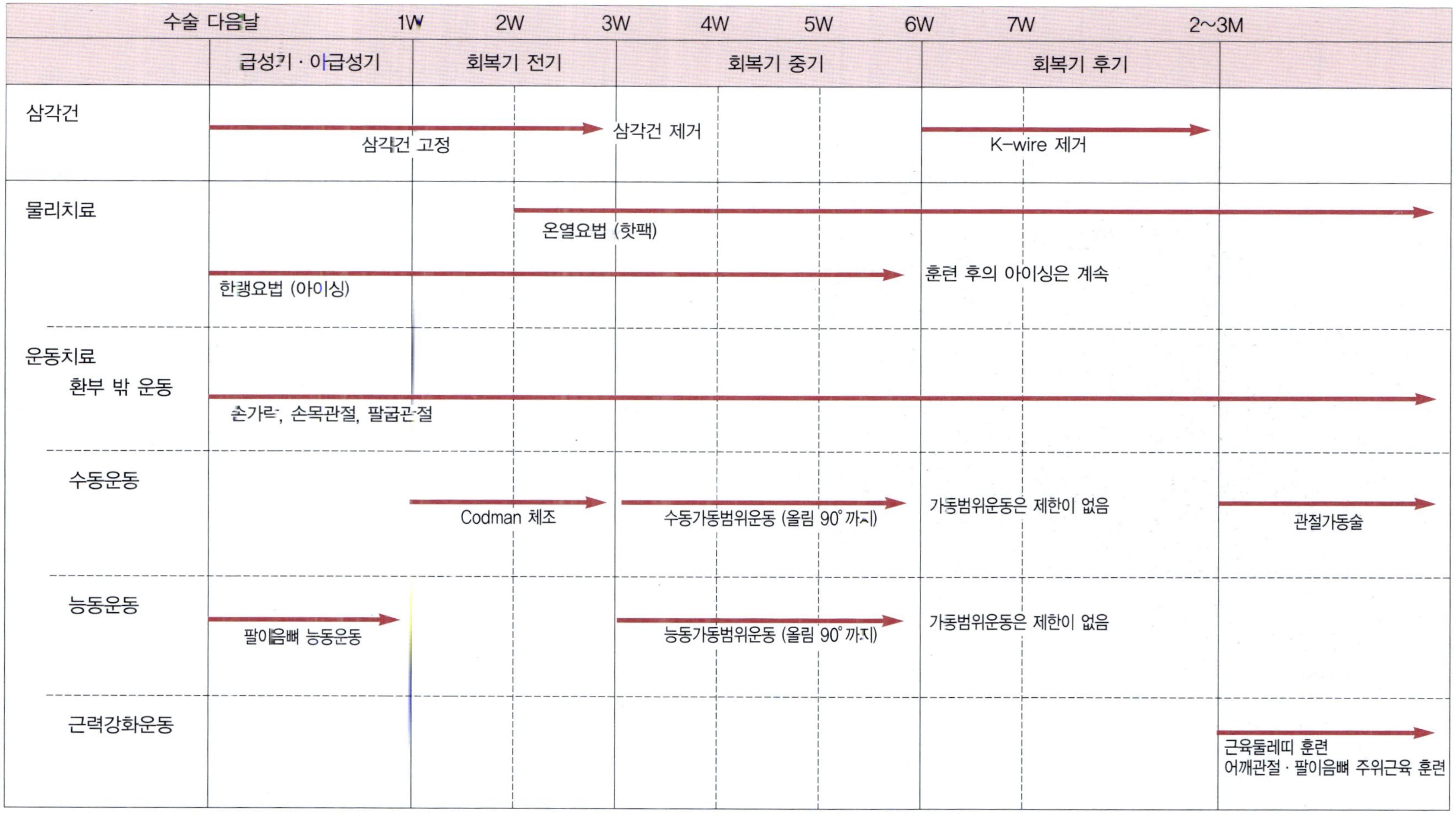


그림 24 크리티컬 패스 (봉으리빗장관절 탈구 후 : Phemister법)

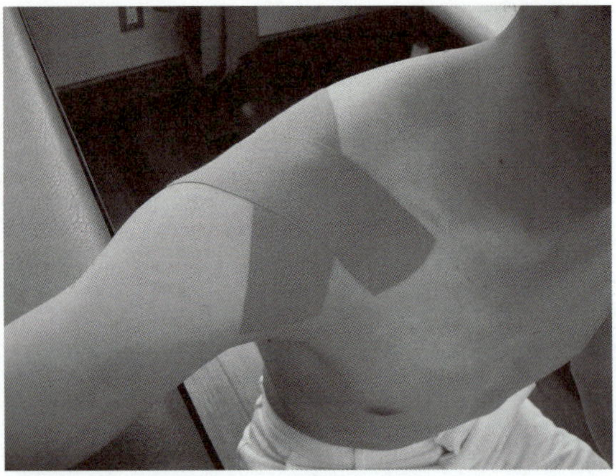

그림 25 봉우리빗장관절 탈구에 대한 테이핑
빗장뼈 원위끝의 위쪽 전위를 제동한다.

### d. 테이핑

신축성 테이프로 빗장뼈 원위끝의 올림을 억제한다 (**그림 25**).

# D. 근육 손상

## 1 처방전 견본

처방전 견본을 **그림 26**에 나타냈다.

<table>
<tr><td>1. 성명 :</td><td>3. 연령 : 35세</td><td>2. 성별 : 남성</td><td>4. 키 · 체중 : 173㎝ · 66㎏</td></tr>
<tr><td colspan="4">5. 진단명 : 뒤넙다리근육 (hamstrings)의 끊어짐이나 파열 (중등도)</td></tr>
<tr><td colspan="4">6. 병력<br>• ○○○○년 11월 29일 축구경기 중에 대쉬 (dash)하여 부상<br>하중시 통증이 심하고 보행곤란 때문에 우리 병원에 입원<br>뒤넙다리근육 근섬유의 끊어짐 또는 파열이라 진단되어 같은 날에 물리치료가 시작됨</td></tr>
<tr><td colspan="4">7. 물리치료 지시 : RICE 처치, 목발보행의 지도, 이후는 크리티컬 패스에 따라서 물리치료 시작</td></tr>
<tr><td colspan="4">8. 금기 · 주의사항 : 급격한 근육의 신장과 수축에 의한 재손상에 주의하시기 바랍니다.</td></tr>
</table>

그림 26 처방전 견본 (근육섬유의 끊어짐이나 파열)

# 2 처방내용

## a. 질환의 이해

### 1) 근육좌상

충돌, 구타 등 직접전달 외력에 의한 강한 타박에 의해서 근섬유가 손상되어 근육 내 및 근육 사이에 출혈을 일으킨다[4]. 발병 직후는 열감, 종창, 통증, 근육연축이 인지되며 근육의 수축이나 신장에 의해서 통증이 증대한다. 또는 근육 내의 혈종에 의한 내압의 상승으로 타박 직후부터 시간의 경과와 더불어 통증은 심해지는 일이 많다. 종창이 심한 경우는 혈관이나 신경의 압박에 의한 구획증후군 (compartment syndrome)을 나타내고 수술의 적응이 된다. 근육좌상의 발생빈도는 넙다리네갈래근이나 종아리세갈래근에 많고, 초기치료가 적절하게 시행되지 않으면, 손상부위의 흉터조직이 석회화하여 골화근육염 (골화성근염)을 일으키는 경우가 있다.

### 2) 근섬유의 끊어짐/파열

급격한 장력이 근육에 작용하여 근섬유 또는 근막에 손상을 초래한 상태이고, 종창, 통증, 피하출혈, 압통, 신장통, 수축 시 통증, 근육의 함몰 등의 증상을 나타낸다. 부상기전은 발휘되는 근력보다도 강한 장력이 가해진 경우와 스포츠로 대표되는 점프나 대쉬 등의 급격한 동작에 의해서 발생하는 경우로 나뉘며, 뒤넙다리근육, 넙다리곧은근 (대퇴직근), 장딴지근 (비복근)에 잘 발생한다. 근섬유의 끊어짐/파열은 응급처치나 재활이 적절하게 시행되지 않으면, 통증 등의 후유증이나 재발의 위험성도 높아진다.

**메모**

① 근섬유의 끊어짐/파열의 요인은 유연성 저하, 피로, 근력저하, 근력의 불균형 등을 들 수 있다.

② 뒤넙다리근육 근섬유의 끊어짐/파열은 넙다리두갈래근이 정강신경 (경골신경)과 종아리신경 (비골신경)에 의한 2중 지배를 받고 있다는 것도 하나의 유인이라 생각되고 있다.

## b. 크리티컬 패스

크리티컬 패스를 **그림 27**에 나타냈다.

# 3 물리치료

여기서는 넙다리네갈래근 좌상과 뒤넙다리근육 근섬유의 끊어짐/파열에 대한 물리치료에 대해서 언급한다.

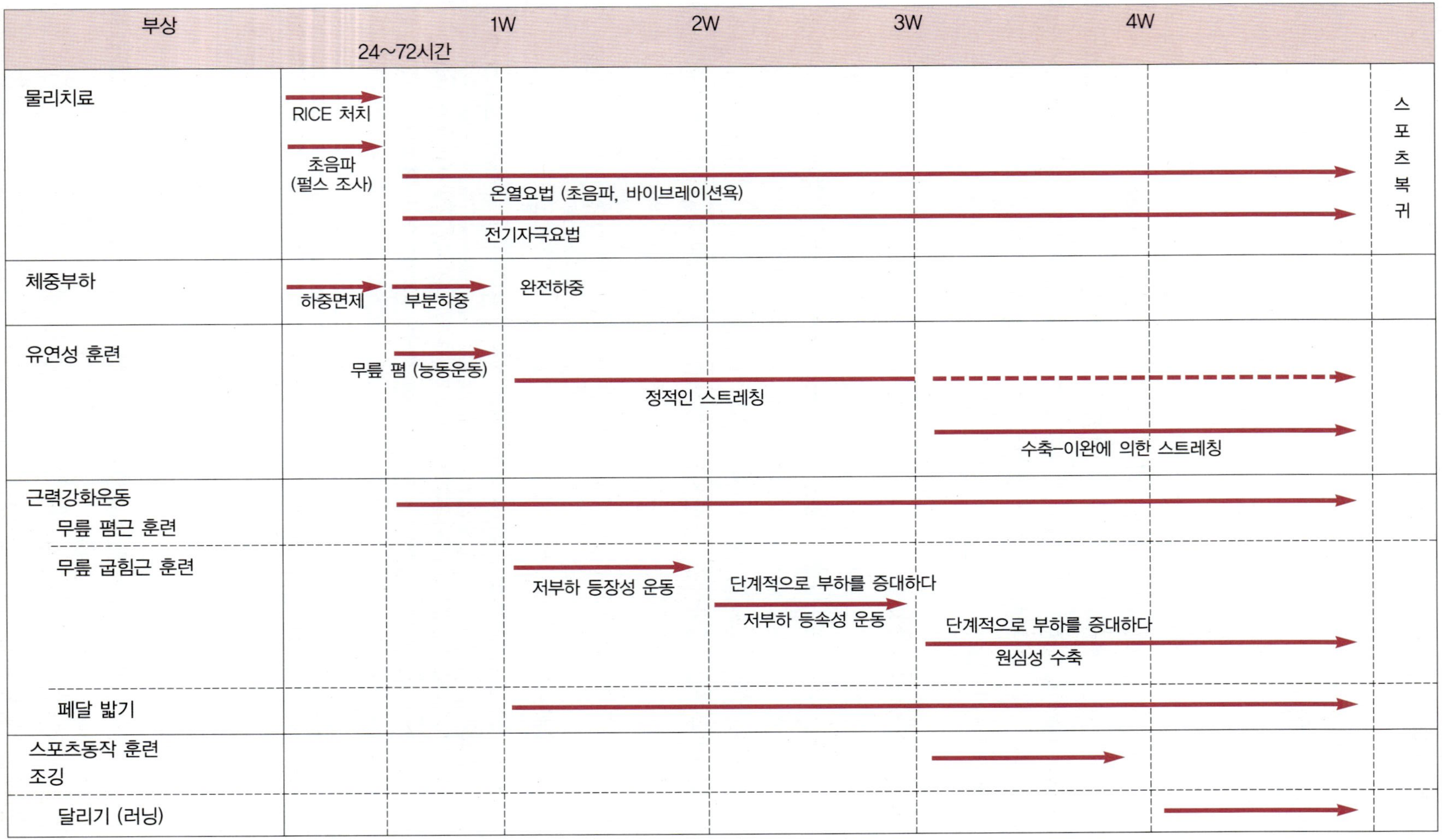


그림 27 크리티컬 패스 (근섬유의 끊어짐/파열)

## a. 평가

손상부위의 피하혈종, 종창, 함몰, 압통, 신장통을 확인하고, 문진 등의 정보와 합쳐서 염증의 회복단계를 평가한다. 또한 동시에 넙다리부분과 종아리부분의 둘레길이, 무릎관절 가동범위, 근육의 단단한 검사 (tightness test), 근력을 통증이 유발되지 않는 범위에서 평가한다.

## b. RICE 처치

부상 직후는 근육좌상에 의한 출혈이나 혈종의 확대를 억제하기 위해 RICE 처치 [ R : rest (안정), I : ice (냉각), C : compression (압박), E : elevation (올림)]를 24시간에서부터 72시간 실시한다. 근육좌상에서는 유연성 저하를 최소한으로 그치게 하기 위해 통증이 없는 범위에서 단계적으로 근육이 신장되는 자세를 취하게 하지만 (**그림 28**), 통증이 격렬한 경우는 장구로 고정하며 목발 등으로 하중면제를 한다.

## c. 관절가동범위운동

### 1) 넙다리네갈래근 좌상

급성염증이 진정되면 초음파나 와류욕, 핫팩 등으로 통증억제를 도모하고, heel sliding, 끝에 걸터앉은 자세에서 종아리의 자체중량을 이용한 능동보조운동, 엎드려 누운 자세에서의 무릎 굽힘운동을 시행한다 (**그림 29**). 근육의 경결부위에는 도수나 패드에 의한 압박이 효과적이다. 넙다리네갈래근의 근육긴장이 항진하여 있는 경우는, 길항근인 뒤넙다리근육의 수축에 의한 상반억제를 이용해서 이완을 도모한다. 또한 무릎 굽힘 각도와 통증을 평가하면서 자전거 근육힘기록기(ergo meter)도 시작한다.

### 2) 뒤넙다리근육 근섬유의 끊어짐/파열

RICE 처치가 종료한 시점에서 끝에 걸터앉은 자세에서 무릎의 폄 능동운동을 시작한다 (**그림 30**). 자전거 근육힘기록기(ergo meter)는 뒤넙다리근육에 과도한 신장이 가해지기 어려우므로 스트레칭 전의 워밍업으로서 효과적이다. 정적인 지속신장은 부상부위의 통증이 출현하지 않는 범위에서 실시한다. 근육 수축 시 통증이 소실하면, PNF 기법을 응용한 스트레칭을 실시한다 (**그림 31**, Click 7-11).

스포츠선수에 대해서는 재발예방을 위해 워밍업이나 쿨링다운으로 스트레칭을 꼼꼼히 시행시킨다.

## d. 근력강화운동 (그림 32)

안정 때의 통증이나 근육의 수축 때의 통증이 소실하면 leg extension을 시작한다. 끝에 걸터앉은 자세에서 무부하에서부터 시작하고, 단계적으로 고무 튜브나 추를 사용한 높은 부하에서의 훈련으로 옮겨간다. 부분하중이 가능해지면 벽을 이용한 leg press나 자전거 근육힘기록기를 시작하고, 발바닥으로부터의 감각입력을 촉

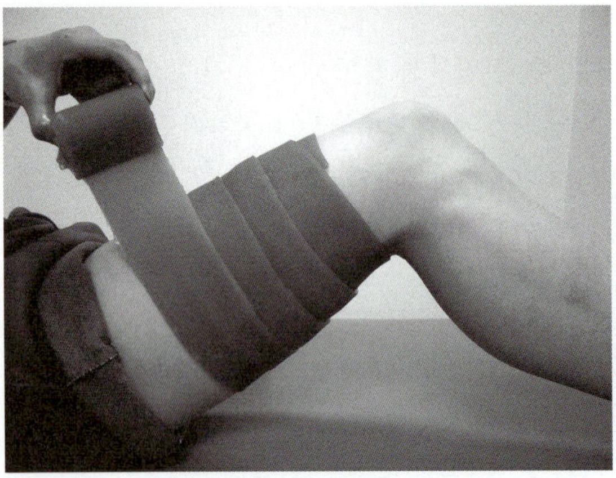
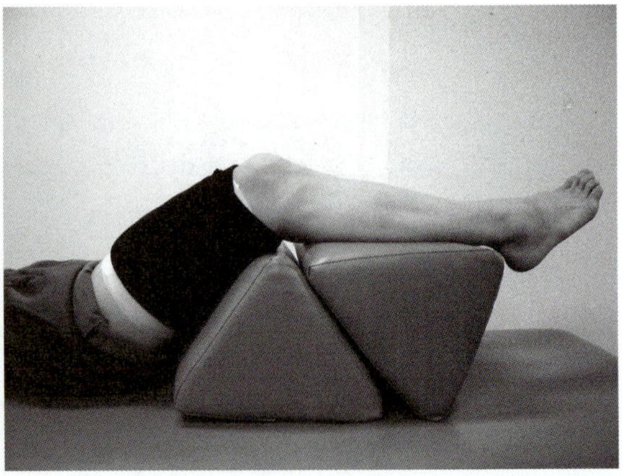

그림 28 넙다리부분 손상에 대한 RICE 처치 a|b

a : ice bandage에 의한 냉각과 압박

b : underwrap과 supporter에 의한 압박을 가하여 환부를 올린다. 무릎관절은 통증이 없는 범위에서 서서히 굽힌다.

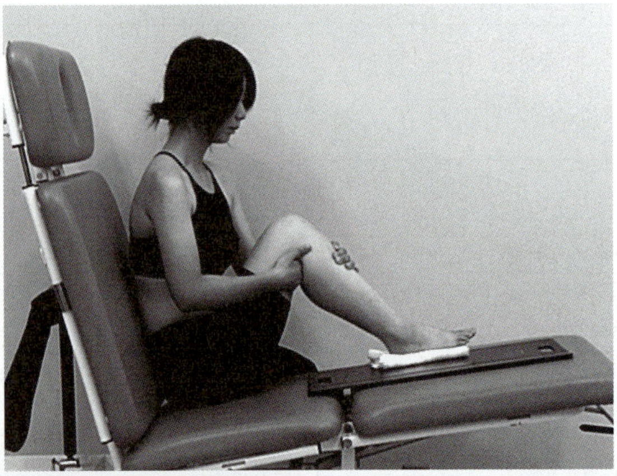
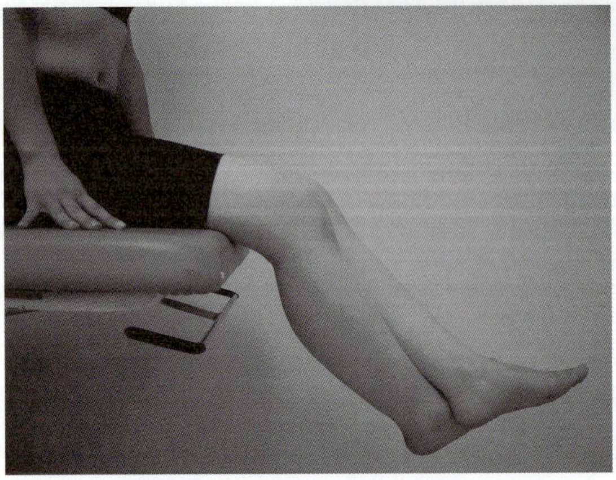
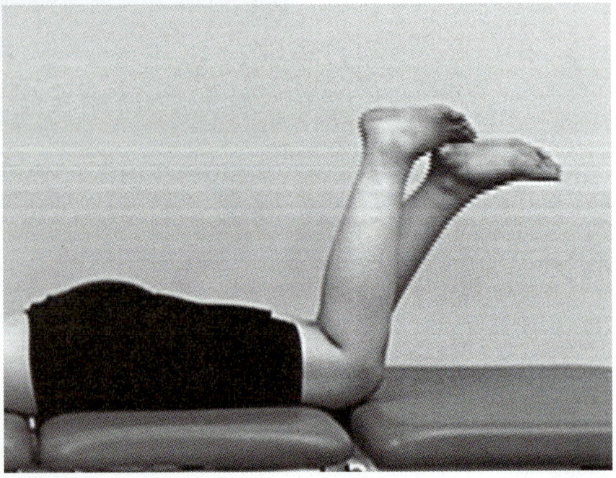

그림 29 무릎 굽힘 가동범위운동 (넙다리네갈래근 좌상) a / b|c

a : heel sliding b : 종아리의 자체중량을 이용한 능동보조운동

c : 건강한 쪽 다리에 의한 신장운동

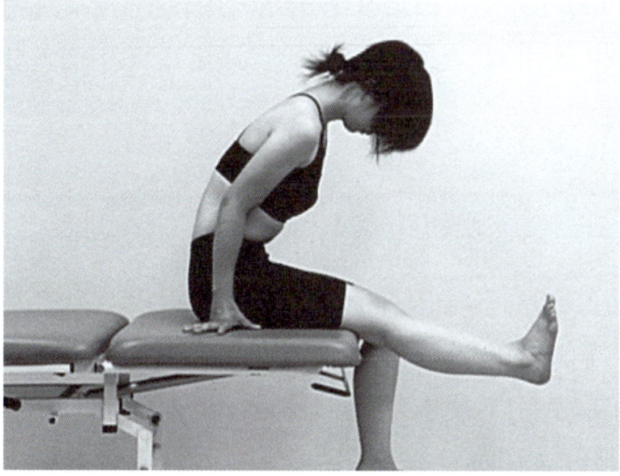

그림 30 뒤넙다리근육의 신장
몸통의 앞경사와 넙다리네갈래근의 수축에 의한 상반 억제를 이용한다.

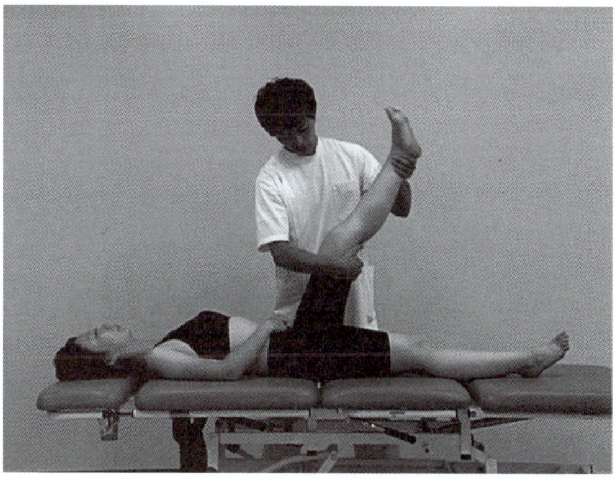

그림 31 뒤넙다리근육의 신장운동 (수축-이완)
Click 7-11

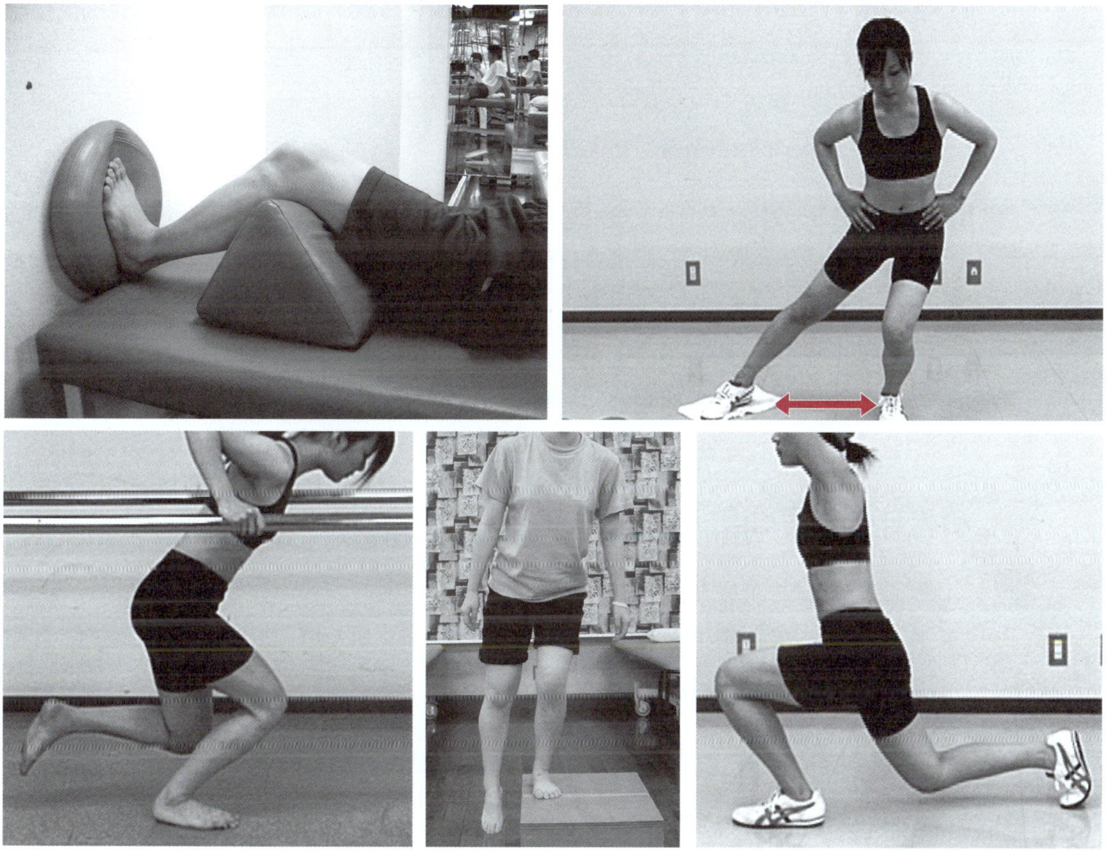

그림 32 하중자세에서의 근력강화운동

a | b
c | d | e

a : leg press b : 옆쪽으로의 다리의 뻗기 (reach) c : 한쪽다리 스쿼트 (squat)
d : 스텝 받침대에 의한 오르내리기 e : 전방으로 런지 (forward lunge)

진한다. 완전하중이 가능해지면 스쿼트 (squat), 다리의 뻗기 (reach) 동작, forward lunge와 side lunge는 다리가 접지할 때의 제동력과 차고 나갈 때의 추진력의 강화에 유용하다.

### e. 몸통 안정화 (core stability) 훈련

다리의 상해환자는 하중면제나 통증 회피 등의 요인에 의해서 중력중심의 전위가 일어나서 자세의 비대칭이나 자세조절능력의 저하를 나타내는 일이 많다. 선 자세나 보행에서의 안정성 획득을 위해 하중면제 기간 중부터 앉은 자세에서의 조절능력의 개선이나 다리이음뼈 (골반대)로부터 몸통 안정화 (core stabilization)를 목적으로 한 훈련을 실시한다 (**그림 33**).

### f. 스포츠 동작훈련 (본 단원 E "무릎인대 손상" 참조)

스포츠 경기에의 복귀를 목적으로 한 훈련은 완전하중이 가능해진 다음부터 단계적으로 시작한다. 유연성이나 근력의 회복을 보면서 난이도가 낮은 것에서부터 높은 훈련으로 옮겨간다.

### g. 테이핑과 보장구

근육연축 (spasm)이나 근육의 유연성 저하에 대해서 엮어 올리기 테이프로 손상부위에 압박을 가한다. 넙다리 지지기구는 압박에 의한 근육활동의 촉진이나 환부의 보온을 목적으로 사용한다 (**그림 34**).

### h. ADL 지도

넙다리네갈래근 좌상에 의한 굽힘 가동범위의 제한이 잔존하는 경우, 웅크리고 앉기나 바닥에서부터의 일어서기 동작을 지도한다. 계단 오르내리기는 다리의 지지성의 회복정도를 확인하면서 시행한다. 계단을 내려올 때는 난간을 잡고, 원심성 수축에 의한 무릎의 조절능력을 획득시킨다.

## 4 퇴원할 때의 주의할 점

손상부위의 기능저하나 재손상의 위험에 대해서 충분히 설명한다. 자택에서의 훈련에는 스트레칭이나 스쿼트 (squat) 등을 지도하지만, 계속해서 시행할 수 있도록 필요할 때 최소한으로 시행한다.

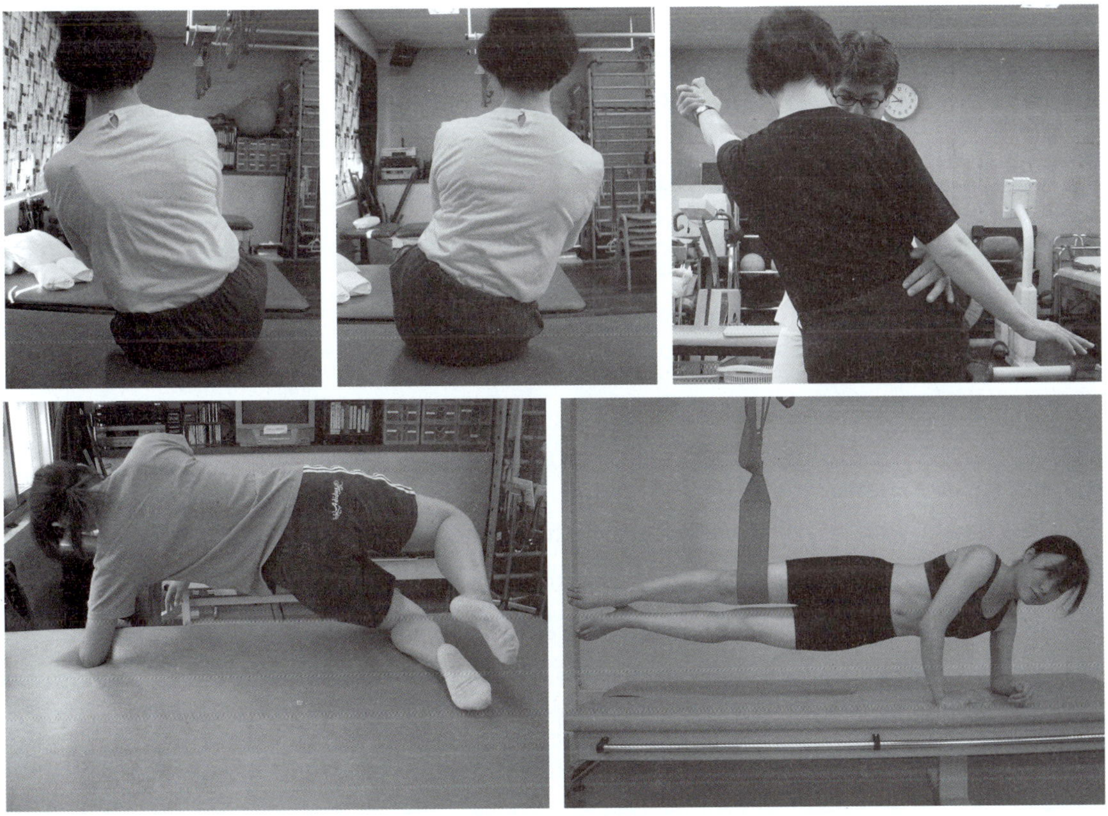

그림 33 다리 장애에 의한 바로서기의 저하와 몸통 안정화 훈련

a|b|c
d|e

a : 환부쪽으로의 체중이동 (바로서기가 현저하게 저하)
b : 건강한 쪽으로의 체중이동
c : 앉은 자세에서의 바로서기의 유발
d, e : 몸통 안정화 훈련

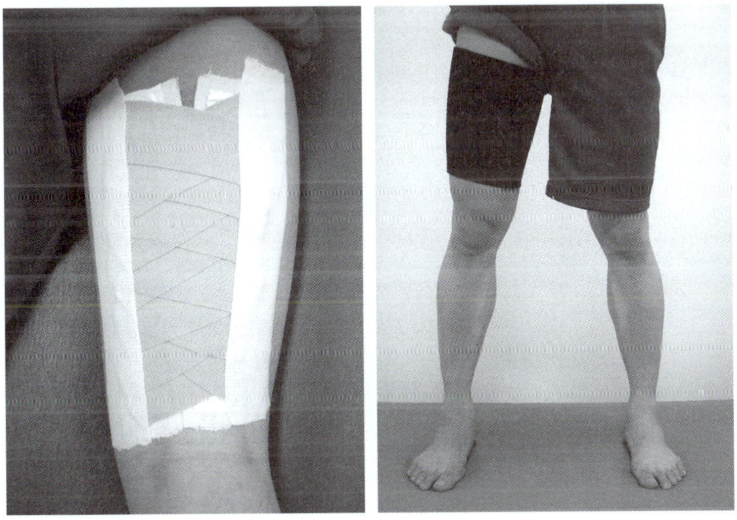

a|b

그림 34 테이핑과 보장구에 의한 환부의 보호
a : 엮어 올리는 테이프로 환부를 압박하고 손상부위를 보호한다.
b : 보온과 압박을 목적으로 한 넙다리 보호대

# E. 무릎인대 손상

## 1 처방전 견본

처방전 견본을 **그림 35**에 나타냈다.

## 2 처방내용

### a. 질환의 이해

#### 1) 앞십자인대 (ACL) 손상

앞십자인대 (anterior cruciate ligament : ACL) 손상은 교통사고나 접촉형 스포츠 (contact sports) 등에서 무릎의 외반 · 가쪽돌림, 내번 · 안쪽돌림, 과다젖힘 (과신전)이 강제되어 부상하는 접촉형 손상 (contact injury)과 스포츠 활동 중에 있어서의 점프의 착지나 급정지, 방향전환 등에 의해서 손상되는 비접촉형 손상 (non-contact injury)이 있다. 부상 직후는 관절 내 출혈과 열감, 종창, 통증 등의 염증증상이 인지되고, 진구사례에서는 관절불안정성에 의한 무릎꺾임 (giving way)을 일으켜 스포츠활동만이 아니라, 일상생활에도 지장을 초래하는 일이 있다. ACL은 자연치유능력이 낮기 때문에 치료에 재건술이 선택되는 경우가 많다.

<table>
<tr><td>1. 성명 :</td><td>3. 연령 : 28세</td><td>2. 성별 : 여성</td><td>4. 키 · 체중 : 163㎝ · 50㎏</td></tr>
<tr><td colspan="4">5. 진단명 : 왼쪽 무릎 ACL 손상</td></tr>
<tr><td colspan="4">6. 장애명 : 보행 장애, 계단 오르내리기 장애, 스포츠활동 곤란</td></tr>
<tr><td colspan="4">7. 기왕력 : 왼쪽 발목관절 염좌 (15세), 요통 (26세)</td></tr>
<tr><td colspan="4">8. 수술명 : 왼쪽 무릎 ACL 재건술</td></tr>
<tr><td colspan="4">9. 병력 :<br>• OOOO년 7월 29일 농구시합 중 러닝슛의 착지 때에 디펜스를 피하려고 하여 왼쪽무릎의 굽힘과 외반이 강제되어 부상. 그 후 계속해서 출장을 하지만 무릎꺾임이 인지된다.<br>8월 31일 무릎관절의 통증이 지속되고, 무릎꺾임 (giving way)이 반복되기 때문에 근처의 의사에게 진찰을 받다. MRI로 상기의 것이 진단된다.<br>10월 4일 수술목적으로 우리 병원 정형외과에 입원<br>10월 6일 왼쪽 무릎 ACL 재건술 시행</td></tr>
<tr><td colspan="4">10. 물리치료 지시 : 크리티컬 패스에 따라서 수술 후 물리치료 실시</td></tr>
<tr><td colspan="4">11. 예정 입원기간 : 3주일</td></tr>
<tr><td colspan="4">12. 금기 · 주의사항 : 3개월은 기능적 무릎장구 착용. 근력훈련은 무릎관절에 앞쪽 전단력 (shearing force)이 발생하지 않도록 배려하기 바랍니다.</td></tr>
</table>

그림 35 처방전 견본 (ACL 손상)

ACL 재건술에 대해서는 DVD "Click 수술의 이해 ④" 참조.

**메모**

수술 후의 재건인대는 허혈성 괴사에 빠진다. 그 후는 외래성의 세포침윤 및 혈관 신생을 일으키지만, 그 회복에는 연간 단위를 필요로 한다. 역학적 강도는 수술 후 1년을 경과해도 정상적 인대와 비교하여 매우 낮은 것이라 생각되고 있다.

#### 2) 뒤십자인대 (PCL) 손상

뒤십자인대 (posterior cruciate ligament : PCL) 손상은 넘어짐 등 무릎의 굽힘 위치에서 정강뼈 앞면을 타박하여 부상하는 일이 많다. 부상 직후는 관절종창을 수반하는 급성의 염증증상을 나타낸다. 무릎 굽힘 위치에서 종아리의 뒤쪽 가라앉음 (posterior sagging)이나 뒤쪽으로의 관절 불안정성을 나타내지만, 단독 손상이라면 관절 고정이나 하중면제 등을 필요로 하지 않는 경우도 있다. PCL 손상의 치료는 다른 인대손상이나 반날손상, 관절연골손상 등의 합병증이 없으면, 보존요법이 제1 선택이 된다. 그러나 통증이나 관절수종 등이 지속되며 보존요법에 저항하는 경우는 재건술도 선택된다.

#### 3) 안쪽곁인대 (MCL) 손상

안쪽곁인대 (medial collateral ligament : MCL) 손상은 무릎관절에 대해서 외반이나 종아리 가쪽돌림이 강제되어 발생한다. MCL 손상은 자연치유능력이 높기 때문에 완전파열에 의한 외반동요가 뚜렷한 경우에도 단독손상이라면 보존요법이 기본이다. ACL 손상을 포함하는 복합손상이라면 MCL이 보존적으로 치유된 다음에 ACL 재건술이 시행된다. 증상은 관절종창과 함께 무릎관절 안쪽 틈새 (열극), MCL 부착부분의 압통, 무릎관절 외반동요성이 인지된다.

### b. 크리티컬 패스

크리티털 패스를 **그림 36~38**에 나타냈다.

## 3 물리치료[5-7)]

### a. 평가

무릎관절의 열감, 종창, 자발통, 압통, 넙다리부분의 근육위축, 무릎뼈의 가동성을 평가한다. 관절 불안정성이나 무릎의 관절가동범위, 근력의 평가는 재건인대나 손상인대에 부하가 가해지기 때문에 회복과정에 충분히 배려하여 실시한다.

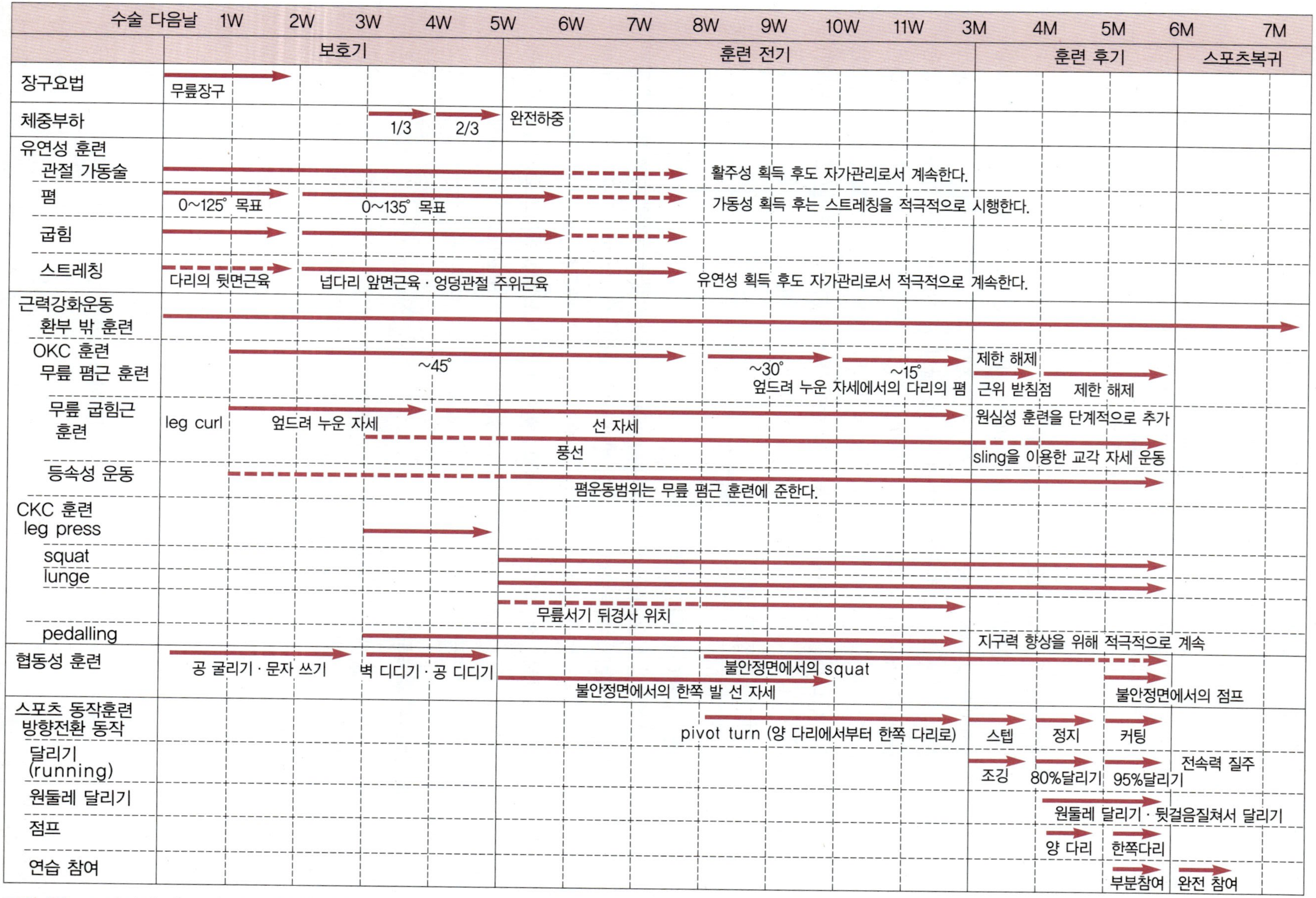


그림 36 크리티컬 패스 (ACL 재건술 후)

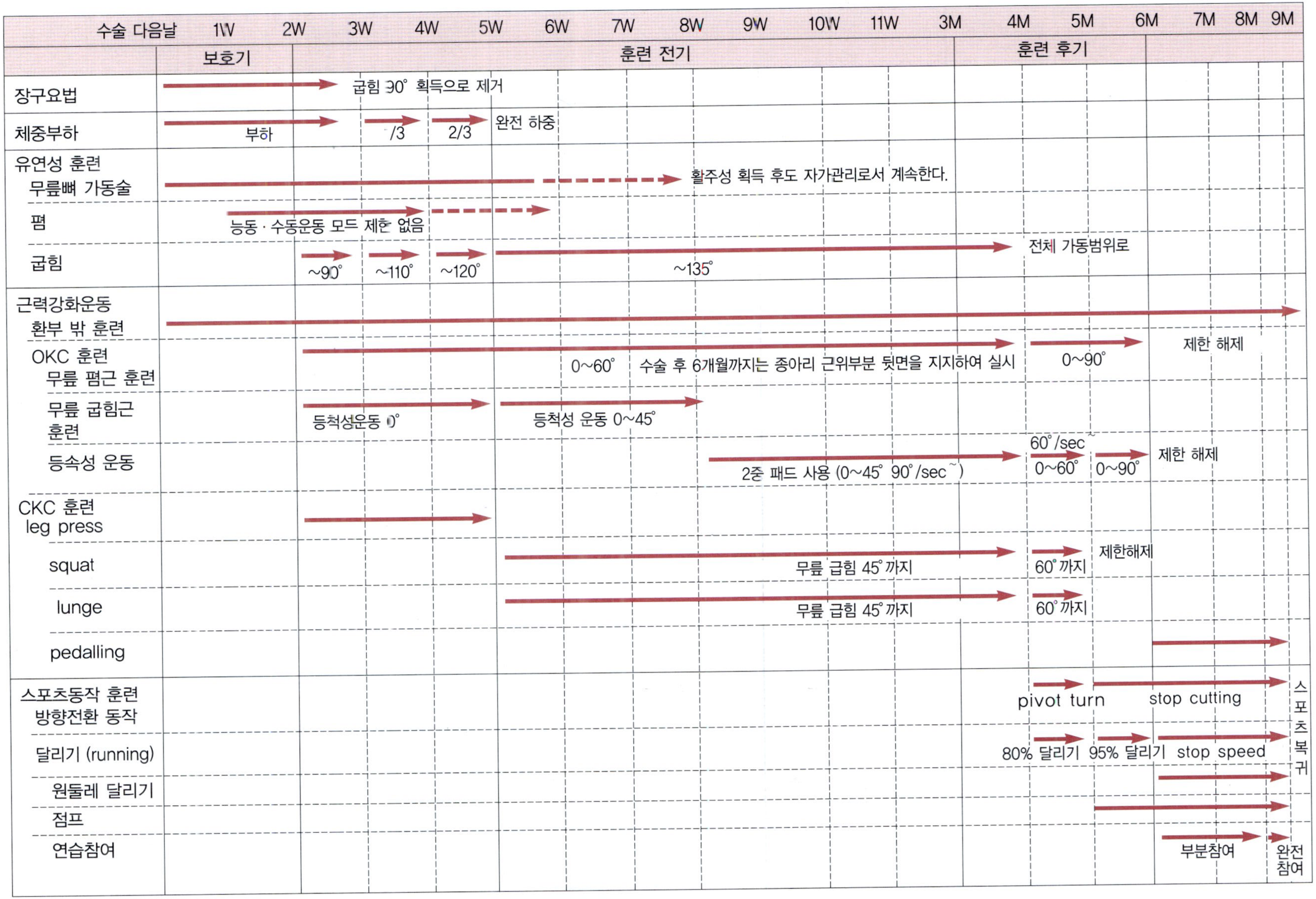


그림 37 크리티컬 패스 (PCL 재건술 후)

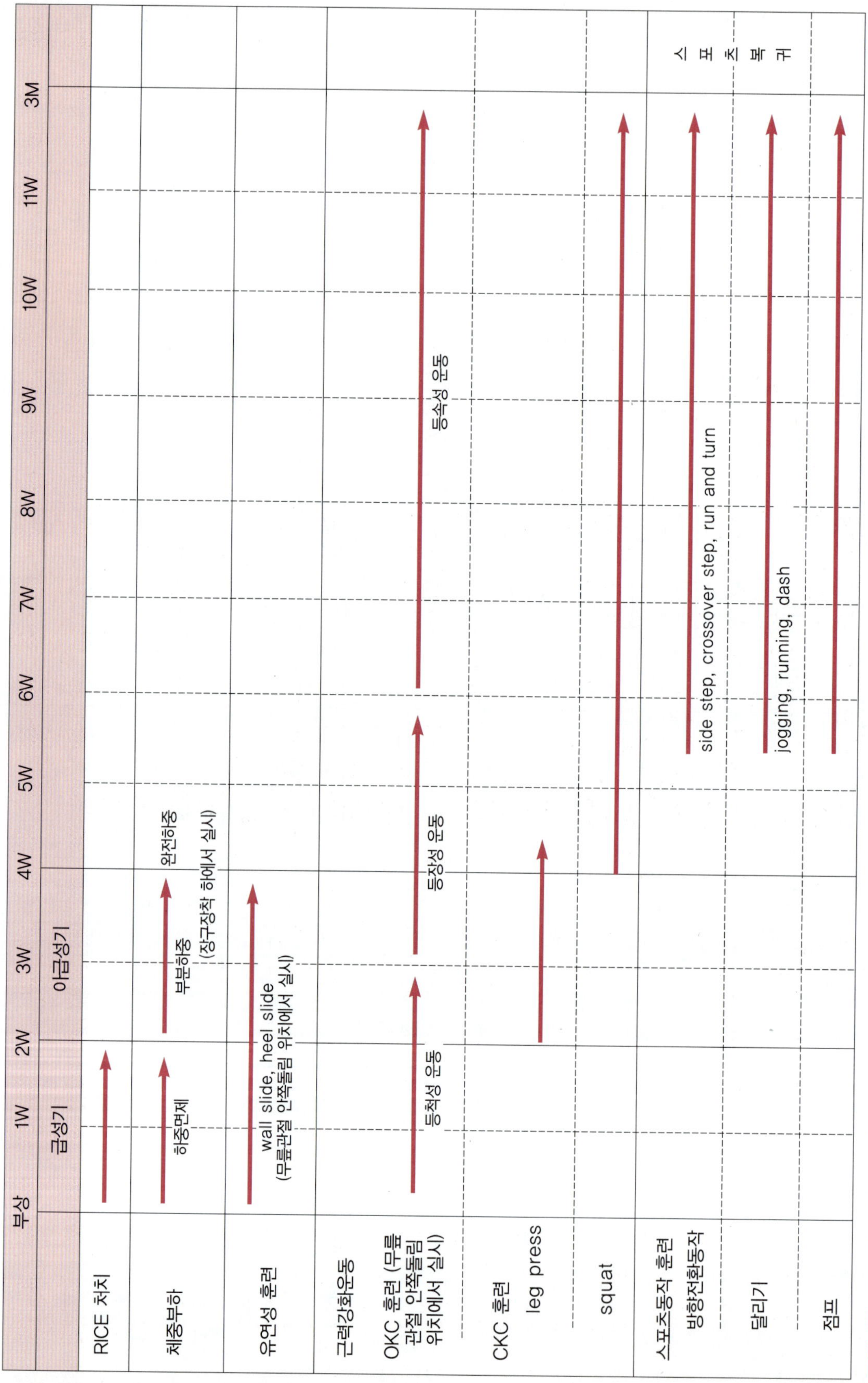


그림 38 크리티컬 패스 [MCL 손상 (Ⅲ도)]

### b. 관절가동범위운동

장구 장착시기부터 종아리나 넙다리 뒷면근육의 스트레칭을 시작한다. 또한 무릎넙다리관절 (슬개대퇴관절)의 가동성을 획득하기 위해 무릎뼈 가동술 (patella mobilization)도 조기부터 실시한다 (**그림** 39, 40 Click 7-12). 무릎의 굽힘-폄의 가동범위운동은 손상된 인대나 재건인대에의 스트레스를 회피하면서 시행한다. PCL 손상의 부상 후 3주까지는 종아리 근위를 베개 등으로 지지하고, 정강뼈의 뒤쪽으로의 가라앉음 (sagging)을 제동하면서 무릎 굽힘 90° 를 목표로 획득시킨다. 부상 후 3개월까지는 굽힘 135° 로 억제하고, 이후는 전체 가동범위의 획득을 목표로 한다.

MCL 손상의 부상 조기는 무릎의 외반이나 종아리의 가쪽돌림을 억제하면서 시행한다. 또한 필요에 따라서 외반동요를 억지할 수 있는 장구를 장착하여 통증의 유무를 확인하면서 가동범위운동을 시행한다.

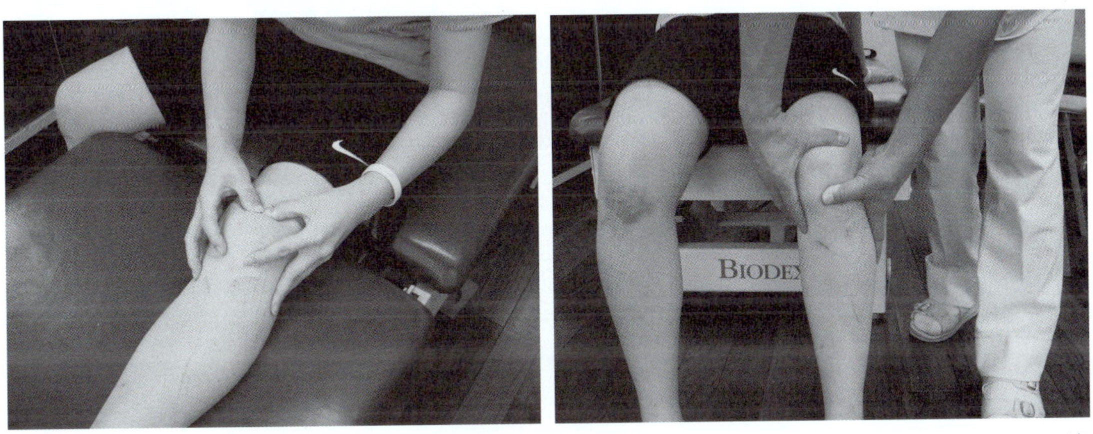

a | b

그림 39 무릎뼈 가동술 (patella mobilization)
a : 무릎 폄 위치 : 무릎뼈의 상극과 하극을 잡고, 상하 및 좌우 방향으로 움직인다.
b : 무릎 굽힘 위치 : 무릎뼈 하극의 떠오름을 억제하면서 아래쪽으로 미끄러지게 한다.

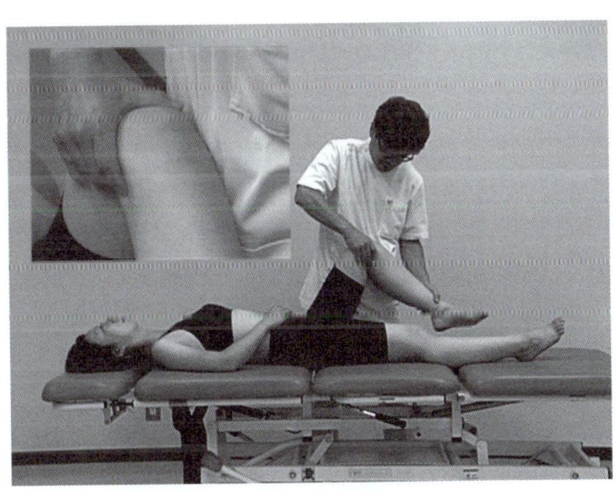

그림 40 무릎뼈 가동술 : 무릎 굽힘운동에 동조시킨 무릎뼈의 아래쪽 미끄럼 Click 7-12

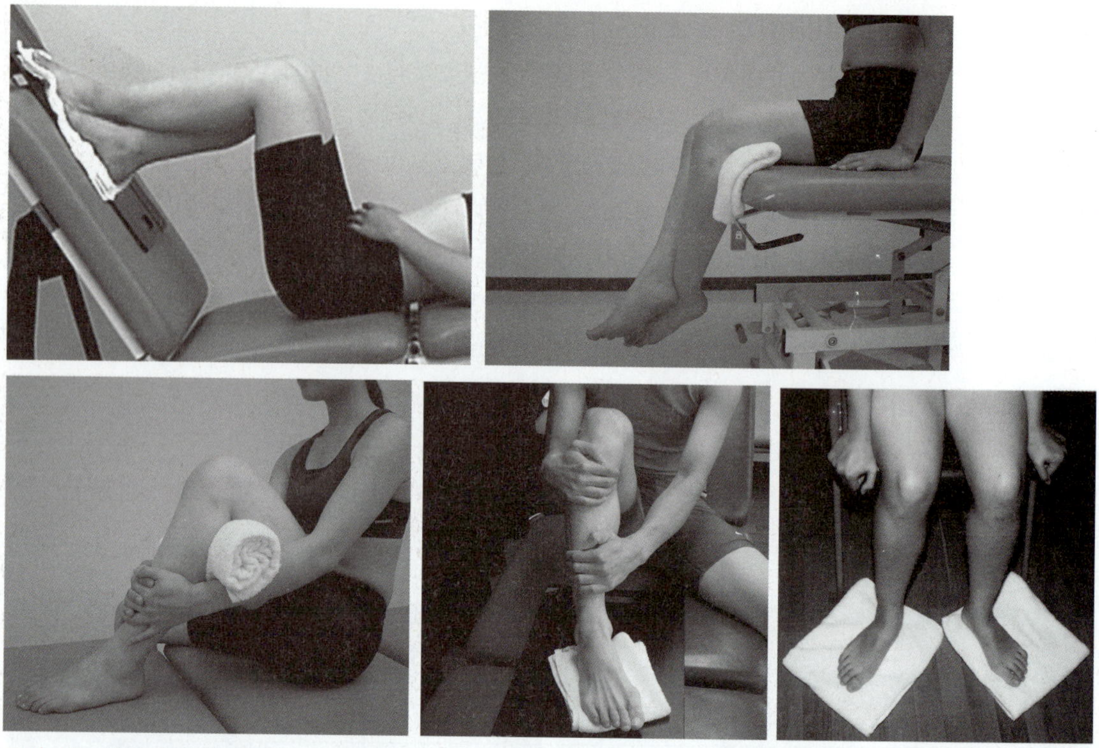


그림 41 관절가동범위운동

a : wall sliding : 건강한 쪽 다리로 운동을 조절한다.
b, c : PCL 손상에서는 종아리 근위 뒷면을 타월이나 베개로 지지한다.
d : MCL에서는 무릎의 외반 · 가쪽돌림을 억제한다.
e : 종아리의 돌림은 건강한 쪽을 기준으로 확대를 도모한다.

무릎관절 가동범위 개선에는 굽힘 위치에서의 종아리의 돌림운동도 중요하고 건강한 쪽의 가동범위를 목표로 획득시킨다 (**그림** 41).

### c. 근력강화운동 (본 단원 D "근육 손상" 참조)

가동범위의 개선이나 인대에 대한 부하를 고려하여 안전한 운동범위 내에서 비하중 위치 (OKC)와 하중 위치 (CKC)에서의 훈련을 병행하여 실시한다. OKC에서의 무릎을 펴는 근력훈련에서는 넙다리네갈래근의 수축력에 의해서 무릎의 폄 영역에서 앞쪽 전단력이 증대한다. 이 때문에 ACL 재건술 후 조기에는 종아리의 근위부분에 대해서 저항을 가하여 앞쪽 전단력의 경감을 도모하고, 폄운동범위를 45°에서부터 단계적으로 확대하여간다. PCL 손상에서는 종아리 뒷면을 지지하고 정강뼈 플래토 (plateau)의 뒤쪽으로의 가라앉음을 회피한다 (**그림** 42, 43, *Click* *7-13*). 무릎의 외상 후에 인지되는 안쪽넓은근 (내측광근)의 기능부전에는 전기자극이나 엉덩관절의 모음운동을 동조시키면서 실시한다.

반힘줄모양근힘줄 (반건양근건)을 사용한 ACL 재건사례의 무릎 굽힘근의 근력훈련은 낮은 부하의 구심성 수축훈련부터 시작하고, 힘줄 채취부분이 안정되면 굽힘 각도나 수축의 빠르기를 바꾸면서 실시한다. PCL 손상사례에서는 인대에 대한

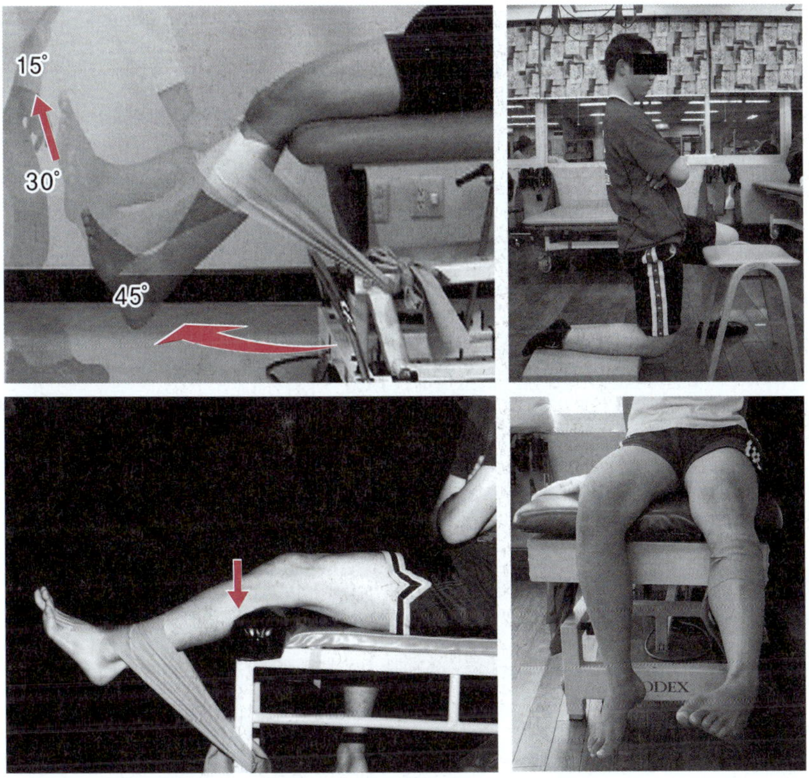


a | b
c | d

그림 42 무릎인대 손상 후의 넙다리네갈래근 근력강화운동
a : ACL 재건술 후에서는 종아리 근위부분을 저항부위로 하고, 단계적으로 가동범위를 확대한다.
b : half kneeling : 몸통을 뒤로 기울게 하고, 원심성 수축을 촉진한다 (무릎관절에 뒤쪽 전단력이 작용한다).
c : leg extension : PCL 재건술 후에서는 종아리 뒷면을 지지하고, 원위부분에 저항을 가한다.
d : leg extension : MCL 손상에서는 종아리의 안쪽돌림을 시킨다.

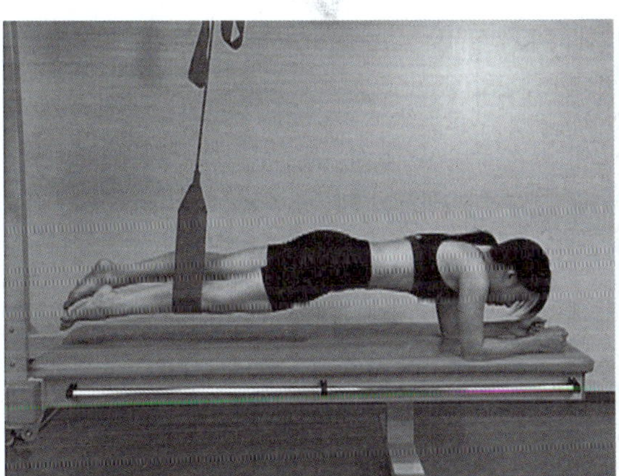

그림 43 슬링에 의한 넙다리네갈래근의 강화
Click 7-13
종아리 근위부분을 지지하고, 앞쪽 전단력을 억제한다.

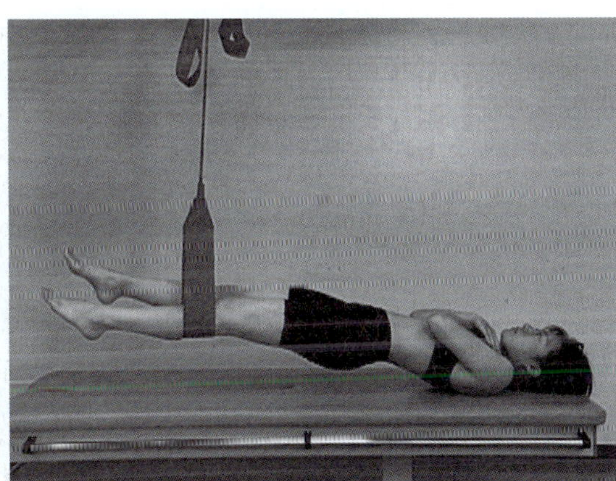

그림 44 슬링에 의한 뒤넙다리근육의 강화 Click
7-14
종아리 근위부분을 지지하고, 뒤쪽 전단력을 억제한다.

과도한 스트레스를 피하기 위해, 무릎 굽힘의 운동범위를 제한하며 단계적으로 확대한다. 초기에는 종아리를 지지한 엉덩관절의 폄운동에서 근력저하를 방지한다 (**그림** 44, *Click 7-14*). 그 후는 종아리의 근위부분에 고무 튜브로 저항을 부하하고, 정강뼈의 뒤쪽이동을 억제하면서 근력의 강화를 도모한다. 슬링이나 therapy ball을 이용한 교각자세는 뒤넙다리근육의 강화만이 아니라, 다리와 다리이음뼈나 몸통의 협동적인 안정화 훈련으로서도 효과적이다 (**그림** 45, 46, *Click 7-15*). 등속도 운동기구에 의한 훈련에서는 ACL 재건술 후에서 6주째, PCL 재건술 후에서는 수술 후 9주째부터 운동범위를 제한한 다음에 시작한다. 종아리의 근위저항에 의한 정강뼈의 이동을 억제하면서 중간속도에서부터 시작하며, 그 후는 운동범위도 단계적으로 확대하면서 저속 및 고속도의 운동을 추가해간다.

CKC 훈련은 본 단원 D "근육 손상"에서 언급한 방법에 준거하고, 부분하중 시기부터 시작한다. 완전하중이 허용되면 에어로빅이나 불안정판에 의한 proprioceptive exercise를 도입하여 다리 · 몸통의 협동성을 높인다 (**그림** 47, *Click 7-16*). 스쿼트 (squat) 동작은 몸통의 앞경사를 시키고, 넙다리네갈래근과 뒤넙다리근육의 동시수축을 확인하면서 실시한다. 또한 전후방향이나 옆쪽으로의 다리를 뻗기 (reach) 및 계단의 오르내리기는 하중위치에서의 구심성 수축 및 원심성 수축의 훈련으로서 다리의 지지성 개선에 효과적이다. 더욱이 앞쪽이나 옆쪽으로의 중력중심 이동에 의해서 다리의 제동과 박차는 기능을 강화할 목적으로 런지를 시행한다.

### d. 몸통 안정화 (core stability) 훈련 (본 단원 D "근육 손상" 참조)

염증증상이 진정된 시점부터 가급적 조기에 시작한다. 재건인대나 손상인대에 대한 스트레스에 유의하고, 측방 교각 자세 (side bridge) 등의 몸통 · 다리이음뼈의 안정화를 목적으로 한 훈련을 실시한다.

### e. 스포츠동작 훈련 (그림 48)

유연성이나 근력이 순조롭게 회복하고 보통의 보행이 문제없이 가능해지면 달리기, 스텝워크, 점프 등의 스포츠활동에 필요한 훈련을 프로토콜에 따라서 시작한다. 달리기는 조깅부터 시작하여 거리와 속도를 서서히 증가시킨다. 또한 정지동작은 저속 달리기에서부터 시작하여 서서히 빠른 저항으로 진행시켜 간다. 스텝 동작은 완전하중이 가능해진 시기부터 다리의 정렬에 배려하면서 pivot turn, crossover step, open side step을 단계적으로 도입하여 간다. 점프의 착지동작은 몸통의 앞경사를 충분히 취하여, 다리에 의한 충격완충 동작을 충분히 학습한다 (**그림** 49, *Click 7-17*). 점프나 전후 좌우의 hopping은 양 다리부터 시작하고, 그 후는 한쪽 다리 지지로 옮겨간다. 정지동작이나 hopping을 습득하였으면, 달리기부터의 급격한 방향전환인 run and turn이나 cutting 동작도 시작한다. 또한 agility training으로서 rudder나 mini-hurdle에 의한 스텝워크도 적극적으로 실시한다.

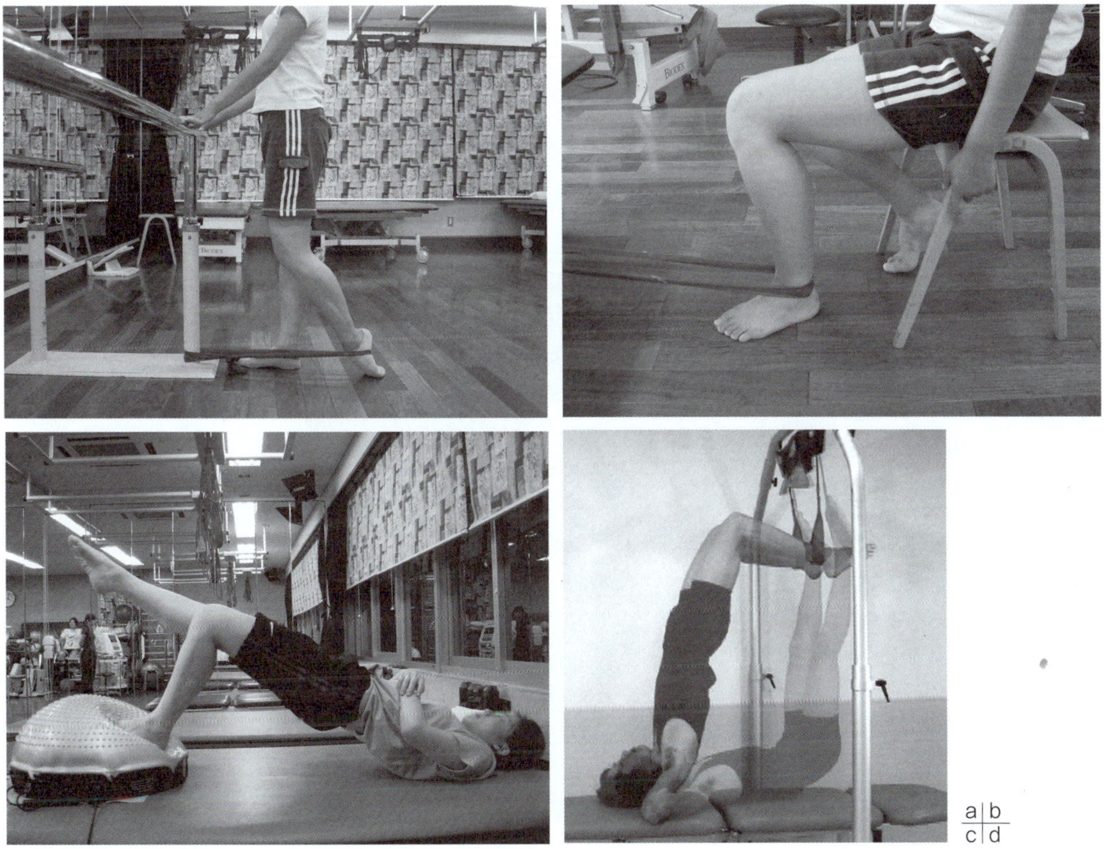

a|b
c|d

그림 45 뒤넙다리근육의 강화

a, b : 재건재료로 뒤넙다리근육 힘줄을 채취한 경우는 낮은 부하부터 시작한다.

c : 불안정한 환경 하에서의 leg bridge (몸통 안정화도 동시에 도모한다).

d : 슬링에 의한 깊은 굽힘 각도에서의 높은 부하 훈련을 한다.

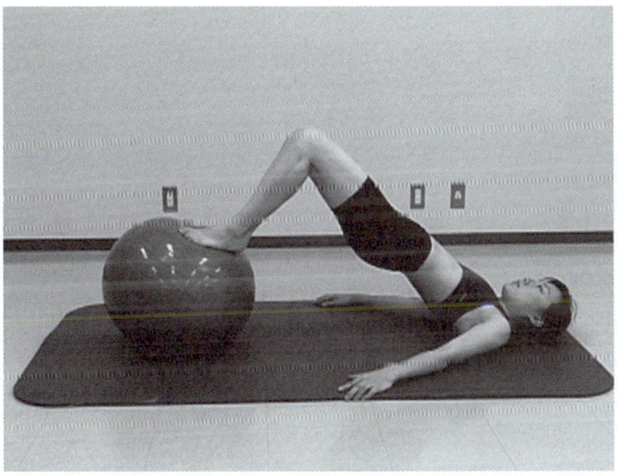

그림 46 therapy ball에 의한 뒤넙다리근육의 강화 Click 7-15

다리이음뼈나 몸통의 안정화 훈련으로서 효과적이다.

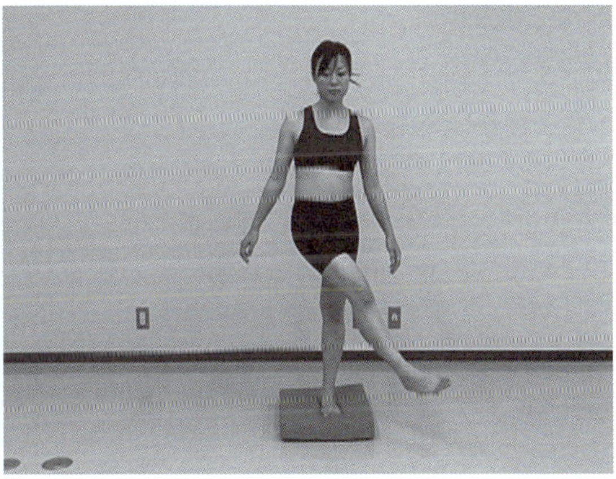

그림 47 proprioceptive exercise Click 7-16

불안정 환경 하에서 고유감각을 촉진하며 다리 · 몸통의 협동성을 높인다.

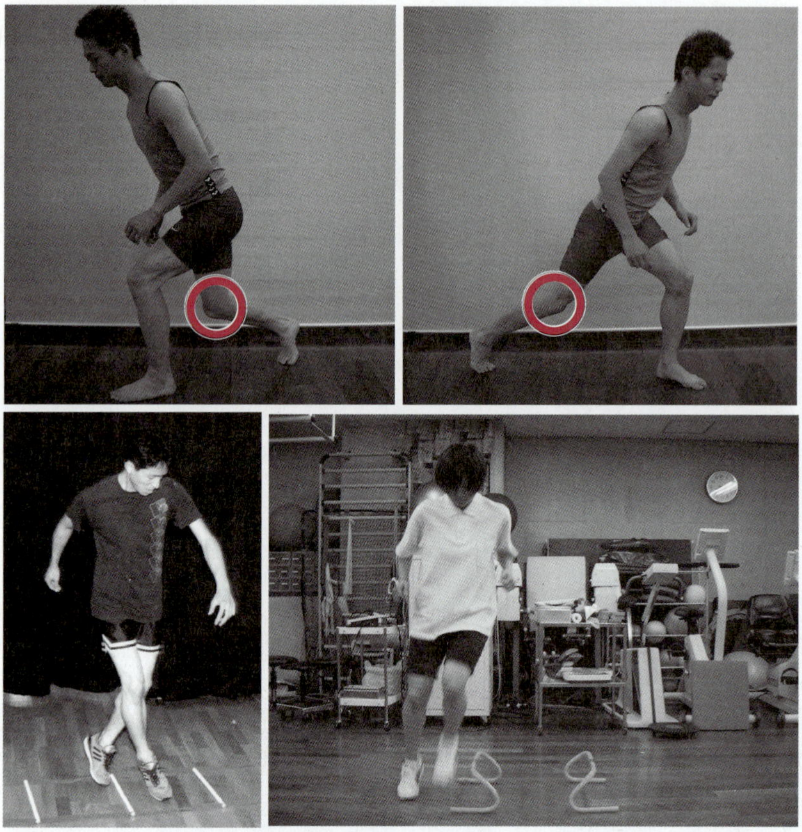


그림 48 스포츠동작 훈련

a : crossover step

b : open side step

c, d : rudder와 mini-hurdle에 의한 agility training

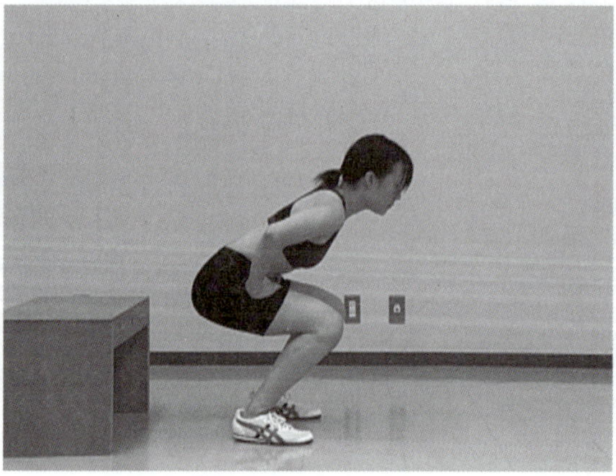

그림 49 착지동작 Click 7-17

### f. 테이핑과 보장구 (그림 50)

방향전환 등의 무릎을 비트는 동작에서는 통증이나 불안감을 호소하는 경우에 테이핑을 시행한다. ACL 손상에 대한 기능적 무릎 장구는 정강뼈의 앞쪽 끌어내기와 종아리의 돌림을 제동할 목적으로 회복기나 스포츠에 복귀할 때의 재발예방에 사용되는 경우가 있다. 또한 MCL 손상에 대해서는 무릎 외반, 가쪽돌림의 움직임을 억제하기 위해 양쪽 지주가 부착된 무릎 지지기구가 사용된다.

## 4 퇴원할 때의 주의할 점

염증이 재발할 때의 대응이나 종아리 · 발의 부종의 예방에 대한 muscle pumping을 지도한다. 자택에서의 훈련은 무릎넙다리관절의 가동술이나 엉덩관절 주위근육, 넙다리근육 및 종아리 뒷면근육의 스트레칭을 엄격하게 시행시킨다. 또한 신발의 사용, 계단 오르내리기나, 비탈길의 보행 등 재파열의 리스크에 대해서 충분히 설명한다.

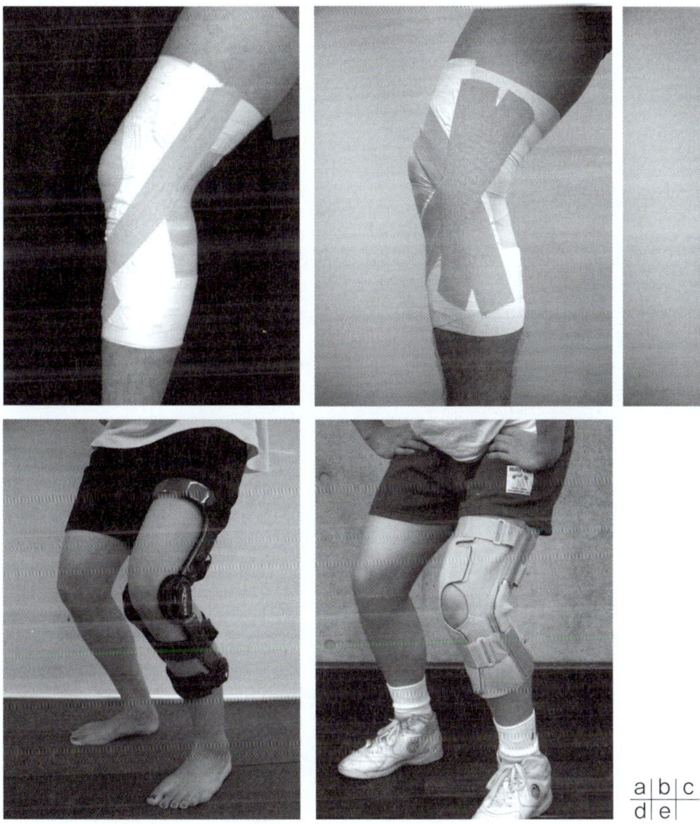


그림 50 무릎인대 손상에 대한 테이핑과 장구

a : 종아리의 앞쪽 제동 b : X-support에 의한 무릎의 외반제동

c : 나선 테이프에 의한 무릎의 가쪽돌림 제동

d : 기능적 무릎장구 e : 옆쪽 지주부착 지지기구

# F. 반달 손상

## 1 처방전 견본

처방전 견본을 **그림 51**에 나타냈다.

## 2 처방내용

### a. 질환의 이해

반달의 손상은 발생기전으로부터 단독손상과 인대손상 등에 기인하는 2차성 손상으로 분류된다. 단독손상 사례에서는 하중위치에서 무릎을 비트는 등의 외상경력이 있는 경우와 명백한 외상의 기왕력이 없이 증상이 출현하는 경우가 있다. 급성기에는 관절종창, 통증, 관절의 염발음 등의 증상을 나타낸다. 또한 감돈 (locking)을 수반한 경우에는 가동범위 제한이나 하중 시의 통증에 의해서 보행이 곤란해지는 일이 많다. 오래된 사례에서는 안정 시의 통증은 인지되지 않지만, 과다젖힘이나 깊은 굽힘 위치에서의 통증, 운동 후의 관절수종, 넙다리네갈래근의 위축이 인지된다.

반달의 단독손상에 대한 치료는 손상부위, 형상, 합병손상의 유무에 의해서 보존요법, 절제술, 봉합술의 어느 것인가를 선택한다. 이에 반해서 2차성 손상에서는 손상인대의 치료가 우선되는 경우가 많다. 반달의 손상은 McMurray test 등의 도수적

| 1. 성명 : | 3. 연령 : 40세 | 2. 성별 : 남성 | 4. 키 · 체중 : 175㎝ · 68㎏ |
|---|---|---|---|
| 5. 진단명 : 오른쪽 무릎 안쪽반달 손상 | | | |
| 6. 장애명 : 보행 장애, 계단오르내리기 장애, 스포츠활동 곤란 | | | |
| 7. 합병증 : 특별히 없음 | | | |
| 8. 수술명 : 오른쪽 무릎 반달 봉합술 | | | |
| 9. 병력<br>• ○○○○년 3월 2일 배드민턴 경기 중에 백 스텝 후의 반격동작에서 오른쪽 무릎을 비틀고 그 후 통증과 종창이 인지되었다.<br>3월 5일 종창 및 보행 시의 통증이 지속되었기때문에 우리 병원 정형외과 진찰을 받고, MRI로 상기의 것을 진단<br>3월 10일 수술목적으로 우리 병원 정형외과에 입원<br>3월 11일 왼쪽 무릎 안쪽반달 봉합술 시행 | | | |
| 10. 물리치료 지시 : 크리티컬 패스에 따라서 수술 후 물리치료 실시 | | | |
| 11. 예정 입원기간 : 1주일 | | | |
| 12. 금기 · 주의사항 : 수술 후 1주일까지는무릎 굽힘 90° 까지, 이후 수술 후 3개월까지는 130° 까지로 한다. | | | |

그림 51 처방전 견본 (반달 손상)

검사에 의해서 검출되지만, 확정 진단은 MRI 검사에 의해서 시행된다.

### b. 크리티컬 패스

크리티컬 패스를 **그림** 52에 나타냈다.

## 3 물리치료[8)]

### a. 평가

염증소견인 열감, 종창, 압통부위, 넙다리부분의 둘레길이, 안쪽넓은근의 부풀어 오름과 경도를 평가한다. 관절가동범위는 수동가동범위를 측정하지만, 보존사례에서는 종아리의 돌림을 가한 경우의 가동범위의 변화나 통증의 유무 및 염발음 (click), 걸리는 느낌 (catching), 감돈 (locking)의 발생자세도 확인한다. 근력검사는 무릎에 대한 압축력이나 전단력에 유의한다.

### b. 관절가동범위

다른 무릎 외상과 마찬가지로 환부의 안정을 도모하는 시기부터 다리 뒷면근육의 스트레칭과 무릎넙다리관절의 가동술을 실시한다. 보존요법이나 절제술이 선택된 경우에는 급성 염증의 진정을 기다려서 가급적 조기에 가동범위운동을 시작한다. 보존사례에서는 무릎 굽힘과 돌림을 조합하여 통증이나 감돈이 일어나지 않도록 수동적으로 종아리 돌림을 조작한다 (**그림** 53, *Click 7-18*). 후절부분의 봉합술에서는 2주간의 고정기간 이후에 관절가동범위운동을 시작하지만, 무릎 굽힘에 의한 반달 봉합부분에 대한 견인력이나 전단력을 고려하여 3개월까지는 굽힘 135° 로 억제하며 이후에 최대가동범위의 획득을 목표로 한다.

### c. 근력강화운동

통증의 상태를 확인하면서 넙다리네갈래근 세팅부터 시작한다. 양 무릎으로 공을 사이에 끼워 넣고, 엉덩관절의 모음 · 안쪽돌림운동을 동시에 시행하여 안쪽넓은근의 수축을 강조시킨다. 무릎 폄근 및 굽힘근의 등장성 근력강화운동은 절제사례에서는 수술 후 3일째부터, 봉합사례에서는 수술 후 3주째부터 고무 튜브나 추의 부하로 시작한다. 이 때, 무릎에 걸리는 느낌이나 통증의 출현이 적은 종아리의 돌림 각도를 선택한다 (**그림** 54).

CKC 훈련은 부분하중기간부터 leg press나 고정자전거에 의한 페달 밟기 동작을 시작한다. 전체하중이 가능해지면, 스쿼트 (squat), 계단 오르내리기를 적극적으로 실시한다. 이 때 통증이나 무릎의 걸리는 느낌이 출현하는 경우는 발바닥 접지면을 변화시킴으로써 증상이 회피되는 경우가 있다 (**그림** 55, 56, *Click 7-19, 20*). 스포츠 경기에 복귀하는 경우는 더욱 난이도가 높은 런지 훈련 (lunge training)을 다리 근력의 회복에 맞춰서 추가하여 간다.

a. 봉합술

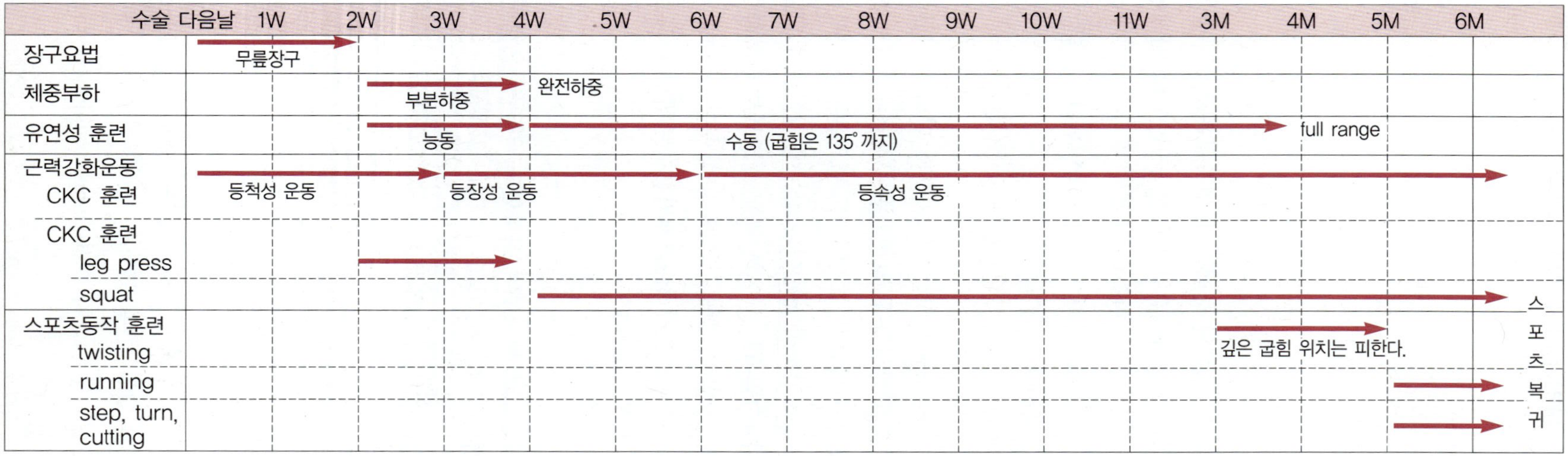


b. 절제술

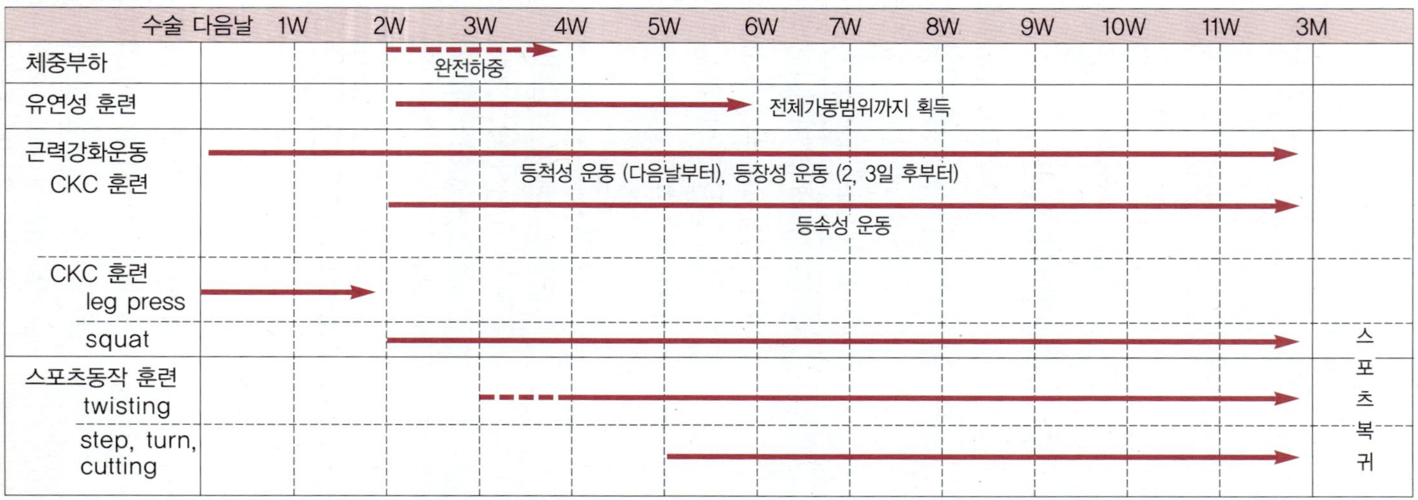


그림 52 크리티컬 패스 (반달 손상 후)

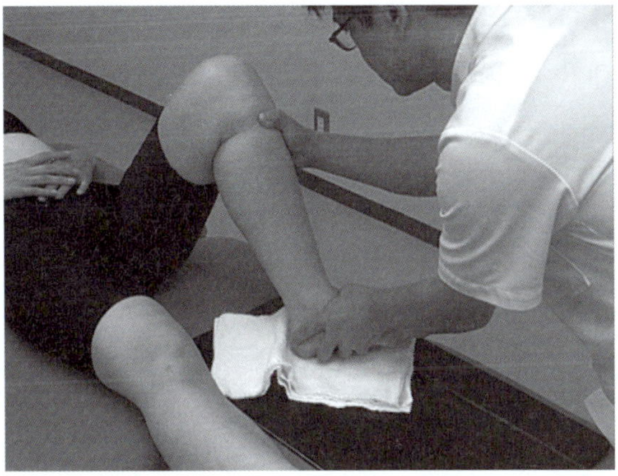

그림 53 무릎관절 가동범위운동 : 종아리 돌림의 조작 Click 7-18

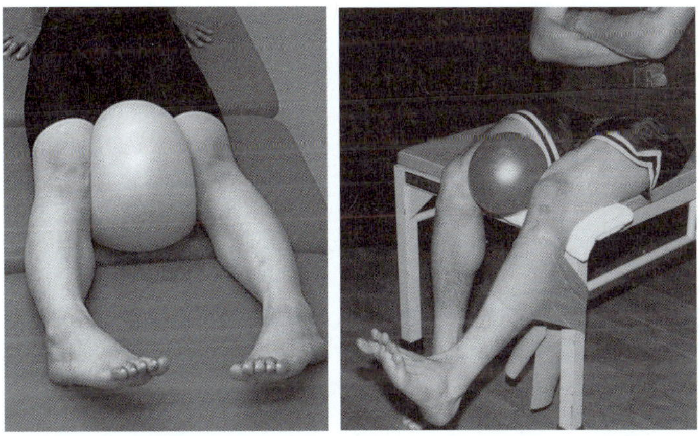

그림 54 안쪽넓은근의 재교육
엉덩관절의 모음 · 안쪽돌림운동을 동시에 시행하고 안쪽넓은근의 수축을 강조시킨다.

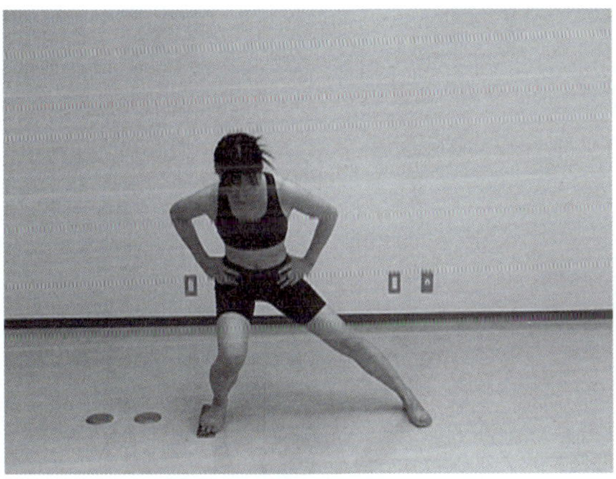

그림 55 발바닥 접지면을 변화시킨 스쿼트 (squat) (1) : 안쪽 경사 Click 7-19

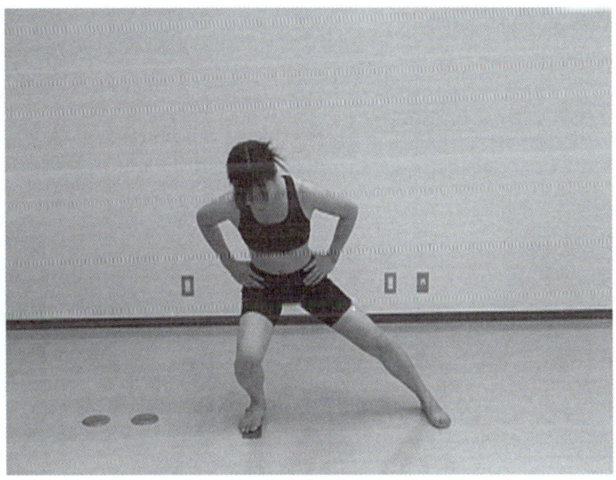

그림 56 발바닥 접지면을 변화시킨 스쿼트 (squat) (2) : 가쪽 경사 Click 7-20

#### d. 몸통 안정성 훈련 (본 단원 D "근육 손상" 참조)

무릎인대 손상 후와 마찬가지로 환부에 대한 스트레스를 회피하면서 가급적 조기에 실시한다.

#### e. 스포츠동작 훈련

본 단원 E "무릎인대 손상"에서 언급한 방법에 준거하고, 절제사례는 수술 후 1개월, 봉합사례는 수술 후 3개월 이후부터 시작한다.

#### f. ADL 지도

웅크리고 앉기 동작이나 정좌는 전체가동범위가 획득된 다음부터 의사의 지시하에 시행한다. 목욕 때의 욕조 내 또는 오금에 타월을 사이에 끼워 넣으면 시행하기 쉽다.

### 4 퇴원할 때의 주의할 점

염증이 재발할 때의 대응이나 종아리 · 발의 부종에 대한 대처방법을 지도한다. 자택의 훈련은 무릎인대 손상에 준한다.

## G. 발목관절 가쪽인대 손상

### 1 처방전 견본

처방전 견본을 **그림 57**에 나타냈다.

| 1. 성명 : | 3. 연령 : 22세 | 2. 성별 : 여성 | 4. 키 · 체중 : 160㎝ · 53㎏ |
|---|---|---|---|
| 5. 진단명 : 오른쪽 앞목말종아리인대 손상 (Ⅲ도 손상) | | | |
| 6. 장애명 : 보행 장애, 계단 오르내리기 장애, 스포츠활동 곤란 | | | |
| 7. 합병증 : 특별히 없음 | | | |
| 8. 병력<br>•○○○○년 11월 4일 배구시합 중 블로킹에서 점프를 한 후의 착지에서 안쪽젖힘을 강제되어 부상<br>발목관절에 심한 통증과 종창을 초래하여 우리 병원에서 진찰을 받고 상기의 진단이 되었다.<br>같은 날 물리치료 의뢰 | | | |
| 9. 물리치료 지시 : 3주간 석고붕대 고정으로 하고 이후, 크리티컬 패스에 따라서 물리치료를 실시 | | | |
| 10. 금기 · 주의사항 : 석고붕대 제거 후의 하중연습은 장구장착 하에서 실시할 것 | | | |

그림 57 처방전 견본 (발목관절 가쪽인대 손상)

## 2 처방내용

### a. 질환의 이해

발목관절 가쪽인대 손상은 스포츠만이 아니라, 일상생활에서도 발생빈도가 높은 외상이며 바닥쪽 굽힘 (저굴), 안쪽 젖힘의 강제에 의해서 발목관절 가쪽의 앞목말종아리인대 (전거비인대)와 발꿈치종아리인대 (종비인대)가 손상되기 쉽다. 최신 사례에서는 기본적으로 보존요법이 선택되는 일이 많으며 관절불안정성이나 통증이 남아 있어 일상생활이나 스포츠 활동에 지장을 초래하는 경우는 수술치료가 선택된다. 이 때문에 부상 후는 손상조직의 치유를 방해하지 않고, 운동기능을 재획득시켜 증상이 오래되는 것을 방지하는 것이 중요하다.

### b. 크리티컬 패스

크리티컬 패스를 **그림 58**에 나타냈다.

## 3 물리치료

### a. 평가

급성기는 염증에 의한 통증이 심하기 때문에 상세한 평가는 아급성기 이후에 실시한다. 압통점의 탐색은 손상조직의 추정에 중요하다. 관절불안정성이나 관절가동범위, 근력은 손상된 인대에 부하가 걸리기 때문에 회복과정에 충분히 배려하여 실시한다.

오래된 발목관절 염좌에서는 발목관절의 다양한 부위에 통증을 호소하는 일이 많다. 이것은 관절불안정성, 발의 정렬, 관절가동범위, 근력이 복합적으로 관계하고 있다고 생각된다. 이러한 경우는 비하중에서의 기능평가에 더하여 하중위치에서의 통증을 하중의 양, 관절각도, 동적 정렬과의 관계로부터도 평가한다.

### b. 소염진통 처치

부상 후 조기부터 급성염증과 혈종의 확대를 억제하기 위해 RICE 처치를 24시간에서부터 72시간 실시한다. II도 이상의 인대 손상에서는 환부의 안정목적을 석고붕대나 장구 또는 테이핑으로 고정하고, 하중면제 보행으로 한다. 종창이 심한 사례에는 겔 모양의 냉각제를 U자형으로 절단하고, 지속적으로 압박한다 (**그림 59**) 아이싱은 급성기 이후도 물리치료 후나 발목관절의 운동을 시행한 경우에는 계속해서 실시한다.

### c. 관절가동범위운동

염증이 진정되면, 와류욕 등의 온열요법 후에 목말뼈 (거골)의 앞쪽 끌어내기와

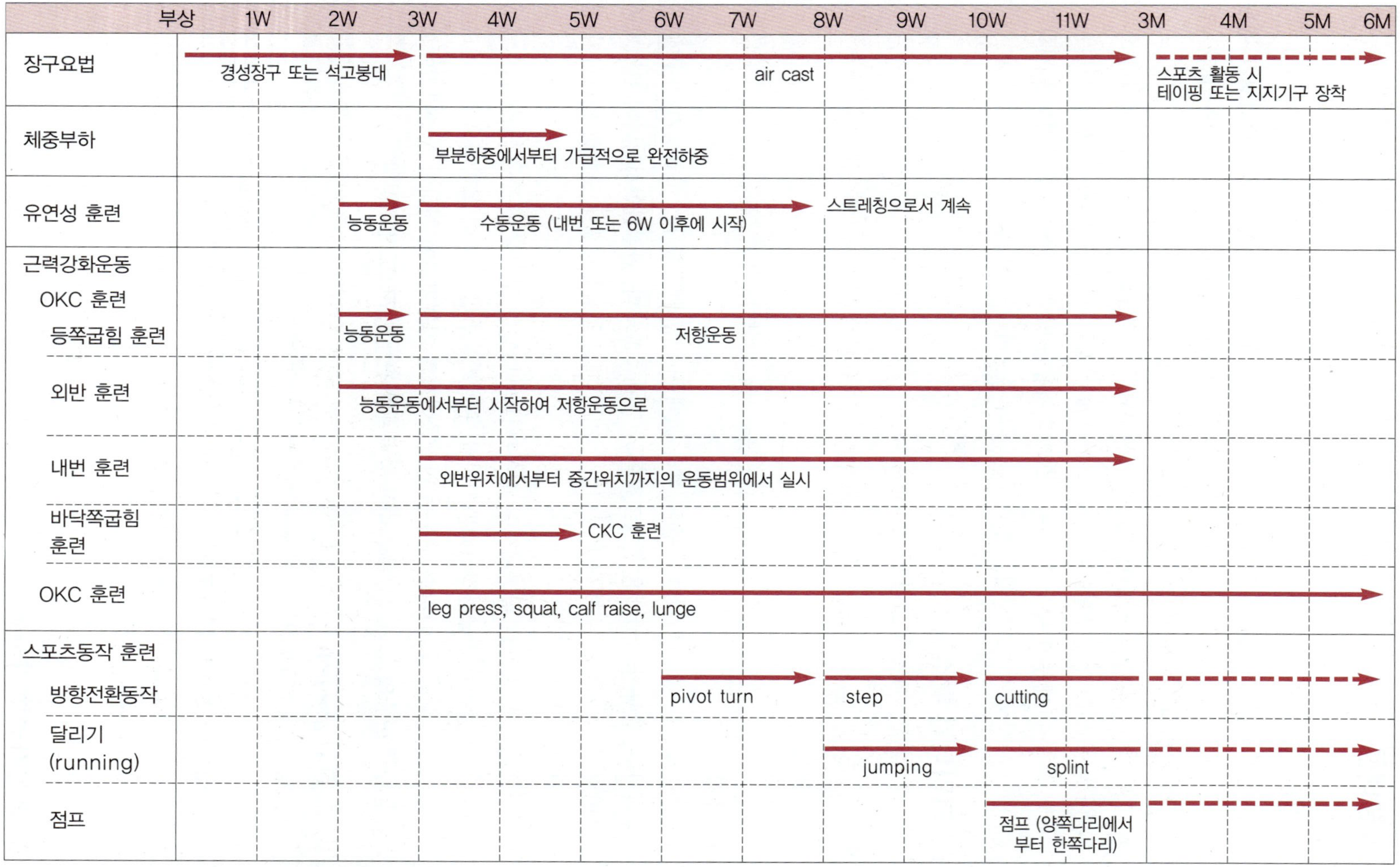


그림 58 크리티컬 패스 [발목관절 가쪽인대 손상 (Ⅲ도)]

내번을 회피하면서 발목관절과 발가락의 능동운동을 시작한다. 특히 발목관절 등쪽굽힘의 가동범위 제한이 일어나기 쉽기 때문에 중점적으로 진행시킨다. 수동적으로 시행하는 경우는 손상된 인대에 스트레스가 가해지지 않도록 통증이 없는 범위에서 시행한다. 하중위치에서 발목관절 앞쪽으로 통증이 발생하는 경우에는 등쪽굽힘 때

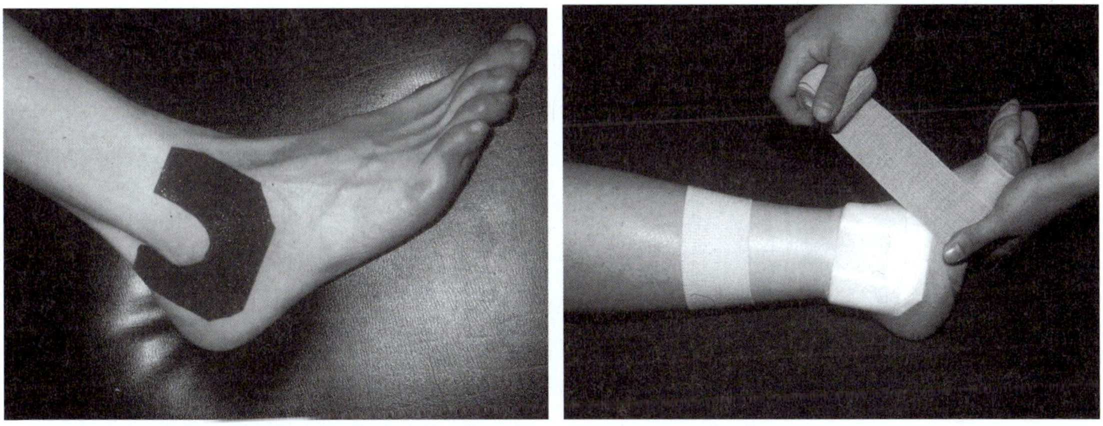

그림 59 종창 경감을 목적으로 한 냉각과 압박 a|b

a : 냉각 겔화제 (gelling agent)를 U자형으로 잘라서 가쪽복사 주위를 압박한다.

b : U자형 패드와 테이핑에 의한 압박

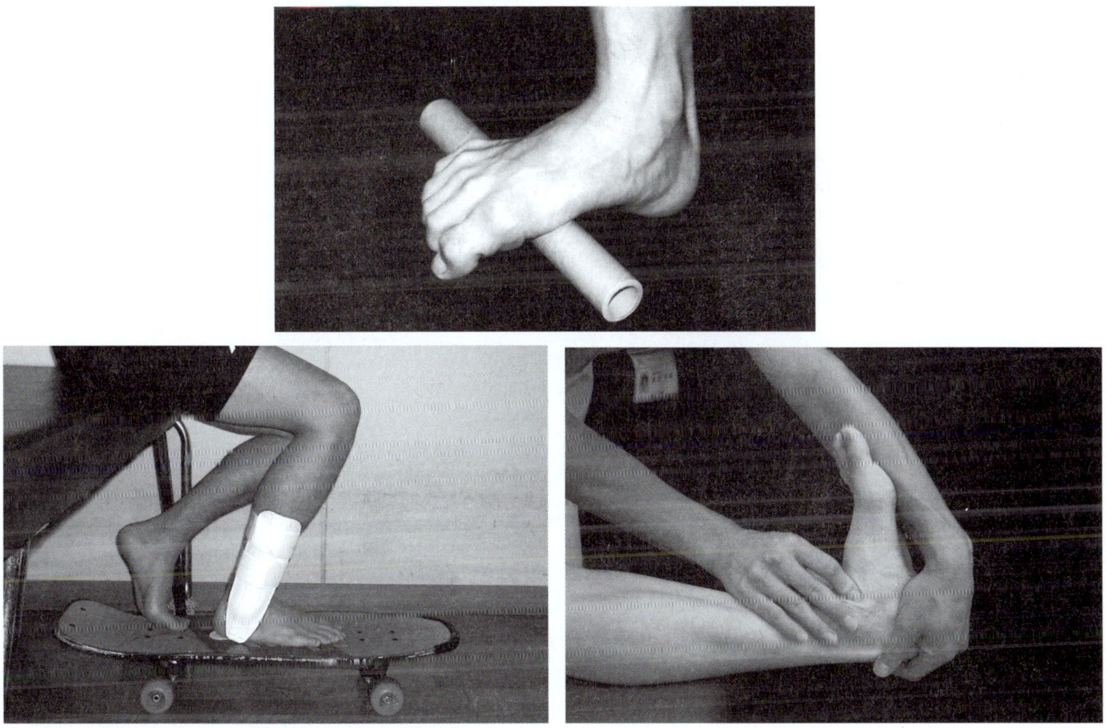

그림 60 발목관절 · 발가락의 가동범위운동 a / b|c

a : 발허리뼈 (중족골)를 유지하고 발가락을 굽힌다.

b : 발의 sliding에 의한 등쪽굽힘운동

c : 목말뼈의 미끄럼을 유도한다.

의 목말뼈도르래 (거골활차)의 돌림이나, 정강종아리관절 (경비관절)의 분리 (이개)를 고려하여 도수적으로 조작을 가한다 (**그림** 60). 바닥쪽굽힘, 내번 방향으로의 가동범위운동은 통증이나 종창이 소실한 다음부터 시작한다.

### d. 근력강화운동

재발예방의 관점에서부터도 발목관절 주위근육의 강화가 중요하다. 통증이 없으면 도수나 고무 밴드에 의한 저항운동을 시작하지만, 내번근육과 바닥쪽굽힘근은 염증 재발의 위험성이 있기 때문에 운동범위를 제한해서 시행한다. 발의 부종의 예방 · 개선 및 지지기능을 높이기 위해 towel gather로 발가락의 근력강화를 시행한다 (**그림** 61). 동시에 공이나 에어로빅을 이용하여 발바닥에서부터의 감각입력을 도모하고, 발 · 발목관절 주위근육의 협동적 근육활동을 촉진한다.

하중위치에서의 훈련은 테이핑 또는 장구장착 하에서 시작한다. 발목관절의 바닥쪽굽힘은 내번을 수반하기 때문에 종아리세갈래근 (하퇴삼두근)의 근력강화 (calf raise)에서는 등쪽굽힘 위치에서부터 약간의 바닥쪽굽힘 위치까지의 운동범위부터 시작하여 단계적으로 확대하고, 발이 내번하지 않도록 엄지두덩 (무지구)에의 하중을 지도한다 (**그림** 62).

가동범위의 회복이 얻어지면 스쿼트 (squat)를 시작하고, 지지성의 개선에 맞춰서 front squat, side squat 등도 추가해간다. 이 때 통증이 출현하는 경우에는 발의 위치를 변화시켜서 시행한다. 한쪽다리 선 자세가 안정되면 불안정판이나 반대쪽 다리의 운동을 이용해서 동적인 균형능력을 향상시킨다. 런지 훈련은 다리의 지지력에 맞춰서 추가해가지만, side lunge는 발이 내번하기 쉽기 때문에 짧은 스텝의 폭부터 시작하고 단계적으로 점증시켜간다.

### e. 몸통 안정성 훈련 (본 단원 "근육 손상" 참조)

앉은 자세나 네발로 기기 자세에서의 균형운동, 다리의 지지에 의한 전방 또는 측방 교각 자세 등 환부에 대한 스트레스에 유의하면서 실시하다.

### f. 스포츠동작 훈련

본 단원 E "무릎인대 손상"에서 언급한 방법에 준해서 실시한다. I도 손상은 부상 후 1주, II도 손상은 부상 후 2주, III도 손상에서는 8주 이후에 시작한다.

### g. 테이핑과 보장구

테이핑은 내번이나 바닥쪽굽힘 방향으로의 과도한 움직임을 제동할 목적으로 사용한다. 장구는 공기압에 의한 압박 패드나 플라스틱 커프, 또는 경성 지주가 부착된 장구를 장착한다. 그러나 과도한 관절운동의 제동은 구축이나 근력저하 등의 2차적 장애만이 아니라, 퍼포먼스의 저하도 초래하기 때문에 통증이나 불안정감의 완화 (remission)에 상응해서 유연성 (flexibility)을 가진 지주가 부착된 지지기구나 bandage type의 장구로 옮겨간다 (**그림** 63).

발바닥삽입판은 발의 안정성이나 발가락기능의 개선만이 아니라 운동연쇄에 의한 다리나 몸통의 동적인 정렬 (alignment)을 변화시키는 수단으로서도 효과적이다.

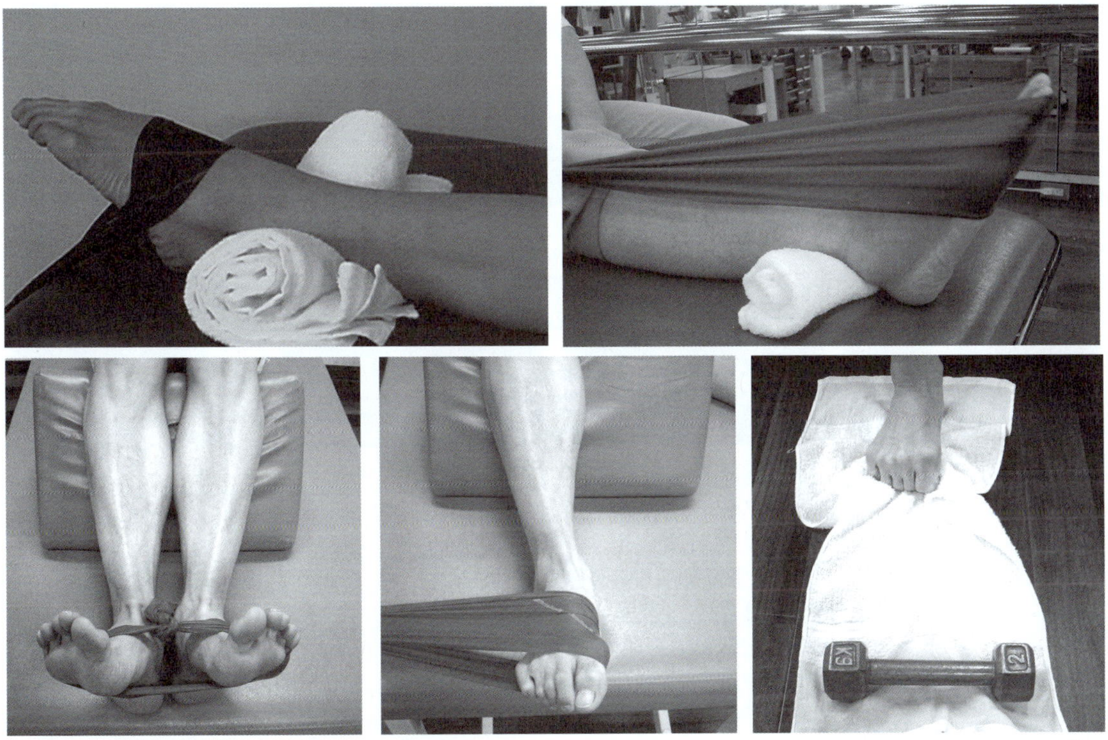

그림 61 발목관절 주위근육의 근력강화운동

a|b
c|d|e

a : 등쪽굽힘근 b : 바닥쪽굽힘근 c : 외반근 d : 내번근 e : 발가락의 굽힘근

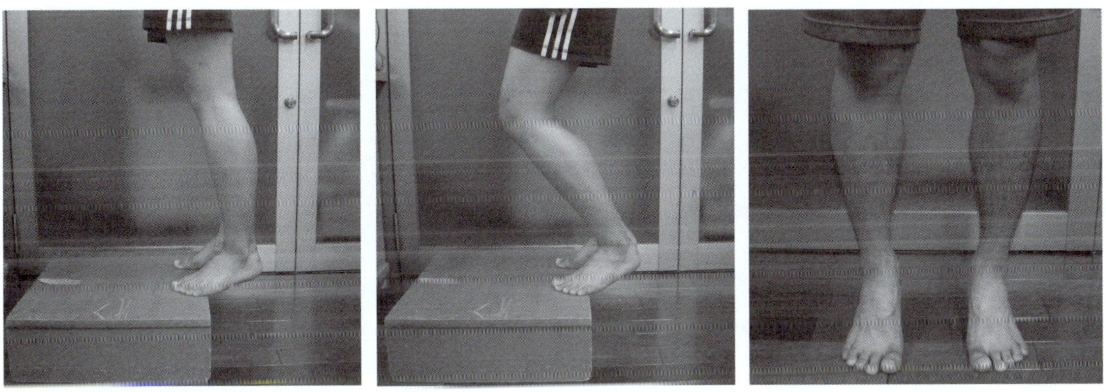

그림 62 calf raise

a|b|c

a : 바닥쪽굽힘 각도는 단계적으로 확대한다.
b : 무릎의 굽힘 위치에서 가자미근도 강화한다.
c : 엄지두덩에 대한 하중을 촉진하고 발의 내번을 억제한다.

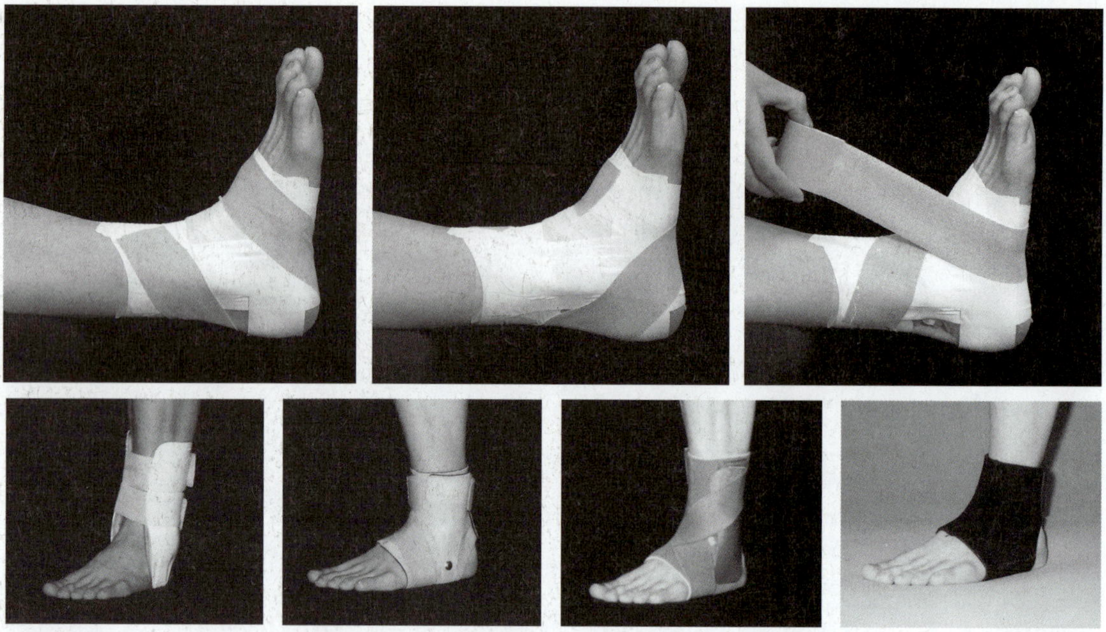

그림 63 발목관절 인대 손상에 대한 테이핑과 장구

| a | b | c | |
|---|---|---|---|
| d | e | f | g |

a : 안쪽 heel lock : 발꿈치를 안쪽에서부터 압박한 후 뒷발부분을 안정시킨다.
b : 가쪽 heel lock : 발꿈치를 가쪽에서부터 압박한 후 뒷발부분을 안정시킨다.
c : 8자 (figure eight) : 8자 모양으로 감아서 바닥쪽굽힘을 제한한다.
d : 압박 패드 부착 장구 : 압박에 의한 종창 경감과 내번과 외반의 움직임을 제한한다.
e : 플라스틱 커프 부착 장구 : 내번과 외반의 움직임을 제한하지만, 바닥쪽/등쪽굽힘은 자유도를 갖는다.
f : 지주부착 연성장구 : 관절의 제동효과는 낮지만, 신경근육 반응의 촉진에 의한 안정성이 기대된다.
g : 연성장구 (지지기구) : 보온과 피부나 근육에 대한 압박을 목적으로 하고, 심리적인 안심감도 얻어진다.

# H. 아킬레스힘줄 파열

## 1 처방전 견본

처방전 견본을 **그림 64**에 나타냈다.

## 2 처방내용

### a. 질환의 이해

아킬레스힘줄 파열은 스포츠활동 중의 발생빈도가 전체의 약 90%를 차지하고, 나머지가 넘어짐, 떨어짐 등의 불의의 사고에 의한 것이다. 부상기전은 종아리세갈래근의 급격한 신장과 수축에 의한 것이 많다. 중 · 장년의 스포츠 애호가에게 많이 발생하는 것은 나이가 듦에 따라 힘줄의 변성이나 과다사용 (overuse)이 발생의 기

| 1. 성명 : | 3. 연령 : 40세 | 2. 성별 : 여성 | 키 · 체중 : 160㎝ · 54㎏ |
|---|---|---|---|
| 5. 진단명 : 왼쪽 아킬레스힘줄 파열 | | | |
| 6. 장애명 : 보행 장애, 계단 오르내리기 장애, 스포츠활동 곤란 | | | |
| 7. 합병증 : 특별히 없음 | | | |
| 8. 수술명 : 왼쪽 아킬레스힘줄 봉합술 | | | |
| 9. 병력<br>• ○○○○년 4월 15일 배구연습 중, 왼발의 뒤쪽으로의 스텝에서부터 갑작스런 앞쪽으로의 반격동작으로 부상<br>우리 병원 정형외과에서 진찰받고 상기의 진단을 받음. 시네고정이 되고 목발로 하중면제<br>4월 17일 수술목적으로 우리 병원 정형외과에 입원<br>4월 19일 왼쪽 아킬레스힘줄의 봉합술 시행, 석고붕대 고정<br>5월 1일 실을 뽑음, 석고붕대 고정은 계속<br>5월 15일 석고붕대를 절단하고 샬레고정으로 변경 | | | |
| 10. 물리치료 지시 : 크리티컬 패스에 따라서 수술 후 물리치료 실시 | | | |
| 11. 예정 입원기간 : 2주일 | | | |
| 12. 금기 · 주의사항 : 하중 스케줄의 준수, 종아리세갈래근의 급격한 신장과 수축 | | | |

그림 64 처방전 견본 (아킬레스힘줄 파열)

반에 있다고 한다.

치료는 수술요법과 보존요법으로 대별된다. 보존요법에서는 석고붕대 고정과 장구사용에 의해서 비교적 양호한 성적이 보고되어 있으나, 고정기간이 길어 다시 파열할 위험성이 높다고 한다. 또한 수술요법이 스포츠로 복귀가 빠르게 된다.

### b. 크리티컬 패스

크리티컬 패스를 **그림 65**에 나타냈다.

## 3 물리치료[0)]

### a. 평가

석고붕대 고정의 기간은 환부 이외의 유연성, 근력 및 앉은 자세의 균형을 평가한다. Thompson 검사, 둘레길이, 관절가동범위, 근력, 통증은 고정이 석고붕대 샬레로 된 다음에 평가하지만, 종아리세갈래근의 신장이나 수축을 수반하는 검사는 손상조직의 회복상태에 충분히 유의한다.

### b. 관절가동범위

무릎 아래 석고붕대 (BK cast)가 된 다음부터 무릎의 가동범위운동, 엉덩관절 주위근육의 스트레칭을 적극적으로 실시한다. 석고붕대 샬레 제거 후는 발목관절의

a. 보존요법

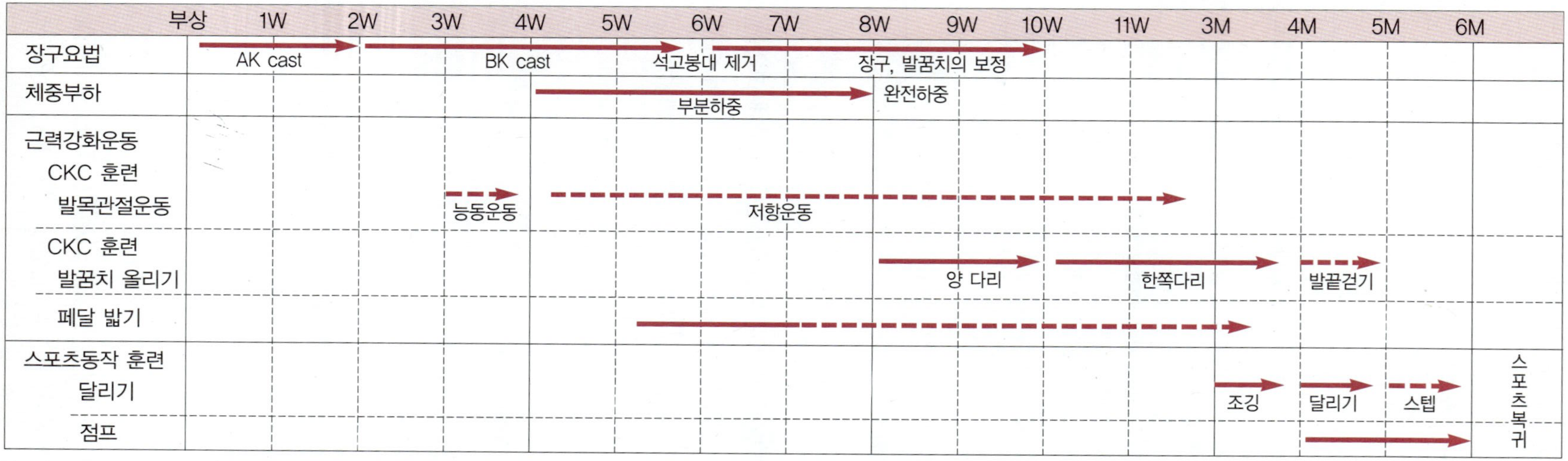


b. 수술요법

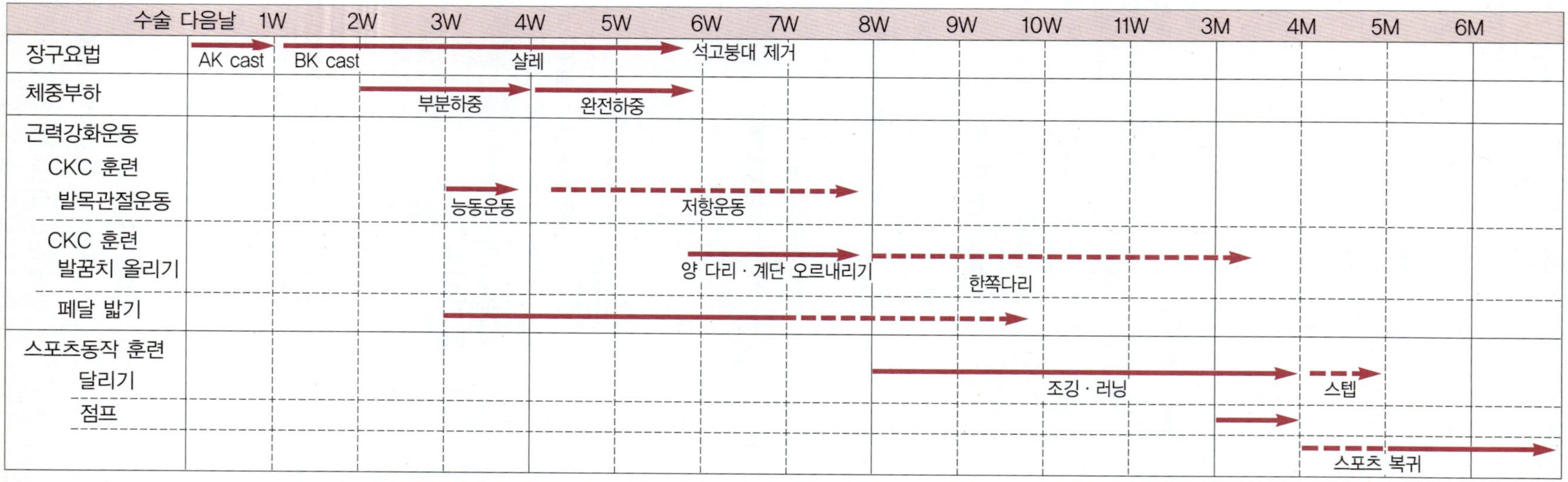


그림 65 크리티컬 패스 (아킬레스힘줄 파열)

등쪽굽힘 · 바닥쪽굽힘 · 내번 · 외반의 능동운동을 시작한다. 고정에 의한 관절놀이 (joint play)의 감소에 대해서는 관절가동술을 시행한다. 또한 부종이나 피부의 유연성 저하에 대해서 연부조직에 대한 가동술도 실시한다. 발목관절의 수동운동은 보존사례가 부상 후 6주, 수술사례에서는 수술 후 4주부터 시작한다. 등쪽굽힘의 가동범위운동은 무릎의 굽힘 위치와 폄 위치에서 실시한다. 또한 내번 · 외반의 가동성은 하중 위치에서 중력중심의 옆쪽 이동에 관계하기 때문에 적극적으로 개선을 도모한다. 부분하중이 허용된 단계에서는 장구 또는 높이보정으로 발목관절을 바닥쪽굽힘 위치로 유지하고, 회복에 맞춰서 조정한다. 또한 완전하중이 허용되면 스트레칭 보드에서 서서히 등쪽굽힘 각도를 증대시켜 가동범위의 개선을 도모한다.

### c. 근력강화운동 (본 단원 G "발목관절 가쪽인대 손상" 참조)

수술 후 4주부터 고무 밴드에 의한 저항을 이용해서 종아리세갈래근을 강화한다. 또한 무릎 굽힘 위치에서 가자미근의 강화도 마찬가지로 하여 시행한다. 더욱이 앞정강근, 뒤정강근, 종아리근 (비골근), 발가락의 굽힘근도 적극적으로 강화한다. 완전하중이 허용되면, calf raise를 무릎 폄 위치와 굽힘 위치에서 실시한다. 양 다리로 시작하고, 서서히 환부쪽으로의 하중을 증대시키면서 한쪽다리로 옮겨가지만, 구심성 수축만이 아니라, 원심성 수축도 강조하면서 강화한다. 또한 불안정판에 의한 발 · 발목관절 주위근육의 협동성 훈련도 추가한다. 등쪽굽힘 가동범위의 회복이 얻어지면 스쿼트 (squat)를 시작한다. 한쪽다리로 발꿈치를 올릴 수 있게 되면 발끝 보행도 실시한다. 더욱이 지지성의 개선에 맞춰서 전방 또는 측방으로의 런지 훈련에 의해서 지지성의 개선을 도모한다.

**메모**

아킬레스힘줄 봉합술 후의 재파열은 4~8주가 많다고 하며, 환자에게 인식시키는 것이 예방하는 데에 중요하다.

### d. 몸통 안정성 훈련 (본 단원 D "근육 손상" 참조)

환부의 고정기간 중부터 적극적으로 실시한다.

### e. 스포츠동작 훈련 (본 단원 E "무릎인대 손상" 참조)

발목관절의 가동범위가 회복되고, 다리 전체의 근력이 충분히 획득된 단계에서 시작한다. 달리기는 조깅부터 시작하며 서서히 거리와 속도를 증가시킨다. 그 후는 점프, 정지동작, 컷 (cutting)동작 등을 단계적으로 진행시킨다.

### f. 테이핑과 보장구

아킬레스힘줄에 대한 장력을 감소시킬 목적으로 발목관절 바닥쪽굽힘 위치 또는 뒷발부분 뒤침 위치에서 종아리세갈래근의 지지 테이프를 실시한다.

발바닥판 (족저판)에서는 높이 보정 또는 다리의 지지성의 개선을 목적으로 발의 강성 (rigidity)을 높이는 아치 지지기구가 효과적이다 (**그림 66**).

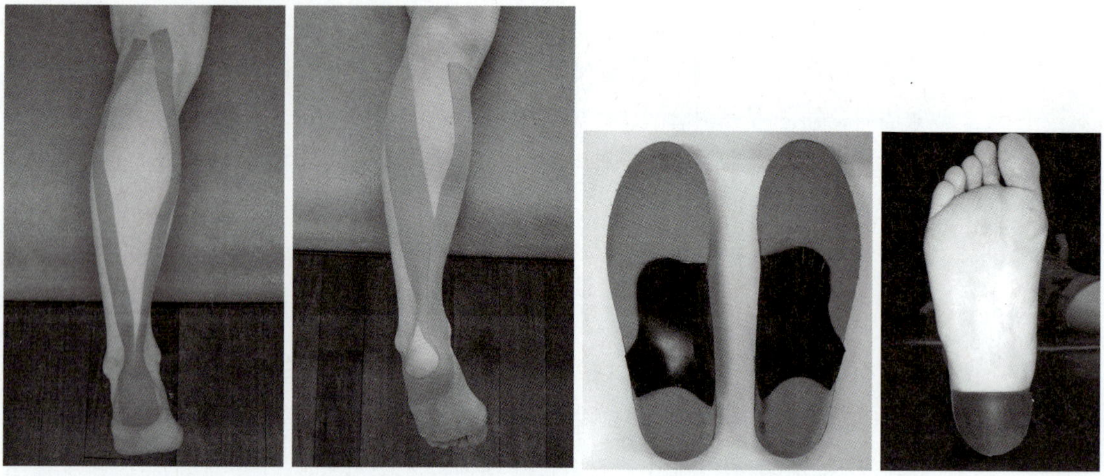

그림 66 아킬레스힘줄 파열에 대한 테이핑과 장구

a|b|c|d

a : 아킬레스힘줄의 지지 테이프 b : 뒷발부분 뒤침 테이프 c : 아치 지지기구 d : 힐 웨지

## 문헌


1） 信原克哉：腱板断裂．肩―その機能と臨床，医学書院，第 3 版，pp191-229，2001

2） 山本龍二：反復性肩関節脱臼，亜脱臼．新図説臨床整形外科講座 第 14 巻 スポーツ整形外科，井上 一，金田清志，富田勝郎ほか（編），メジカルビュー社，pp96-107，1994

3） 小柳磨毅，林田賢治：習慣性肩関節脱臼に対するリハビリテーション．整形外科アスレチックリハビリテーション実践マニュアル，福林 徹（編），全日本病院出版会，pp16-27，1998

4） Lars P，Per R：筋肉損傷（肉離れ）．図説スポーツ傷害，第 2 版，廣島和夫，波多野義郎（監訳），同朋舎，pp25-38，1987

5） 堀部秀二，小柳磨毅，境 隆弘ほか：膝前十字靱帯再建術後の筋力トレーニング．臨スポーツ医 23（2）：145-152，2006

6） 境 隆弘，佐藤睦美：膝関節靱帯損傷に対する理学療法（1）．理学療法 MOOK（9）スポーツ傷害の理学療法，福井 勉，小柳磨毅（編），三輪書店，pp66-81，2001

7） 小柳磨毅，境 隆弘，佐藤睦美ほか：PCL 損傷 / 再建術後のリハビリテーション．臨スポーツ医 20（6）：685-692，2003

8） 淵岡 聡，小柳磨毅：膝，足関節傷害に対するスポーツ理学療法．理療ジャーナル 38（2）：131-141，2004

9） 町田実雄，小柳磨毅：アキレス腱断裂．図解理学療法技術ガイド，第2版，文光堂，pp838-845，2001

# 8 어깨관절주위염

## A. 처방전 견본

어깨관절주위염에 대한 물리치료는 통증의 완화, 관절가동범위의 개선, 근육둘레띠 및 어깨뼈주위근육의 근육기능의 개선 등의 의사로부터의 지시에 기초하여 실시한다 (**그림 1**).

| 1. 성명 : | 2. 성별 : 여성 | 3. 연령 : 55세 |
|---|---|---|
| 4. 진단명 : 오른쪽 어깨관절주위염 | | |
| 5. 병력 : 2006년 2월 25일 아침, 이부자리를 걷었을 때에 오른쪽 어깨통증이 출현. 그 후 오른쪽 어깨통증은 경감하였으나, 같은 해 2월 18일, 빨래를 널고 있었을 때에 다시 오른쪽 어깨통증이 출현. 그 후 오른쪽 어깨통증이 강화되었기 때문에 같은 해 2월 25일, 우리 병원 정형외과에서 진찰받고 오른쪽 어깨관절주위염이라 진단. 같은 날 물리치료 시작 | | |
| 6. 물리치료<br>a. 온열요법<br>b. 마사지<br>c. 관절가동범위운동<br>d. 근력강화운동<br>e. ADL 지도<br>f. 아이싱<br>g. 테이핑 | | |
| 7. 주의할 점 : 통증이 강화되지 않도록 유의하여 물리치료를 진행시키시오. | | |

그림 1 처방전 견본 (어깨관절주위염)

# B. 처방내용

## 1 질환의 이해

어깨관절주위염은 어깨관절의 통증과 운동장애를 주된 증상으로 하는 증후군을 말한다. 어깨관절주위염은 부리돌기염 (오훼돌기염), 위팔두갈래근긴갈래힘줄염 (상완이두근장두건염), 근육둘레띠염 (건판염), 석회침착성 근육둘레염, 불안정성 어깨관절, 통증성 굳은 어깨 (오십견), 어깨관절 구축, 봉우리밑윤활주머니염 (견봉하활액낭염), 결합직염 등으로 분류된다[1]. 병변부위는 근육둘레띠, 근육둘레띠 성긴 부분, 봉우리밑윤활주머니, 위팔두갈래근긴갈래힘줄 등이다. 그 요인에는 가령에 의한 근육둘레띠[2]나 윤활주머니의 변성[3], 관절주머니 · 인대의 섬유화[4], 근육둘레띠 기능저하에 의한 muscle imbalance[5] 등이 보고되어 있다.

## 2 병기에 따른 물리치료의 선택

어깨관절주위염에 대한 물리치료는 통증, 가동성, 근육기능의 개선이 목적이 된다. 물리치료는 보조기를 이용한 물리치료 (physical agent), 운동치료, 일상생활 동작 (ADL)의 지도 등을 실시한다 (**표 1**). 어깨관절주위염의 물리치료는 다양한 병태가 존재한다는 것 때문에 상세한 평가에 의한 병태의 파악과 운동기능의 파탄을 일으키고 있는 원인을 파악하는 것이 중요하다. 특히 주된 증상인 통증이 완화되지 않은 채로 가동성이나 근육기능의 개선에 대한 물리치료를 실시하면 염증이 재발하여 병변을 악화시키고 물리치료 프로그램을 지연시키기 때문에 우선은 통증의 완화를 도모하는 것이 중요하다.

**표 1 병기와 물리치료**

| 병기 | 목적 | 물리치료 |
|---|---|---|
| 급성기 | 통증의 완화<br>환부의 안정 | 아이싱<br>TENS<br>초음파 (비온열)<br>테이핑 |
| 아급성기 | 통증의 완화<br>가동성의 유지 · 개선 | 핫팩<br>초음파 (비온열)<br>TENS<br>마사지<br>관절가동술<br>가동성의 개선훈련 (능동 · 능동보조운동) |
| 만성기 | 가동성의 개선<br>근육기능의 개선 | 핫팩<br>초음파 (온열)<br>가동성 개선훈련 (스트레칭)<br>근육기능개선훈련<br>ADL 지도 |

# C. 평가의 요점

## 1 통증의 평가

통증은 병변부위를 추측하는 데에 중요하다. 압통점 (표 2)을 비롯하여 통증의 ① 종류, ② 범위, ③ 시간대, ④ 정도, ⑤ 증감시키는 조건 (자세, 운동), ⑥ 유발동작 등을 평가한다.

## 2 물리적 검사

병변부위를 추정하기 위해 도수적 검사를 시행한다 (표 3). 어깨관절 주위에 발생하는 통증은 가슴문증후군 (흉곽출구증후군)과 같은 신경 및 맥관의 포착장애나 목뼈 유래의 질환에서도 유발되기 때문에 주의한다.

## 3 자세 및 동작

앉은 자세나 선 자세에서의 어깨뼈의 위치, 골반이나 몸통의 자세 (후만증이나 측만증의 유무 등)를 관상면이나 시상면에서부터 관찰한다. 골반이나 몸통의 자세를 변화시켜 팔운동을 할 때의 통증이나 가동성의 증감을 확인한다.

## 4 가동성

가동성은 어깨위팔관절, 복장빗장관절 (흉쇄관절) 및 봉우리빗장관절, 어깨흉곽관절로 나눠서 평가하여 그 제한인자를 관찰한다.

표 2 압통점의 확인

| 압통점 | 예상되는 병태부위 |
|---|---|
| 부리돌기 | 근육둘레띠 성긴 부분<br>위팔두갈래근긴갈래힘줄<br>봉우리밑윤활주머니<br>근육둘레띠 |
| 결절사이고랑 (결절간구) | 위팔두갈래근긴갈래힘줄 |
| 봉우리밑 (견봉하) | 봉우리밑윤활주머니 |
| 큰결절 | 위팔두갈래근긴갈래힘줄<br>근육둘레띠 |
| 후방 네모 (후방사각) | 작은원근 · 큰원근, 넓은등근의 근육연축 (spasm) |

### 표 3 물리적 검사

| 부위 | 의심되는 병태부위 | 검사항목 | 방법 |
|---|---|---|---|
| 어깨위팔 관절 | 근육둘레띠<br>봉우리밑윤활주머니 | painful arc sign | 어깨뼈면에서 올리며 60~120°의 올림범위에서 통증이 강화되고, 그 전후에서 통증이 없는 현상을 말한다. |
| | | drop arm sign | 수동적으로 올린 팔을 치료사가 지지하면서 내리게 하고, 어깨 90° 벌림 정도에서 지지하여 손을 떼면 팔이 떨어져버리는 현상을 말한다. |
| | 가시위근 | supraspinatus test (SSP test) | 어깨뼈면에서의 벌림 30~45° 위치에서 어깨 안쪽돌림위치 (empty can)를 취하게 하고, 도수저항을 가하여 가쪽돌림을 시켰을 때의 통증과 근력을 확인한다. |
| | 가시아래근 | infraspinatus test (ISP test) | 어깨의 모음 위치, 팔꿈치의 90° 위치에서 도수저항을 가하여 가쪽돌림을 시켰을 때의 통증과 근력을 확인한다. |
| | 어깨밑근<br>위팔두갈래근긴갈래힘줄<br>근육둘레띠 성긴 부분 | lift off test (Gerber) | 손을 등에 돌려서 어깨의 안쪽돌림위치를 취하게 하며 도수저항을 가하여 어깨를 펴게 하였을 때의 통증과 근력을 확인한다. |
| | 봉우리밑윤활주머니 | impingement test (Neer) | 치료사가 어깨뼈를 아래쪽으로 누르고, 어깨 안쪽돌림위치에서 앞쪽올림을 하였을 때의 통증의 유무를 확인한다. |
| | 부리위팔인대<br>부리봉우리인대 | impingement test (Ellman) | 치료사가 어깨뼈를 아래쪽으로 누르고 어깨의 안쪽돌림위치에서 수평모음을 하였을 때의 통증의 유무를 확인한다. |
| | 위팔두갈래근긴갈래힘줄 | speed's test | 팔꿈치의 폄, 아래팔의 뒤침 위치에서 저항 하에서 어깨를 굽히게 하고, 결절사이고랑 부분에서의 통증의 유무를 확인한다. |
| | | Yergason test | 팔꿈치 90° 굽힘 위치에서 아래팔 엎침 위치에서부터 저항 하에서 뒤침을 시켜 통증을 유발한다. |
| 봉우리 빗장관절 | 봉우리빗장관절<br>(돌림부하) | high arc test | 수동적으로 팔을 앞쪽으로 올리고, 160°에서부터 최대올림위치에서의 봉우리빗장관절부분에서 통증의 유무를 확인한다. |
| | 봉우리빗장관절<br>(앞뒤부하) | horizontal arc test | 어깨뼈를 고정하고, 수동적으로 어깨의 수평모음을 하였을 때의 봉우리빗장관절부분의 통증 유무를 확인한다. |
| | 봉우리빗장관절<br>(상하부하) | distraction test | 어깨뼈를 고정하고, 수동적으로 어깨의 폄 · 모음을 였을 때의 봉우리빗장관절부분의 통증 유무를 확인한다. |
| 가슴문 증후군 | 작은가슴근의<br>과다긴장 | Wright test | 앉은 자세에서 어깨 90°벌림 · 가쪽돌림 위치에서 수평모음을 하고, 노동맥 (요골동맥)의 박동 감소 내지는 소실을 확인한다. |
| | 목갈비근육 (사각근)의<br>과다긴장 | Adson test | 앉은 자세에서 어깨의 폄 · 가쪽돌림 위치에서 통증이 있는 쪽으로의 목 뒤굽힘 · 돌림을 하고 깊은호흡(날숨) 때의 노동맥의 박동 감소 내지 소실을 확인한다. |
| | | Morley test | 앉은 자세에서 봉우리빗장위오목 (견쇄상와)부분의 목갈비근육 삼각부분의 압박에 의해서 팔의 통증 · 저린 느낌의 유발을 확인한다. |
| | 갈비빗장 간극 | Eden test | 앉은 자세에서 팔의 뒤 아래쪽으로의 견인에 의한 노동맥의 박동 감소 내지는 소실을 확인한다. |
| | 작은가슴근 · 목갈비근육<br>의 과다긴장 | Allen test | Wright test 자세에서 반대쪽으로의 목 돌림에 의한 노동맥의 박동 감소 내지는 소실을 확인한다. |
| | 갈비빗장 간극 · 목갈비<br>근육의 과다긴장 | Halstead test | Eden test 자세에서 반대쪽으로의 목 돌림에 의한 노동맥의 박동 감소 내지는 소실을 확인한다. |
| 목뼈 유래의 질환 | 신경뿌리 (압박) | Spurling test | 환부쪽으로의 목의 옆굽힘에 의한 팔의 통증 · 저린 느낌의 유발을 확인한다. |
| | | compression test | 약간의 목의 폄 위치에서 머리 위부터 아래쪽으로의 압박에 의한 팔의 통증 · 저린 느낌의 유발을 확인한다. |
| | 신경뿌리 (견인) | Jackson test | 건강한 쪽으로의 목의 폄, 환부쪽 팔의 아래쪽으로의 견인에 의한 팔의 통증 · 저린 느낌의 유발을 확인한다. |
| | | distraction test | 약간의 목의 굽힘 위치에서 머리를 위쪽으로 견인하는 것에 의해서 팔의 통증 · 저린 느낌의 유발을 확인한다. |

### a. 어깨위팔관절

촉진에 의한 근육 및 힘줄의 유연성, 관절자세를 변화시킨 수동 및 능동운동의 가동성을 평가한다 (**표** 4). 또한 위팔뼈머리의 위치와 관절운동에 수반하는 이동을 좌우에서 비교한다. 가동범위 제한인자는 통증의 유무나 가동범위 끝느낌 (end feel)에 의해서 관찰한다.

### b. 복장빗장관절 및 봉우리빗장관절

도수에 의한 관절주머니 내 운동은 좌우차이를 비교한다. 빗장뼈의 가동성은 어깨뼈의 수동 및 능동운동이나 팔의 올림운동에 의해서 좌우차이를 확인한다.

### c. 어깨흉곽관절

빗장뼈의 가동성 평가와 마찬가지로 어깨뼈의 수동 및 능동운동이나 팔의 올림운동에 의해서 좌우차이를 확인한다. 또한 어깨뼈운동을 포함하는 팔의 올림의 가동성과 도수적으로 어깨뼈를 고정한 가동성의 차이를 좌우에서 비교한다. 더욱이, 팔의 운동에 통증이 수반하는 경우는 어깨뼈운동을 도수적으로 보조하여 증감을 확인한다.

## 5 근육기능

근육기능은 어깨관절 주위근육의 근력과 근육 협동성을 파악하기 위해 근육둘레띠와 어깨뼈 주위근육으로 나눠서 평가한다.

### a. 근육둘레띠

어깨위팔관절의 동적 안정성에 관여하는 근육둘레띠의 기능은 근육마다 자세나 운동방향을 변화시켜 도수저항을 가했을 때의 통증의 유무를 포함하여 평가한다. 어깨뼈면 위에서의 45° 올림위치를 유지시키는 등척성 운동에서 통증 또는 어깨뼈의 보상운동이 유발되는 경우는 가시위근, 앞쪽올림에서는 어깨밑근, 옆쪽올림에서는 가시아래근과 작은원근의 기능장애를 생각할 수 있다[9].

### b. 어깨뼈 주위근육

어깨뼈 주위근육은 도수근력검사 이외에 팔의 저항운동에서의 어깨뼈의 고정성을 평가한다. 또한, 팔을 올릴 때의 몸통이나 골반의 보상운동의 유무도 확인한다.

**표 4 어깨위팔관절운동과 연부조직의 신장**

| 운동 방향 | 관절 자세 | 신장부위 | | | | | | | | | | | | | | | | | | | | | | | |
|---|---|---|---|---|---|---|---|---|---|---|---|---|---|---|---|---|---|---|---|---|---|---|---|---|---|
| | | 인대 | | | | | 관절주머니 | | | | | | 근육 | | | | | | | | | | | | |
| | | 부리위팔인대 | | 관절위팔인대 | | | 앞쪽 | | | 뒤쪽 | | | 어깨밑근 | | | 가시위근 | 가시아래근 | | 작은원근 | 큰가슴근 | | | 큰원근 | 넓은등근 | 위팔세갈래근 긴갈래 |
| | | 큰결절 부착섬유 | 작은결절 부착섬유 | 상부 | 중부 | 하부 | 상부 | 중부 | 하부 | 상부 | 중부 | 하부 | 상부 | 중부 | 하부 | | 상부 | 하부 | | 빗장뼈 | 복장뼈 | 갈비뼈 | | | |
| 굽힘 | 팔꿈치 폄위치 | | | | | | | | | | | | | | | | | | | | | | ○ | ○ | |
| | 팔꿈치 굽힘위치 | | | | | | | | | | | | | | | | | | | | | | ○ | | ○ |
| 가쪽 돌림 | 모음위치 | ○ | ○ | | ○ | | | ○ | | | | | | ○ | | | | | | ○ | | | | | |
| | 45° 벌림위치 | | | | ○ | | | ○ | | | | | | ○ | | | | | | | ○ | | | | |
| | 90° 벌림위치 | ○ | ○ | | | ○ | | | ○ | | | | | | ○ | | | | | | | ○ | ○ | | |
| | 90° 굽힘위치 | | | | | | | | | ○ | | | | | | | | | | | | | | | |
| 안쪽 돌림 | 45° 벌림위치 | | | | | | | | | | ○ | | | | | | | ○ | | | | | | | |
| | 90° 벌림위치 | | ○ | | | | | | | | | ○ | | | | | | ○ | ○ | | | | | | |
| | 90° 굽힘위치 | | | | | | | | | | | ○ | | | | | | | | | | | | | |
| 안쪽돌림·모음 | 폄 위치 | | ○ | | | | ○ | | | ○ | | | | | | ○ | ○ | | | | | | | | |
| 수평 굽힘 | 가쪽돌림 위치 | | | | | | | | | ○ | | | | | | | ○ | | | | | | | | |
| | 안쪽돌림 위치 | | | | | | | | | | | ○ | | | | | ○ | ○ | ○ | | | | | | |
| 수평 폄 | 가쪽돌림 위치 | ○ | ○ | | | ○ | | | ○ | | | | | | ○ | | | | | | | ○ | | | |
| | 안쪽돌림 위치 | | ○ | ○ | | | ○ | | | | | | | | | | | | | | | | | | |

○=신장

# D. 물리치료의 실제

## 1 보조기를 이용한 물리치료

급성기는 소염진통을 목적으로 통증부위에 대한 아이싱을 시행한다. 또한 전기자극에 의한 낮은 문턱값 (역치)의 감각신경섬유를 선택적으로 자극함으로써 통증제거를 도모한다. 더욱이 비온열성의 초음파는 염증증상의 완화, 치유의 촉진에 효과적이다.

만성기에서는 가온에 의한 이완과 연부조직의 신장성 증대를 목적으로 핫팩이나 온열성의 초음파 등을 실시한다.

## 2 테이핑

테이핑은 급성기나 아급성기에 병태부위의 안정 및 보호를 목적으로 실시한다. 주로 팔의 올림운동의 어깨 앞쪽이나 가쪽의 통증에 대해서 어깨위팔관절에서의 힘수부하의 경감을 목적으로 가시위근이나 어깨세모근의 수축을 보조하는 테이핑을 실시한다 (**그림** 2, Click *8-1*).

## 3 운동치료

### a. 가동성의 개선

급성기 및 아급성기는 통증 도피에 의한 어깨관절 주위근육의 과다긴장 때문에 등을 구부린 자세나 어깨뼈 벌림위치의 자세가 되어, 어깨흉곽관절의 가동성 저하를 일으키는 일이 많다. 이 때문에 급성기는 몸통이나 어깨뼈의 운동에 의해서 어깨관절 주위근육의 이완을 시행한다.

만성기에서는 어깨관절 뒤쪽 및 아래쪽 관절주머니와 앞톱니근, 큰가슴근, 작은가슴근, 큰원근, 넓은등근, 위팔세갈래근 등의 스트레칭을 시행한다. 스트레칭은 정확하게 실시하기 위해 치료사가 시행하는 파트너 스트레칭 (**그림** 3, 4, Click *8-2, 3*), 환자 자신이 실시하는 자가 스트레칭 (**그림** 5~8), 관절운동만으로는 신장되기 어려운 경우에 치료사가 직접 힘살 (근복)에 압박을 가하여 시행하는 직접 스트레칭 등을 실시한다 (**그림** 9~13, Click *8-4~8-8*). 또한 어깨관절 뒤쪽의 유연성 개선에는 어깨위팔관절 뒤쪽부분에 대한 축압을 이용한 하중위치에서의 어깨 안쪽돌림의 스트레칭도 효과적이다.

### b. 근육기능의 개선

어깨위팔관절의 동적 안정화 구조인 근육둘레띠 기능의 개선에는 어깨뼈의 보상운동에 유의하여 선택적인 근육 재교육을 시행한다 (**그림** 14~17). 어깨흉곽관절의 동적 안정화에는 특히, 앞톱니근의 재교육이 중요하며, 몸통 및 골반과의 협동성을 고려해서 시행한다 (**그림** 18, 19).

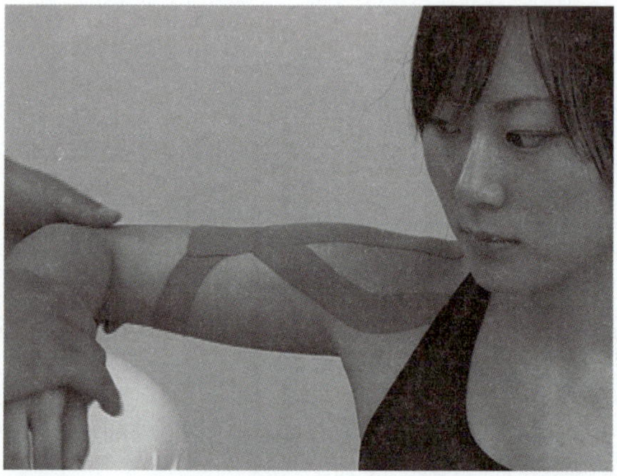

그림 2 팔의 올림운동의 지지 테이핑 Click 8-1

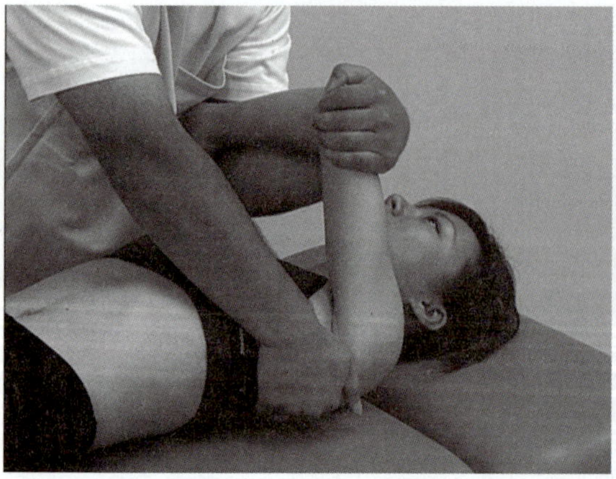

그림 3 어깨관절 수평모음 파트너 스트레칭 Click 8-2

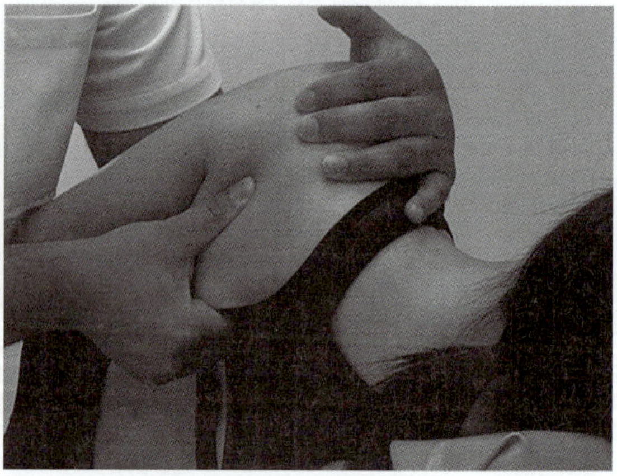

그림 4 앞톱니근 파트너 스트레칭 Click 8-3

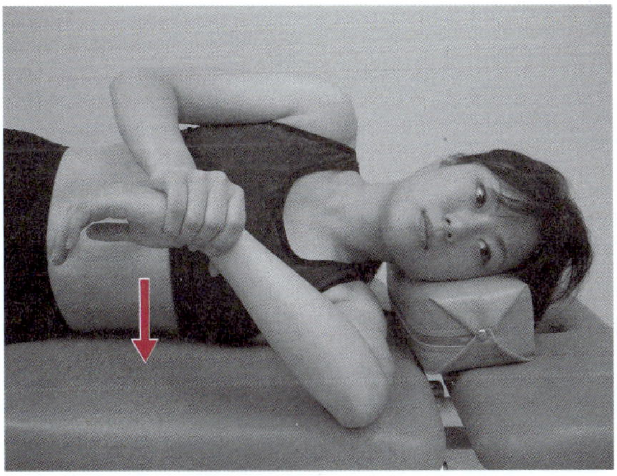

그림 5 자가 스트레칭 (1)
어깨 90° 굽힘 위치에서의 안쪽돌림 : 어깨뼈에 하중을 가하도록 옆으로 누운 자세가 되고, 어깨뼈가 떠오르지 않도록 안쪽돌림을 한다.

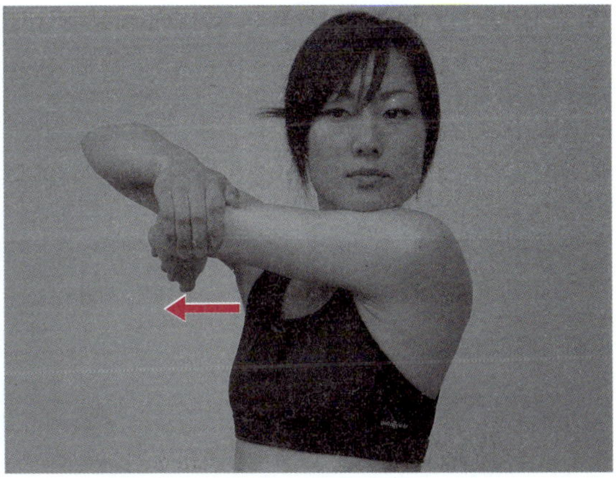

그림 6 자가 스트레칭 (2)
어깨 안쪽돌림 위치에서의 수평 모음 : 반대쪽의 겨드랑이에 손을 넣은 상태에서 팔꿈치를 잡고, 팔꿈치를 반대쪽의 어깨에 접근시키도록 수평모음을 한다.

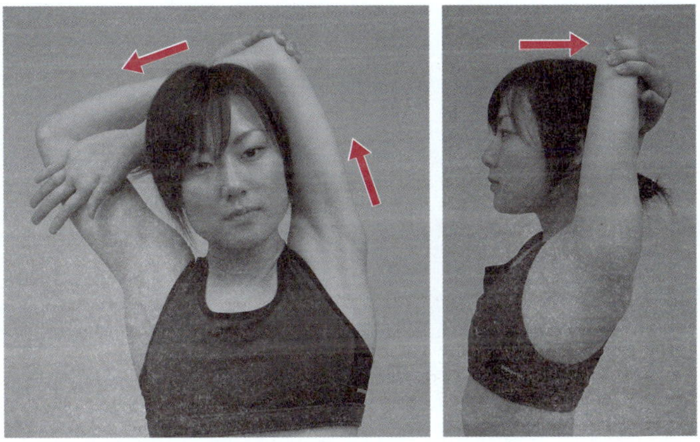

그림 7 자가 스트레칭 (3)
어깨 안쪽돌림 위치에서의 벌림 : 어깨가 가쪽돌림을 하지 않도록 손등부분을 반대쪽의 위팔 앞면에 대고 팔꿈치를 잡는다. 과도하게 벌림을 하지 않도록 위팔부분을 귀의 뒤쪽으로 접근시킨 상태에서 확고하게 가슴을 펴서 몸통의 옆굽힘을 시행한다.

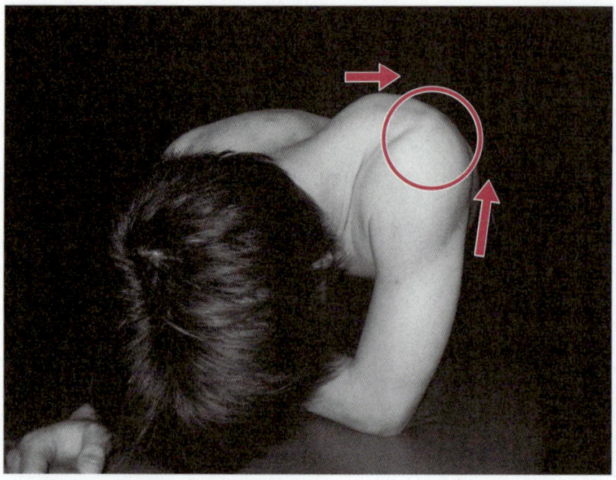

그림 8 자가 스트레칭 (4)
하중을 이용한 어깨 수평모음과 안쪽돌림의 스트레칭 : 팔꿈치 위에서 하중 위치에서의 어깨 수평모음과 안쪽돌림으로 뒤쪽 연부조직의 스트레칭을 시행한다.

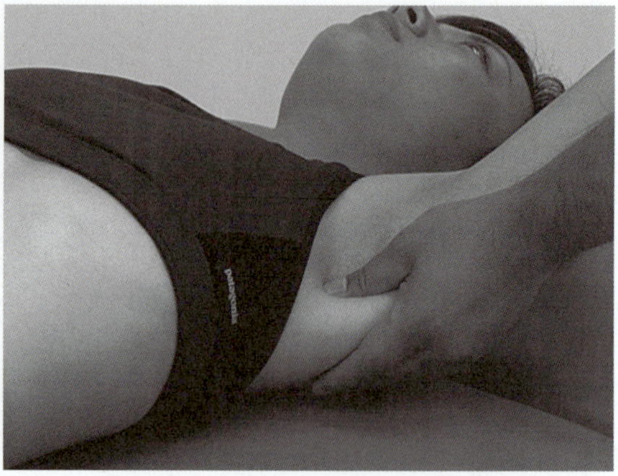

그림 9 큰원근의 직접 스트레칭 Click 8-4

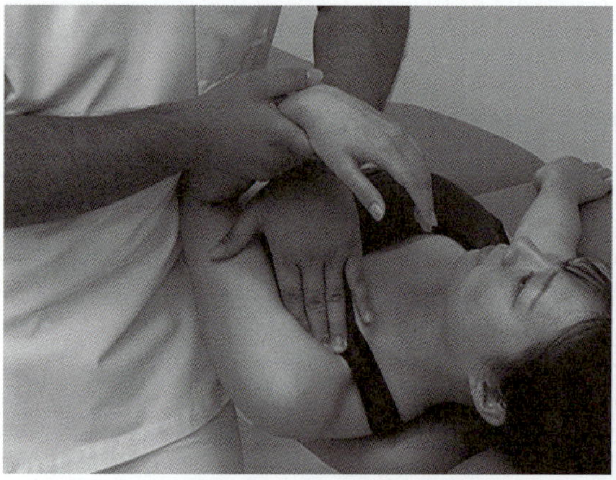

그림 10 작은가슴근 직접 스트레칭 Click 8-5

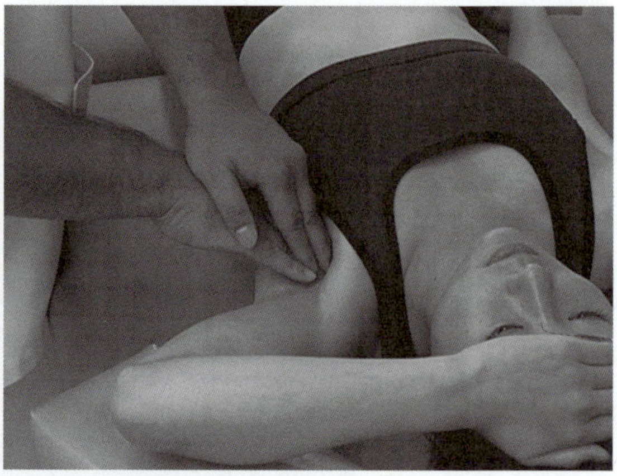

그림 11 어깨밑근 직접 스트레칭 Click 8-6

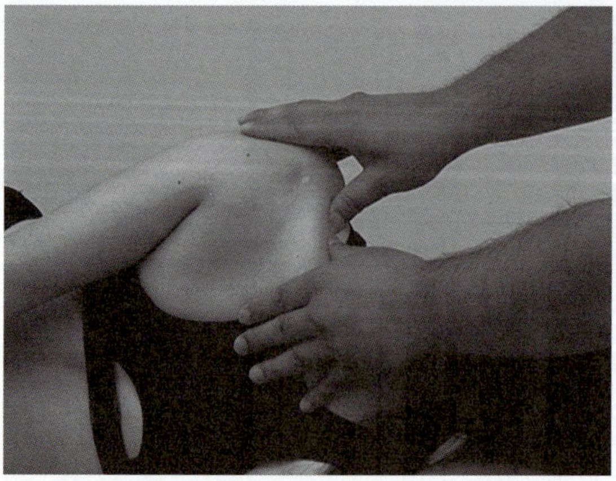

그림 12 가시위근 직접 스트레칭 Click 8-7

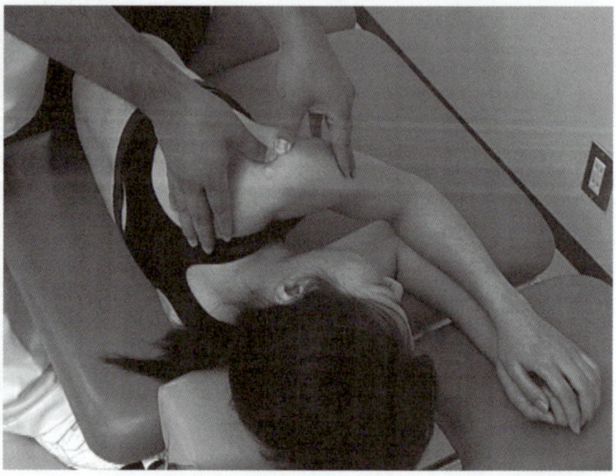

그림 13 가시아래근 직접 스트레칭 Click 8-8

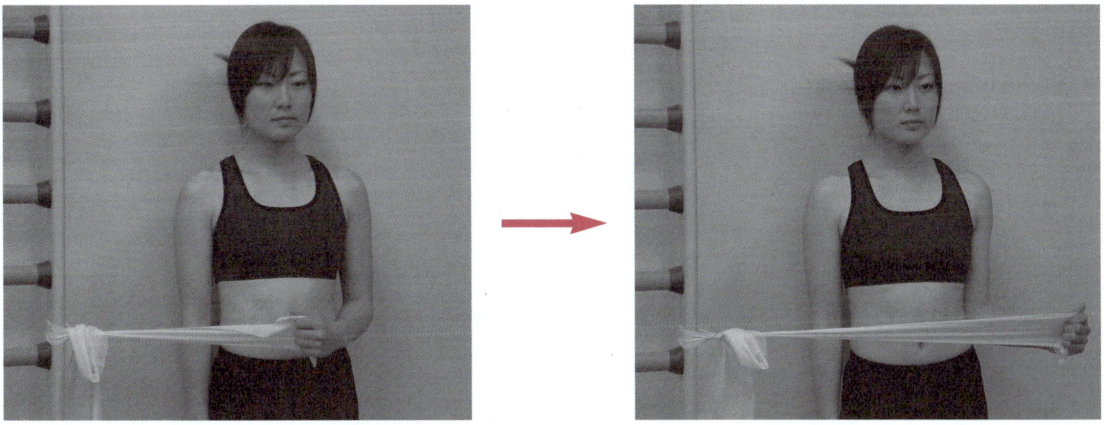

그림 14 근육둘레띠 튜브 훈련 (1)
가쪽돌림 : 고무 튜브를 팔꿈치의 높이로 매고, 겨드랑이를 붙힌 상태에서 아래팔 뒤침이나 손목관절의 등쪽굽힘이 되지 않도록 가쪽돌림운동을 시행한다 (10~20회, 3세트)

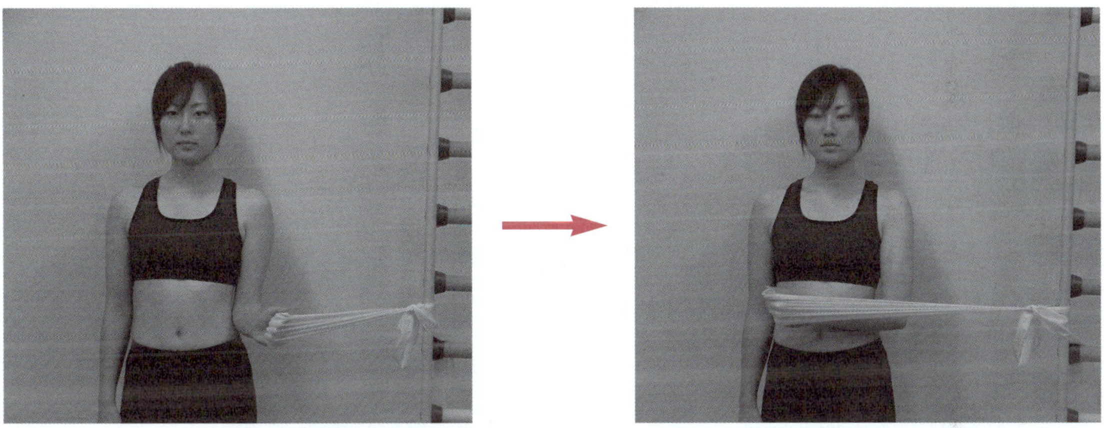

그림 15 근육둘레띠 튜브 훈련 (2)
안쪽돌림 : 고무 튜브를 팔꿈치의 높이로 매고, 겨드랑이를 살짝 붙힌 상태에서 아래팔 엎침이나 손목관절의 바닥쪽굽힘이 되지 않도록 안쪽돌림운동을 시행한다 (10~20회, 3세트).

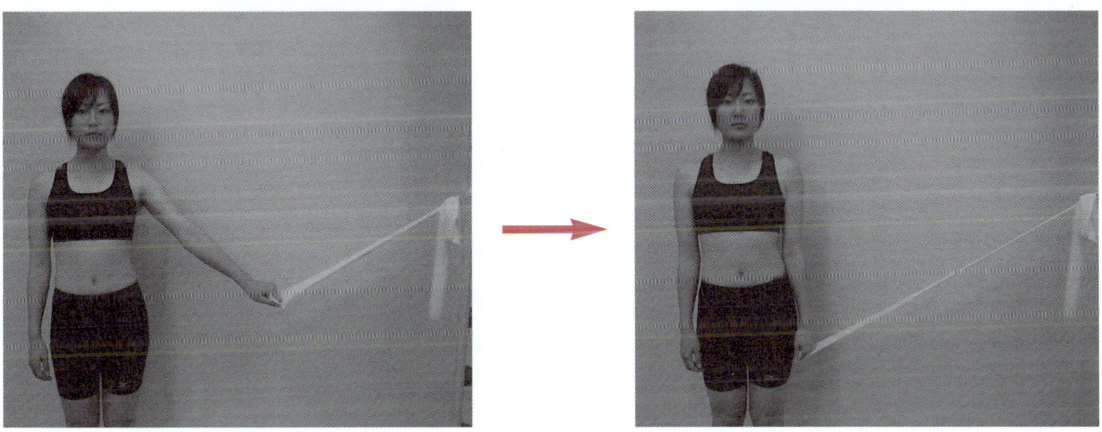

그림 16 근육둘레띠 튜브 훈련 (3)
모음 : 고무 튜브를 어깨의 높이에서 약간 앞쪽으로 매고, 어깨관절 안쪽/가쪽돌림 중간위치가 되도록 팔꿈치오목을 정면으로 향한 상태에서 팔꿈치의 굽힘이나 손목관절의 바닥쪽굽힘이 되지 않도록 어깨뼈면 위에서 모음운동을 시행한다 (10~20회, 3세트).

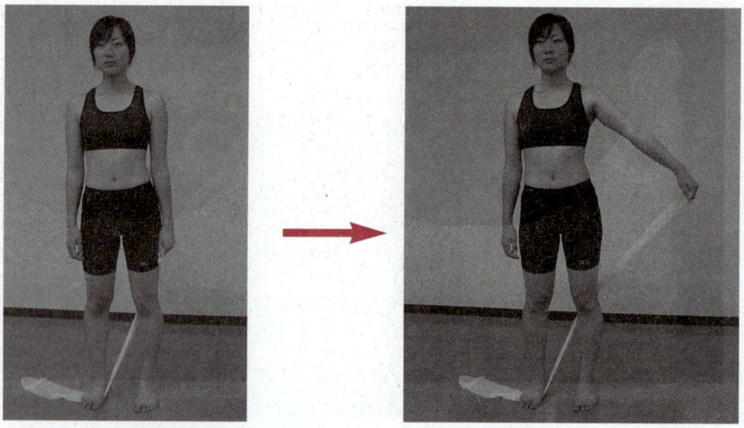

그림 17 근육둘레띠 튜브 훈련 (4)
벌림 : 고무 튜브를 반대쪽의 발로 밟고, 같은 쪽의 무릎 뒤쪽을 통해서 고무 튜브가 느슨해지지 않도록 잡는다. 어깨관절 안쪽/가쪽돌림 중간위치가 되도록 팔꿈치오목을 정면으로 향한 상태에서 팔꿈치의 굽힘이나 손목관절의 등쪽굽힘이 되지 않도록 어깨뼈면 위에서 벌림운동을 시행한다 (10~20회, 3세트).

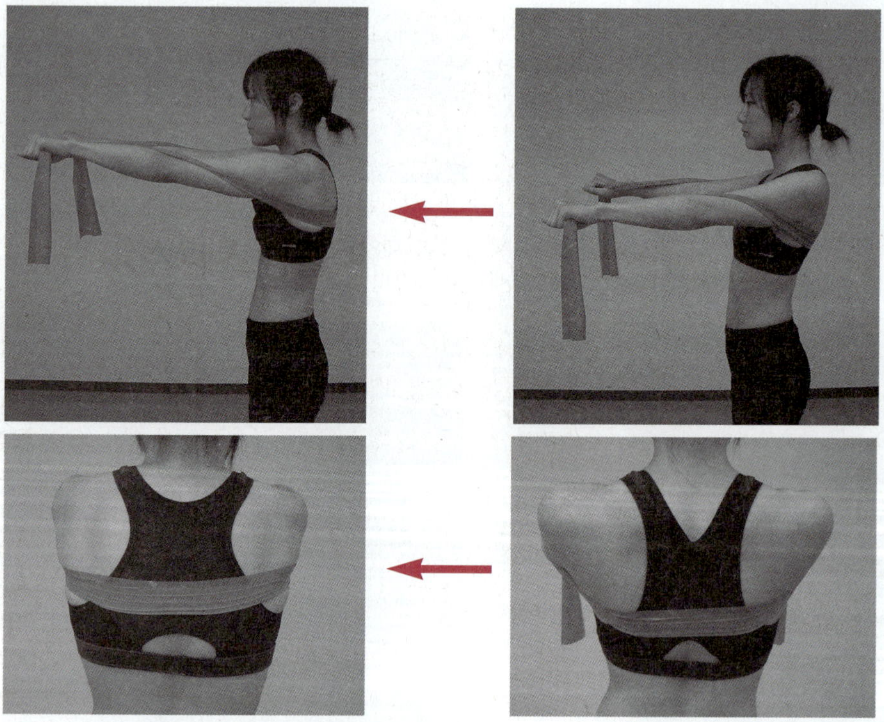

그림 18 어깨뼈 주위근육 근력강화운동 (1)
어깨뼈 모음 · 벌림 튜브 훈련 : 고무 튜브를 어깨뼈에 걸고, 어깨관절 90°, 팔꿉관절 폄, 아래팔 엎침 위치에서 잡고, 주먹을 앞쪽으로 내밀어 등을 둥글게 하도록 어깨뼈의 벌림을 한다 (10~20회, 3세트).

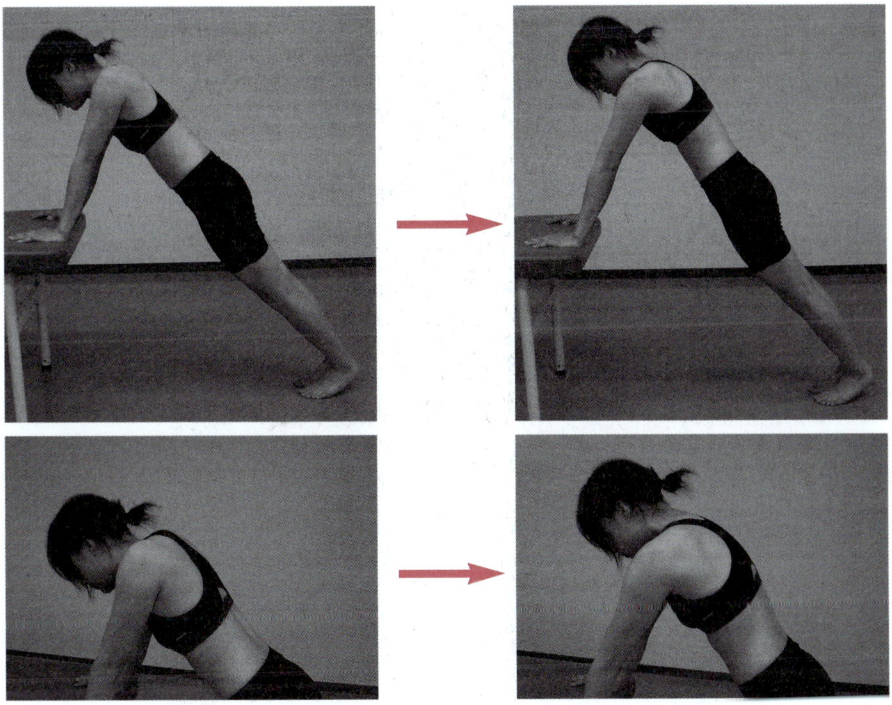

그림 19 어깨뼈 주위근육 근력강화운동 (2)
하중위치에서의 어깨뼈 모음 · 벌림 훈련 : 어깨관절 굽힘 90°, 팔꿉관절 폄 위치에서 침대나 책상에 양 손을 짚고 팔굽혀펴기의 자세가 되고, 허리를 뻗힌 채로 등을 밀어 올려 어깨뼈 안쪽을 넓히도록 어깨뼈의 벌림을 한다 (10~20회, 3세트).

## 4 ADL 지도

급성기 및 아급성기는 삼각건의 사용이나 의복의 포켓에 손을 넣는 것에 의해서 환부의 안정을 도모한다. 또한 야간 통증이 심한 경우는 취침 시의 양호한 자세 유지나 보온을 권유한다. 만성기에는 가사동작에서의 닦기 청소나 청소기의 사용을 팔의 운동에 의존하지 않도록 다리나 몸통운동을 사용하는 것을 지도한다. 또한 의자에 앉은 자세에서의 둥근 등 자세는 어깨주위근육의 과다긴장을 유발하기 때문에 어깨뼈나 몸통의 가벼운 운동에 맞춰서 적절한 앉은 자세를 지도한다.

**메모**

어깨관절주위염의 물리치료는 통증의 경감, 가동성과 근육기능의 개선, ADL의 지도 등 매우 폭넓게 대응할 필요가 있다. 또한 병태나 병기의 파악과 기능장애에 대한 적절한 대응은 보다 조기에 기능장애를 개선하기 위해 중요하다.

## 문헌


1）信原克也：肩―その機能と臨床―，第 3 版，医学書院，2001

2）McLaughin HL：Lesions of the musculotendinous cuff of the shoulder. J Bone Joint Surg **26**：31-51, 1944

3）Simmonds FA：Shoulder pain; With particular reference to "frozen" shoulder. J Bone Joint Surg **31**：426-432, 1949

4）熊谷　純：五十肩の滑膜および関節包所見．整・災外 **43**：19-25，2000

5）筒井廣明：Cuff-Y exercise．関節外科 **14**：137-145，1995

6）安達長夫：五十肩の病態について．整・災外 30：3-9，1987

7）小室　透，米田　稔：肩関節周囲炎に対する外来運動療法．理療ジャーナル **35**：36-44，2001

8）米田　稔ほか："五十肩"のリハビリテーション．関節外科 **22**：72-81，2003

9）山口光國：五十肩に対する理学療法．MB Orthop **17**：35-43，2004

10）立花　孝：五十肩の治療，運動療法，物理療法，その他の保存療法．整・災外 **47**：237-242，2004

# 9 허리질환 (요통 등)

## A. 비특이적 허리통증 (요통)

허리통증에는 많은 요인이 연관되어 있고, 퇴행성의 척추원반증 · 염좌 · 돌기사이관절 (추간관절)의 마모 · 변형 · 배/등근육의 약화나 일이나 일상생활의 자세, 일의 내용, 스포츠활동 등의 영향을 받는다. 허리통증의 원인도 여러 갈래에 걸치고 정형외과적인 것에서부터 내과적인 것, 정신의학적인 것까지 폭넓게 존재하여 그 진단과 치료가 어려운 요인으로 되어 있다.

허리통증은 우선 첫째로 척수성이나 악성종양, 골절 등의 원인이 명확한 것 (특이적 허리통증)이 진단될 필요가 있다. 그러나 허리통증의 대부분은 그 원인질환이 명확하지 않고 이른바 요통이라 일컬어지는 것으로, 비특이적 허리통증 (nonspecific low back pain)으로 분류된다. 여기서는 주로 척추원반성, 돌기사이관절성, 근유근막성의 허리통증 등의 물리치료에 대해서 해설한다.

### 1 처방전 견본

요통의 처방전 견본을 나타냈다 (**그림 1**).

| 1. 성명 : | 2. 성별 : 남성 | 3. 연령 : 40세 |
|---|---|---|
| 4. 진단명 : 요통 | | |
| 5. 병력 : OOOO년 월 일 작업에서 무거운 짐을 들어올렸을 때에 허리통증이 출현하고, 안정하여 경과를 관찰하였지만, 통증이 경감되지 않아 진찰을 받다. | | |
| 6. 처방내용 :<br>a. 이완<br>b. 돌기사이관절가동술<br>c. 자세 재교육<br>d. ADL 지도<br>e. 몸통근육훈련 (허리통증 완화 후에 실시) | | |
| 7. 주의할 점 : 허리통증이 악화하지 않도록 ADL의 지도를 실시하기 바랍니다. | | |

그림 1 처방전 견본 (요통)

## 2 처방내용

처방내용을 이해하고 정보를 수집하여 정리한다.

### a. 질환의 이해

현재 생각되고 있는 비특이적 요통의 발생원인으로서는 ① 척추원반성의 통증, ② 돌기사이관절성의 통증, ③ 근육근막성의 통증 등을 열거할 수 있다.

#### 1) 척추원반성의 통증

척추원반 섬유고리의 변성이나 파열, 속질핵 (수핵)의 부풀어 오름이나 탈출에 의해서 섬유고리의 가장 바깥층을 지배하는 척추 동신경 (sinus nerve)이 자극된다.

#### 2) 돌기사이관절성의 통증

돌기사이관절주머니나 그 주위조직에는 통각 전달에 관여하는 좁은 길의 신경섬유나 침해수용기가 풍부하게 존재한다. 외력이나 부자연스런 자세에 의해서 돌기사이관절에 스트레스가 가해지면, 침해수용기가 흥분하여 통증을 일으킨다. 한편, 돌기사이관절이나 그 주위조직에 염증이 발생하면, 화학적인 유해자극이 침해수용기를 흥분시켜 통증의 원인이 된다.

돌기사이관절 유래의 통증은 허리뼈 전만의 강화나 허리엉치각 (요천각) 증대에 의한 돌기사이관절에 대한 스트레스의 증대, 척추원반의 탄력성 저하의 결과 발생하는 돌기사이관절의 부적합, 돌기사이관절의 변형성관절증 등에 의한다고 생각되고 있다[1].

#### 3) 근육근막성의 통증

척수신경 뒷가지의 지각가지가 등허리근막 (요배근막)을 관통하는 부위에서 근막에 분포하여 있는 신경이 염증이나 견인 · 압박 · 포착 (entrapment) 등에 의해서 통증이 야기된다. 또한 등근육이나 배근육군의 근력 약화나 불량자세에 의한 것, 허리부분에 대한 부담이 지나치게 커서 근육이 피로하거나, 근육의 순환상태가 나빠져 근육이 연축을 일으켜 통증이 발생한다.

### b. 크리티컬 패스

이른바 요통의 물리치료에는 획일적인 크리티컬 패스는 없다.

## 3 물리치료

### a. 평가 (임상적 사고와 평가기술)

요통의 평가 과정에 대해서 **그림** 2에 나타냈다. 우선 통증에 대해서 문진 및 자세

문진
↓
자세 관찰
↓
몸통 · 다리 가동범위검사 (능동 · 수동)
↓
근육긴장검사
↓
관절기능검사 (허리뼈 돌기사이관절 · 엉치엉덩관절 (천장관절)
(필요하다면 다리의 신경학적 검사를 실시한다)

그림 2 요통 평가의 과정

관찰부터 시작한다. 그리고 이들의 결과를 검증하기 위해 검사 · 측정을 시행한다. 다음으로 몸통이나 다리 관절의 가동범위 검사를 실시하고 동시에 허리통증이 유발되지 않는지 등을 확인하면서 통증의 부위나 그 성질, 기능장애가 되는 부위를 특정하여 간다.

### 1) 문진

① 현 병력 : 주된 호소와 통증의 부위와 그 내용을 확인
통증이 출현하지 않는 자세와 통증이 악화하는 자세를 확인하여 평가한다 (원인의 추구를 위해서와 평가자세의 선택을 위해서)

② 기왕력 : 이전에도 마찬가지의 증상의 출현이 있었는가?
만성적인 경과나 재발을 반복하는 일이 많으므로 이제까지 마찬가지의 통증이 있었는지 어떤지를 확인하고, 그 때에 어떠한 경과를 거쳤는가? 그리고 어떠한 치료를 받았는가? 등의 정보를 수집한다.

### 2) 자세 관찰 (바로 누운 자세 · 앉은 자세 · 선 자세)과 근육의 촉진

자세관찰에 있어서는 선 자세에서의 전체상 파악부터 시작한다. 그 목적은 척추의 정렬 (alignment) 전체를 관찰하여 생리적 만곡의 좌우차이 등을 확인하는 것에 있다. 또한 정렬의 이상과 그에 수반하는 근육긴장의 변화 등을 촉진에 의해서 파악한다.

① 선 자세의 관찰

(1) 시상면 관찰 : 생리적 만곡을 좌우 양면에서 관찰한다. 좌우차이가 있으면 돌림도 의심한다.

(2) 관상면 관찰 : 측만이나 불균형을 앞 · 뒤쪽에서부터 관찰한다.

(3) 전체적 인상 : 기타 둥근 등이나 머리의 기울기 등 자세에 의한 변화를 간과하지 않는다.

② 선 자세에서 근육과 뼈 지표의 촉진 : 일반적으로 등에서부터 촉진하지만, 근육긴장이 과도한 경우에는 근육의 부풀어 오름이나 근육의 주행각도에 좌우 차이가 없는지 등에 유의한다. 척주의 정렬 이상에 대해서는 등뼈 (흉추)의 전만, 허리뼈 (요추)의 후만을 나타내는 가시돌기의 계단모양 변형 등에 유의한다. 뼈 지표를 촉진하는 요점은 (1) 엉덩뼈능선 (장골릉)의 높이, (2) 위앞엉덩뼈가시 (상전장골극)의 높이, ③ 큰돌기 (대전자)의 높이, (4) 볼기근육고랑의 높이, (5) 종아리뼈머리 (비골두)의 높이, (6) 안쪽복사 (내과)의 높이이다. 양쪽의 엉덩뼈능선이나 위앞엉덩뼈가시 등의 뼈 지표에 치료사의 손을 가볍게 곁들여 보면 알기 쉽다. 좌우의 비대칭이 있는 경우, 교정하여 통증의 변화를 확인한다. 통증이 변화한 경우는 치료방침을 결정할 때에 매우 중요한 평가가 된다[2].

③ 바로 누운 자세의 관찰 : 골반의 경사나 다리길이 차이 (가성 연장이나 가성 단축)를 관찰한다. 각 부위의 자세의 이상에 대해서는 **표 1**과 같은 원인을 생각할 수 있다. 이들의 자세가 관찰되는 경우 근육의 단축이나 긴장을 생각할 수 있고, 치료로서 신장법이나 이완이 효과적이다.

### 3) 보행 관찰 (보행속도 · 내구성 · 걷는 모습)

일반적으로 통증회피를 위해 몸통의 앞경사나 측만을 나타내는 일이 많고 통증 출현부위를 누르면서 하는 걷는 모습 등이 관찰된다. 또한 통증 때문에 근육수축력이 억제되면 입각기 (stance phase)에 Trendelenburg 징후가 관찰되는 경우가 있다. 한편, 보행에 의해서 통증이나 다리에 경련이 일어나는 경우에는 척주관협착증에 의한 신경원성 간헐 파행의 가능성이 있고 주치의에게 보고해야 한다.

### 4) 관절가동범위검사

① 척주의 관절가동범위검사 : 가동범위의 측정과 동시에 척주의 움직임을 관찰하는 것이 중요하다. 능동운동 때 (**그림** 3, 4)의 각 가시돌기 사이의 간극을 관찰한다. 몸통의 움직임에 수반하여 척주 전체의 움직임을 관찰하고, 척추뼈 사이의 움직임에 비연속적인 움직임이 없는지 주의 깊게 관찰한다. 수동운동 때 (**그림** 5)에는 끝느낌을 확인한다. 각 운동 때에는 통증의 발현에 대해서도 확인해 두어야 한다.

**표 1 바로 누운 자세에서의 자세이상과 원인**

| |
|---|
| 1. 골반의 경사 : 당겨 올려져 있는 쪽의 허리네모근 (요방형근)의 긴장 |
| 2. 엉덩관절의 가쪽돌림 : 가쪽돌림근의 단축 |
| 3. 무릎관절의 가쪽돌림 · 무릎관절의 굽힘 : 넙다리근막긴장근의 단축 |
| 4. 발목관절의 내번 : 앞정강근의 긴장 |

② 손가락 바닥사이 거리 (굽힘) · 종아리뼈머리까지의 거리 (옆굽힘)의 측정 : 몸통의 운동성을 간이하게 객관화, 수치화할 수 있기 때문에 효과적이다.

③ 다리의 관절가동범위 측정 : 척주의 유연성에는 다리에서부터 골반에 부착하는 근육도 관여하고 있다. 따라서 요통 평가에서는 이들의 신장성에 대해서도 개별적으로 평가한다. 엉덩허리근 (장요근) · 큰볼기근 (대둔근) · 넙다리네갈래근 · 뒤넙다리근 · 종아리세갈래근 등의 신장성을 다리의 가동범위로서 측정한다. 또한 엉치엉덩관절과 하위 허리뼈의 과다운동이 인지되는 경우, 보상으로서 엉덩관절의 과소 운동성이 관찰되는 일이 많다. 요통에서는 일과성으로 근육긴장이 항진하여 있는 경우도 있어, 다리 가동범위의 측정 때에 정확한 수치를 얻는 연구가 필요하다. 필자 등은 근육긴장이 항진한 근육에 대해서 최대수축 후의 이완을 이용하여 일시적으로 근육긴장을 제거한 관절가동범위를 측정하는 경우가 많다.

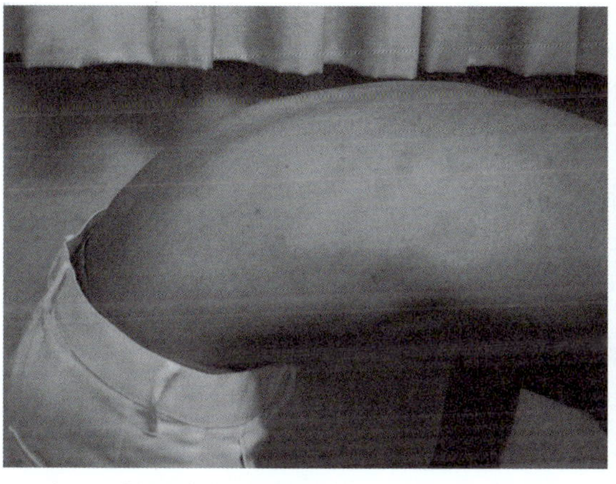

그림 3 척주의 능동운동 (1) : 척주의 커브에 주목한다.

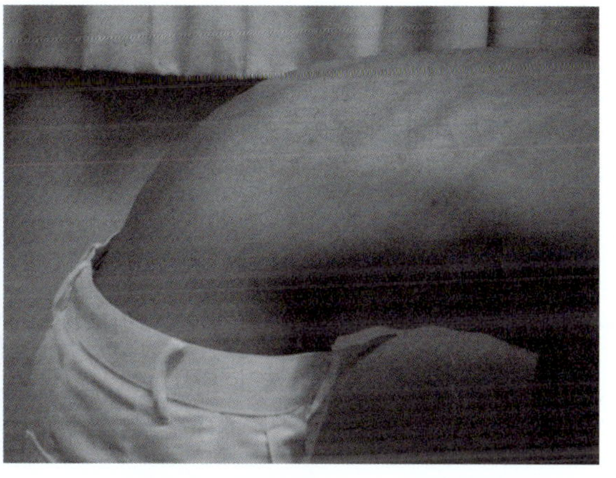

그림 4 척주의 능동운동 (2) : 하위허리뼈의 움직임의 감소가 인지된다.

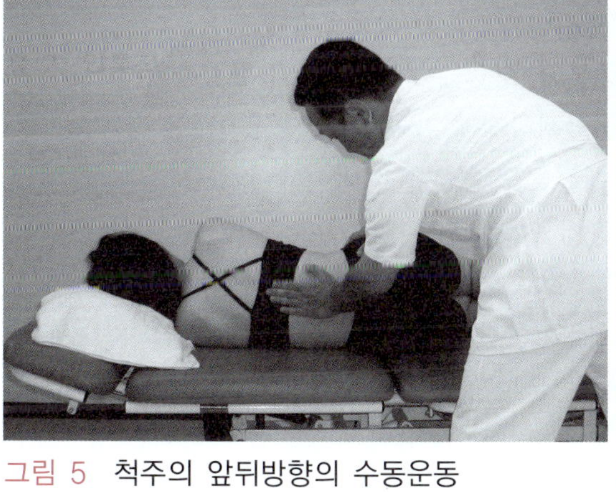

그림 5 척주의 앞뒤방향의 수동운동

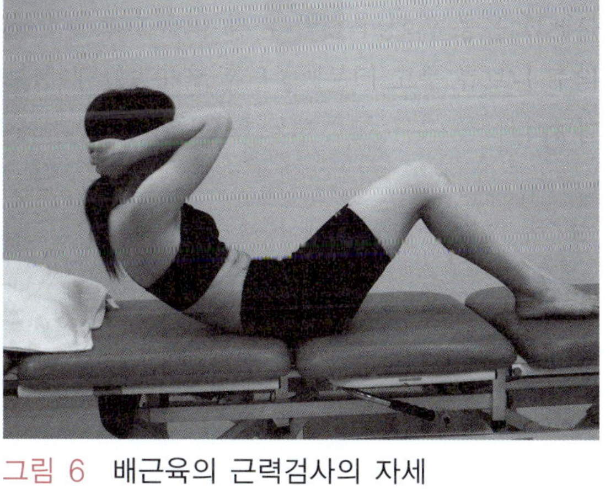

그림 6 배근육의 근력검사의 자세

④ 척주의 관절가동범위 제한인자의 추정 (근육성과 관절성의 감별 등) : 허리뼈의 앞굽힘이 제한되고, 옆굽힘에는 제한이 없는 경우에는 근육의 단축이나 구축 등 신장성의 저하가 원인이라 생각된다. 즉, 옆굽힘에는 돌기사이관절의 위쪽이나 아래쪽으로의 미끄럼이 일어나고 있고, 관절에 염증이나 관절주머니 내 운동의 이상이 있으면, 앞굽힘/옆굽힘의 양 방향으로 제한이 일어나게 된다. 또한 돌기사이관절이 원인으로 발생하고 있는 가동범위 제한에서는 돌기사이관절 관절주머니 패턴에 의해서 특징적인 제한이 나타난다. 예컨대, 오른쪽 돌기사이관절의 제한이 원인인 경우는 앞으로 굽히면 몸통은 오른쪽으로 약간 옆굽힘을 하고, 왼쪽굽힘과 오른쪽돌림은 크게 제한된다. 그러나 오른쪽굽힘과 왼쪽돌림의 제한은 출현하지 않는다. 이와 같이 운동제한이 어떠한 운동방향으로 일어나고 있는가를 파악함으로써 그 제한인자를 관찰할 수 있다.

### 5) 몸통 · 다리의 근력검사

허리통증이 심한 경우나 강화되어 있는 경우에는 몸통이나 다리의 근력검사를 실시하는 것에 의해서 한층 더 허리통증이 악화되는 것도 생각할 수 있고, 그 후의 검사나 치료에 지장을 초래하게 되므로 세심한 주의가 필요하다. 특히 등근육의 근력측정 때에는 허리통증의 악화가 일어나기 쉽고, 몸통의 폄운동에서는 돌기사이관절에 큰 스트레스가 가해지게 된다.

만성 허리통증 환자에서는 배곧은근 (복직근), 큰허리근 (대요근), 뭇갈래근 (다열근) 등이 위축하여 있는 경우가 많다. 배근육의 근력측정 때는 엉덩 · 무릎관절을 확실하게 굽히게 하여 허리뼈 전만을 제거한 자세에서 실시한다 (**그림 6**). 다리의 근력측정에서는 각각의 신경 지배를 유의해서 근력을 측정하고, 통증을 악화시키지 않도록 주의한다.

### 6) 통증

통증의 출현기전이나 특징을 상세하게 청취하는 것은 적절한 물리치료의 선택을 가능케 한다. 여기서는 치료의 선택을 목적으로 한 파악방법에 대해서 언급한다.

① 명백한 손상에 의한 급성통증인지, 통증의 경과가 긴 만성통증인지 : 외상을 받은 상황이나 통증의 경과를 상세하게 청취하고, 그 발병기전을 생각하는 것도 중요하다. 또한 급성통증에서는 장애부위가 국한되어 있는 일이 많지만, 만성통증에서는 다양한 2차 장애를 일으키고 있는 일이 많다. 저자 등은 급성통증에서는 관절 등을 움직이는 것을 삼가하고 있다.

② 통증부위가 국소인지 광범위인지 : 국한된 부위의 통증을 나타내고 있는지, 광범위한 부위에 있는가를 확인한다. 국한된 통증의 경우에는 경증이나 중등도로 국소의 상해에 의한 통증을 의미하고, 광범위한 통증을 나타내는 경우에는 중증 또는 방산통증이라는 것을 의미한다.

③ 안정할 때의 통증인가 운동할 때의 통증인지 (야간통증인지) : 안정할 때의 통증과 운동할 때의 통증의 양자를 나타내는 경우에는 급성기의 염증을 생각할 수 있다. 장시간의 운동이나 특정의 자세나 활동에 의해서 통증이 출현하고 있는 경우에는 만성의 통증인 경우가 많고, 앉은 자세나 몸통의 앞굽힘에서 악화하는 경우는 척추원반성이, 앉은 자세나 앞굽힘에서 개선되는 경우에는 돌기사이관절 유래의 통증을 생각할 수 있다. 치료에 의해서 허리통증이 개선되는 과정에서는 필자 등의 경험으로부터 안정할 때의 통증의 개선으로 시작되고 야간통증의 완화, 마지막으로 운동할 때의 통증이 개선되는 것으로 생각하고 있다.

### 7) 근육긴장

근육이 피로하고 근육의 순환상태가 나빠지면 근육이 연축을 일으켜 통증이 일어나다. 이 때 근육의 부풀어 오름이나 근육의 주행각도에 좌우차이가 발생한다. 또한 근육이 정상적으로 기능하기 위해서는 근막 안에서의 근육조직의 활주성이 충분히 있을 필요가 있다.

① 안정할 때의 근육의 상태의 확인 (좌우차이)
  (1) 압박하여 통증의 출현을 확인
  (2) 근육이 뻗는 방향으로 신장력을 가하여 딱딱한 정도를 확인
  (3) 근육이 뻗는 것에 대해서 직각방향으로의 근육의 유연성의 확인

② 보행 등 동작을 할 때의 근육의 상태의 확인 : 동작을 할 때의 근육의 촉진은 어렵지만, 가능한 범위에서 근육의 상태의 확인도 필요하다. 근육의 부풀어 오름이나 근육의 주행각도에 좌우차이가 관찰된 경우, 근육의 단축이나 긴장을 생각할 수 있기 때문에 근육에 대해서 이완을 실시하며 그 후의 긴장의 변화를 관찰한다. 근육긴장의 경감이 인지된다면, 치료로서 신장법이나 이완이 효과적이다.

### 8) 돌기사이관절 기능검사

돌기사이관절의 종속 운동을 수동적으로 시행하고 그 가동범위를 확인한다. 이 때의 통증의 출현의 유무, 운동 때의 저항감 등을 확인한다[3].

① 압통 (가시돌기 위)의 확인

② 몸통 능동 · 수동운동에서의 위아래 가시돌기사이의 움직임의 확인 : 몸통의 가동범위만이 아니라, 가시돌기의 움직임의 질에도 주의한다. 위아래의 가시돌기사이의 움직임의 증대나 감소를 파악한다.

③ 관절주머니 패턴과 비관절주머니 패턴의 확인 : 관절주머니 패턴이라면 2방향으로 운동제한이 일어나고, 비관절주머니 패턴 (근육근막성)의 경우, 몸통 앞굽힘 만의 제한이 된다 (“관절가동범위 검사” 참조).

### 9) 허리뼈 불안정성 검사

허리뼈의 분절적 불안정성을 검사한다. 중증의 불안정성을 나타내는 경우 돌기사이관절가동술은 금기이다.

① 엎드려 누운 자세 (**그림 7**)[4] : 환자의 엉덩관절을 펴게 한 위치에서부터 엉덩허리근을 수축시켜 굽힘 방향으로 힘을 넣는다. 허리뼈에 이는곳 (기시부)을 가진 엉덩허리근이 척추뼈몸통 (추체)을 배쪽으로 당겨 가시돌기의 앞쪽이동을 촉진한다.

② 옆으로 누운 자세에서의 검사 (**그림 8**, *Click 9-1*)[5] : 환자의 엉덩 · 무릎관절을 90° 굽힌 위치에서 가시돌기 사이를 촉진하면서 환자의 넙다리부분을 등쪽으로 향해서 민다. 불안정이 있는 경우, 인접한 가시돌기 사이의 가동성이 커진다.

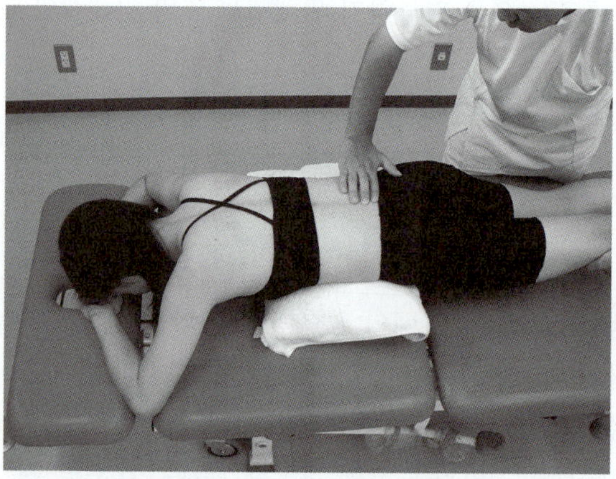

그림 7 허리뼈 불안정성 검사 (엎드려 누운 자세)

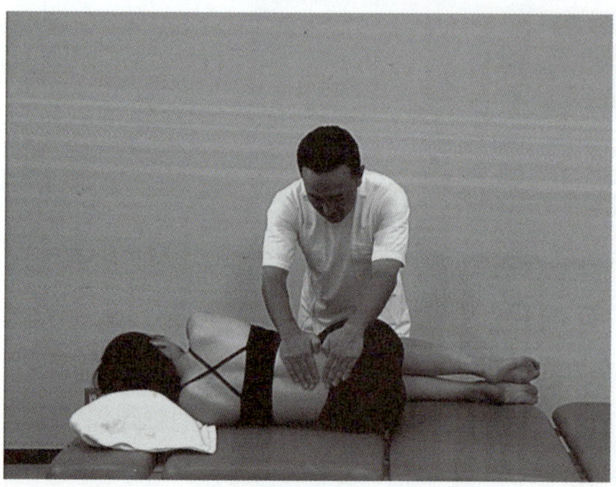

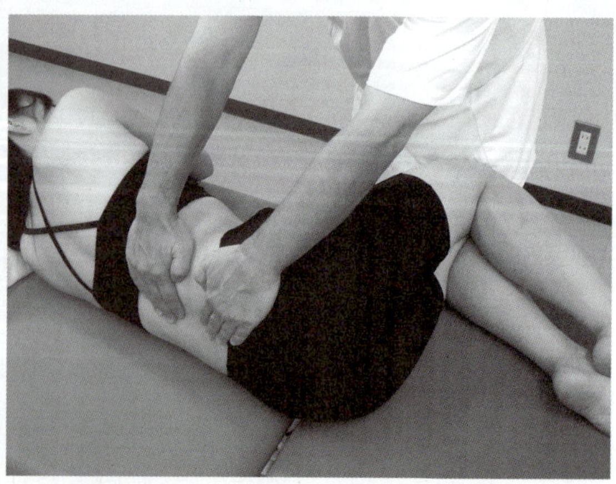

그림 8 허리뼈 불안정성 검사 (옆으로 누운 자세) *Click 9-1*

### 10) 엉치엉덩관절의 스트레스 검사

엉치엉덩관절 기능이상의 유무를 검사한다. 관절기능이상을 갖고 있으면 엉치엉덩관절성 통증을 일으킨다.

① 바로 누운 자세에서의 검사

(1) Fadire (Williams) test(**그림** 9) : 바로 누운 자세에서 엉덩관절의 굽힘 · 모음 · 안쪽돌림을 강제하고, 그 후 엉덩관절을 폄의 방향으로 움직인다. 통증이 엉덩관절이나 엉치엉덩관절 주변에 출현하면 엉치엉덩관절 기능장애를 생각한다.

(2) Fabere (Patrick) test (**그림** 10) : 바로 누운 자세에서 엉덩관절의 굽힘 · 벌림 · 가쪽돌림 · 폄을 강제한다. 통증이 엉덩관절이나 엉치엉덩관절 주변에 출현하면 엉치엉덩관절 기능장애를 생각한다.

(3) 압박검사 (**그림** 11) : 양 손바닥으로 양쪽의 엉덩뼈날개 (장골익)에 압박을 가하여 엉치엉덩관절 주변에 통증의 출현을 확인한다.

(4) 분리 (이개)검사 (**그림** 12) : 양 손바닥으로 양쪽의 위앞엉덩뼈가시에 뒤 · 옆쪽으로 압박을 가하고 엉치엉덩관절 주변에 통증의 출현을 확인한다.

② 엎드려 누운 자세에서의 검사 : 엉덩뼈의 안쪽/가쪽돌림 (**그림** 13) : 엎드려 누운 자세에서 엉덩관절을 안쪽/가쪽돌림을 시켜 뒤위엉덩뼈가시의 움직임을 확인한다. 엉덩관절 안쪽돌림에서 뒤위엉덩뼈가시는 가쪽으로, 가쪽돌림에서는 그 반대가 일어난다.

③ 옆으로 누운 자세에서의 검사

(1) 엉덩뼈의 아래쪽 이동(엉덩뼈능선을 머리에서부터 압박) : 한쪽 손으로 궁둥뼈결절, 다른 쪽 손으로 엉덩뼈능선을 유지하고, 아래쪽 방향의 움직임을 확인한다.

(2) 엉덩뼈의 위쪽 이동(엉덩뼈능선을 꼬리쪽에서부터 압박) : 한쪽 손으로 궁둥뼈결절, 다른 쪽 손으로 엉덩뼈능선을 유지하고, 위쪽 방향의 움직임을 확인한다.

(3) 엉덩뼈의 앞쪽돌림 (엉덩관절의 폄) : 한쪽 손으로 엉덩관절을 펴게 하고 엉덩뼈의 앞쪽돌림의 움직임을 일으켜서, 다른 쪽 손으로 뒤위엉덩뼈가시의 위쪽으로의 움직임을 확인한다.

(4) 엉덩뼈의 뒤쪽돌림 (엉덩관절의 굽힘) : 한쪽 손으로 엉덩관절을 굽히게 하며 엉덩뼈의 뒤쪽돌림의 움직임을 일으켜서, 다른 쪽 손으로 뒤위엉덩뼈가시의 위쪽으로의 움직임을 확인한다.

엉치엉덩관절에 문제가 있는 경우는 어떤 자세나 위치에서도 통증이 출현하는 일이 많다. 자세나 위치에 따라 통증에 변화가 있는 경우, 근육근막에 문제가 있는 일이 많다고 생각된다. 엉치엉덩관절의 스트레스 검사나 관절부분의 압통 등을 확인하고 문제를 확인한다.

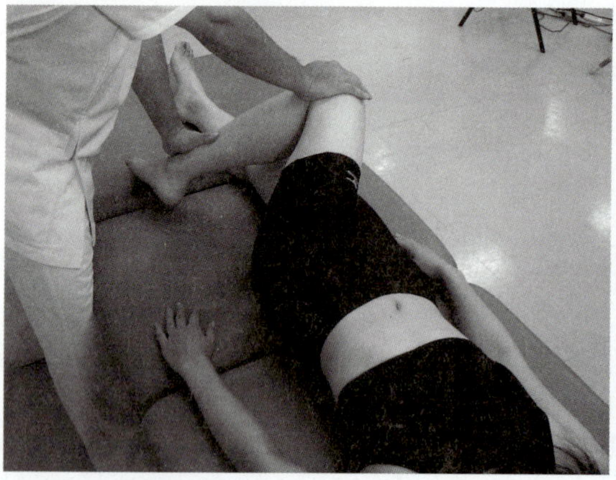

그림 9 엉치엉덩관절 스트레스 검사 : Fadire (Williams) test

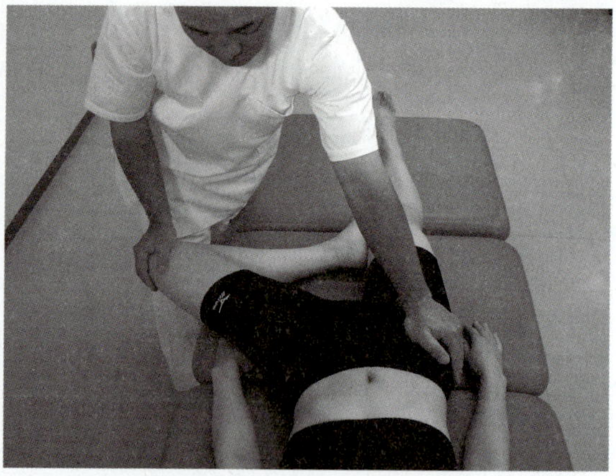

그림 10 엉치엉덩관절 스트레스 검사 : Fabere (Patrick) test

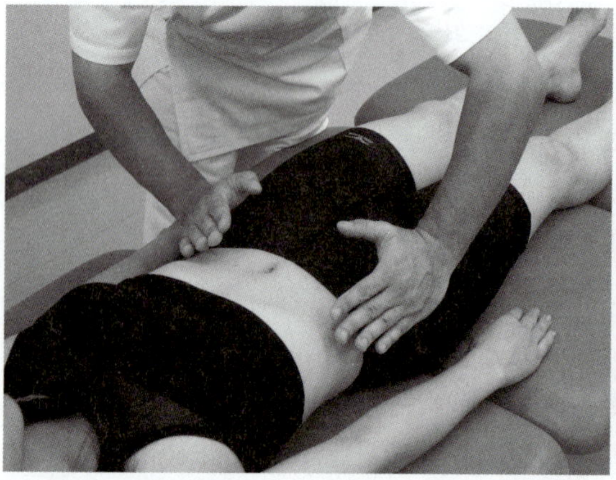

그림 11 엉치엉덩관절 스트레스 검사 : 뒷부분 분리 (이개)

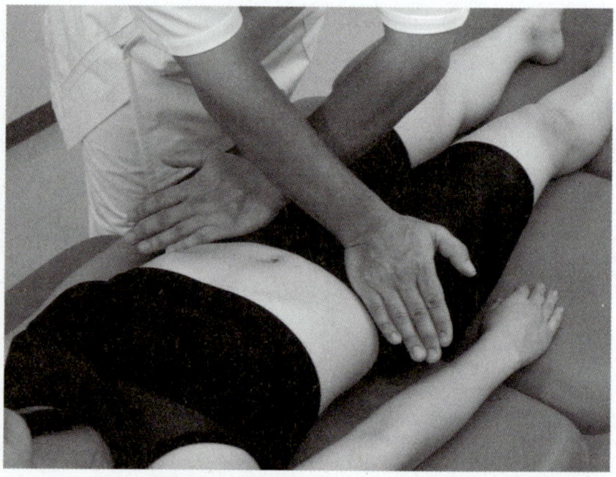

그림 12 엉치엉덩관절 스트레스 검사 : 앞부분 분리 (이개)

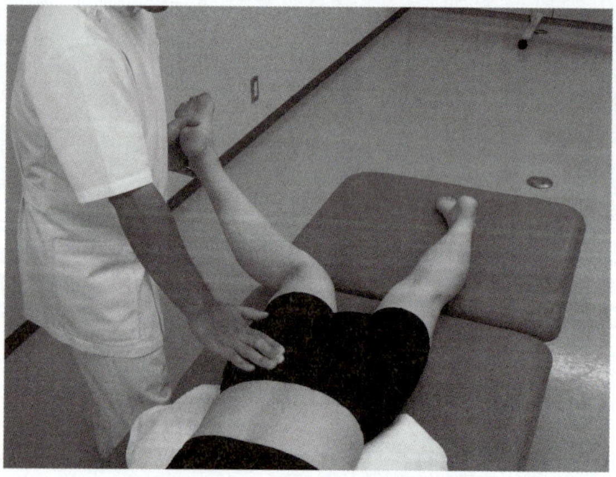

그림 13 엉덩뼈 (장골)의 안쪽/가쪽돌림 검사 (오른쪽 엉덩뼈의 안쪽돌림)

### b. 임상적 판단

허리통증의 원인에 대해서 가설을 세우고, 검사나 측정 등의 개입을 하면서 치료의 입안으로 진행한다. 물론 개입 도중에 치료를 시험적으로 시행하며 그 원인의 확인이 가능하거나 치료가 완료되는 일도 있어, 반드시 직선적인 과정인 것만은 아니다. 아무튼 현상을 주의 깊게 관찰하고 개입을 더하여 거듭 현상을 분석한다는 임상적 사고와 기술이 양 바퀴가 되어 임상적 판단이 가능해진다. **표 2**에 적응검사와 검사결과, 그 결과에 적합한 치료항목을 나타냈다.

### c. 치료

치료는 발생원인의 제거, 대증요법, 자기관리로 나눠서 생각할 수 있다. 급성기라면, 안정 · 고정과 아이싱을 시행하며 근육연축이나 통증의 완화 (remission) 상황을 보고 상해부위에 대한 직접적인 치료를 시도한다. 예컨대, 근육근막성 허리통증이라면 가능한 범위에서 신장을 가하며 돌기사이관절의 가동성이 감소하여 있다면, 가동성 확대를 향해서 개입한다. 이와 같이 치료에 있어서는 반드시 원인 대 치료방법은 1대 1의 관계가 아니고, 병태, 병기에 따라서 복수의 치료기술을 임상적 판단에 기초하여 조합시키는 것이 치료성공의 열쇠가 된다.

또한 골격구조나 생활습관으로부터 허리통증 발생을 용이하게 하고 있는 가능성도 있어, 여러 번의 치료 후에 허리통증이 완화하였다 해도, 생활 속에서 자기관리를 하는 것이 중요하여 자주적인 운동이나 자기관리에 대한 지도도 중요한 치료의 일부이다.

**표 2 병리과정에 대응한 임상적 판단**

| 병리과정 | 임상검사 항목 | 검사결과 | 치료 |
|---|---|---|---|
| 근육근막의 연축 | 척주 관절가동범위 검사 | 가동범위의 감소<br>허리근육의 과다긴장 | 허리근육의 신장<br>이완<br>자주훈련 지도<br>보조기를 이용한 물리치료 |
| 척추원반의 탄성 저하<br>돌기사이관절의<br>마모 · 변형 | 돌기사이관절의 기능검사 | 돌기사이관절의 관절놀이<br>(joint play)의 감소 | 돌기사이관절 가동술 |
| 허리뼈의 불안정성 | 허리뼈 불안정성 검사 | 돌기사이관절의 관절<br>놀이의 증대 | 몸통근육훈련 |
| 엉치엉덩관절 기능<br>이상 | 엉치엉덩관절 스트레스<br>검사 | 통증의 출현 | 엉치엉덩관절 가동술 |
| 허리뼈 · 골반 리듬의<br>이상 | 시진 · 자세관찰 | 자세이상 | 자세 재교육<br>몸통근육 훈련<br>자주훈련 지도<br>생활지도 |
| 허리뼈 · 골반 리듬의<br>이상 | SLR · 엉덩관절 가동범위<br>검사 | 엉덩관절 주위근육의<br>과다긴장 | 다리근육의 신장<br>직접적인 신장<br>이완 |

아래에 구체적인 치료에서의 목적과 방법에 대해서 언급한다.

#### 1) 치료자세의 선택

통증이 출현하지 않는 자세나 최소한의 자세를 선택하여 검사 · 치료를 실시한다. 바로 누운 자세에서 통증이 심한 환자는 엉덩 · 무릎관절을 약간 굽힘 위치로 한다. 엉덩 · 무릎관절을 약간 굽힘 위치로 함으로써 허리뼈의 전만을 경감하고 허리에 대한 스트레스를 경감한다. 엎드려 누운 자세에서 통증이 강화되는 경우나, 몸통을 폄으로써 통증의 강화가 인지되는 경우는 무리를 하여 엎드려 누운 자세를 취하게 하지 않고 옆으로 누운 자세에서 검사를 한다. 몸통의 폄 동작은 돌기사이관절에 큰 스트레스를 가한다.

#### 2) 근육근막성 통증의 치료 (그림 14, *Click 9-2*)

① 등척성 수축을 사용한 근육이완 (최대수축 후의 이완) (**그림 15**)

(1) 몸통근육에 대해서 (**그림 14**, *Click 9-2*) : 치료사는 배쪽에 위치하며 한쪽에서 골반을 고정하고, 또 한쪽에서 팔이음뼈에 저항을 가하여 환자의 몸통 돌림에 대해서 등척성 운동을 실시한다.

(2) 다리근육에 대해서 (**그림 16, 17**) : 치료사는 펴서 올린 (신전거상) 다리에 저항을 가하고, 환자의 폄에 대해서 등척성 운동을 실시하며 이어서 이완을 얻기 위해 뒤넙다리근육 (hamstrings)을 신장한다.

② 척주주위근육에 대한 직접적 신장법 (**그림 18**) : 치료사는 척주주위근육이 뻗는 것에 수직방향으로 직접적인 신장을 가한다.

③ 척주세움근에 대한 직접적 신장법 (**그림 19**) : 치료사는 척주세움근이 뻗는 것에 수직방향으로 직접적인 신장을 가한다.

④ 궁둥구멍근 (이상근)증후군에 대해서

(1) 직접적 신장 (**그림 20**) : 치료사는 궁둥구멍근이 뻗는 것에 수직방향으로 직접적인 신장을 가한다.

(2) 포지셔닝 (**그림 21**) : 궁둥구멍근이 이완위치가 되는 자세를 유지시켜 궁둥신경 (좌골신경)의 포착을 경감한다.

**❖ 메모 : 궁둥구멍근증후군이란?**

궁둥신경이 궁둥구멍근의 아래층을 통과할 때에 압박을 받아 발생한다. 압통과 다리에의 방산통증이 증상으로서 특징적이다.

#### 3) 돌기사이관절성 통증의 치료

① 돌기사이관절가동술 (**그림 22**, *Click 9-3*)

(1) 허리뼈 앞뒤방향의 움직임 (**그림 23**) : 치료사는 돌기사이관절의 종속 운동

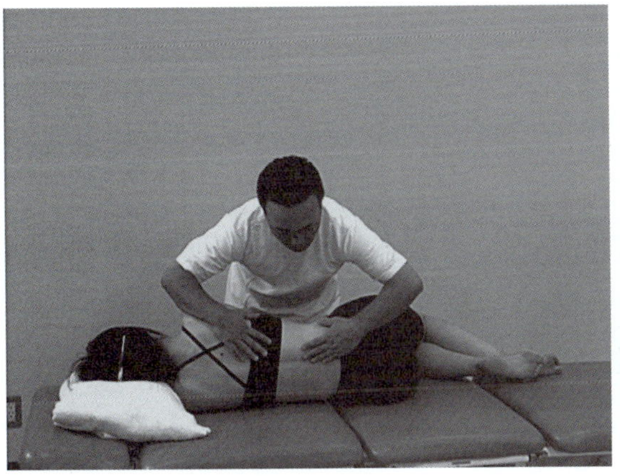

그림 14 근육근막성 통증의 치료 Click 9-2

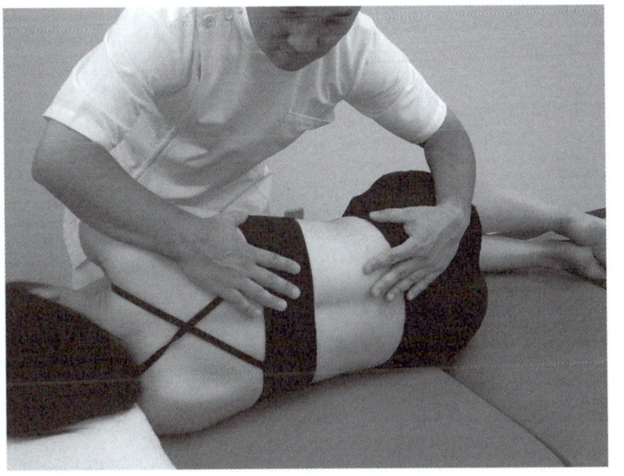

그림 15 척주세움근의 등척성 운동

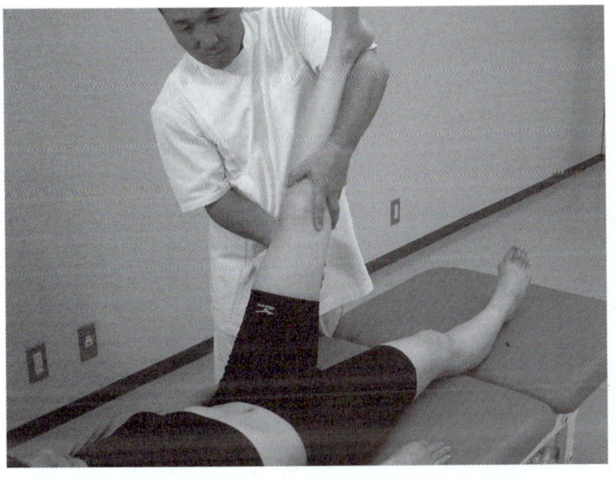

그림 16 SLR의 측정 (제한을 느낀 경우)

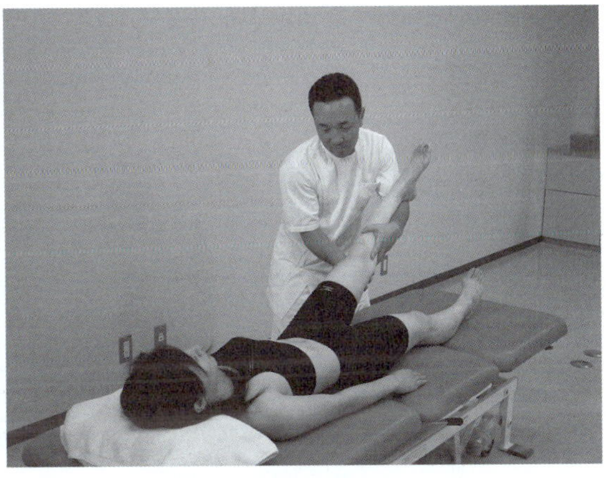

그림 17 최대수축 후의 최대이완을 이용

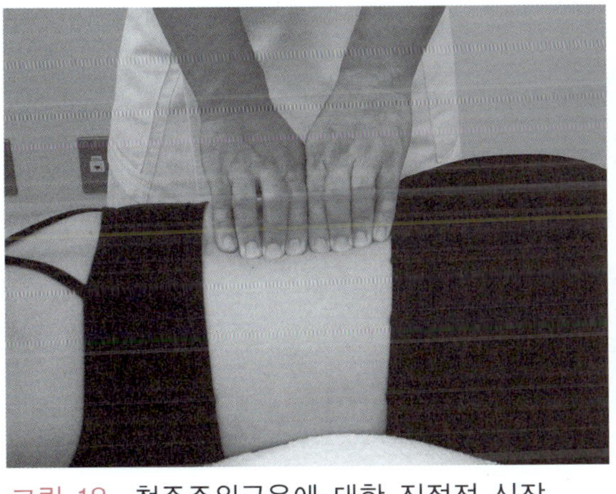

그림 18 척주주위근육에 대한 직접적 신장

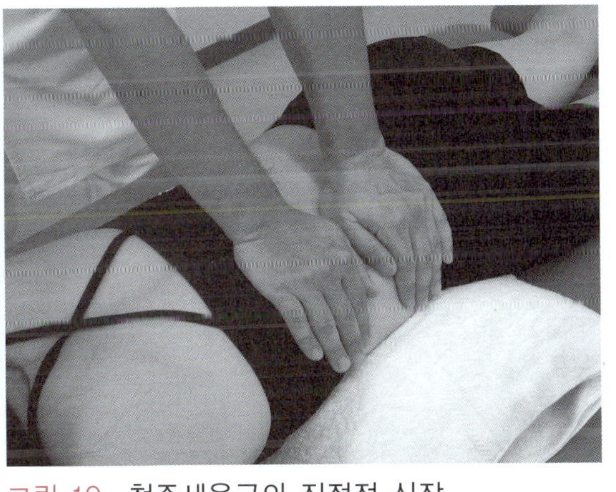

그림 19 척주세움근의 직접적 신장

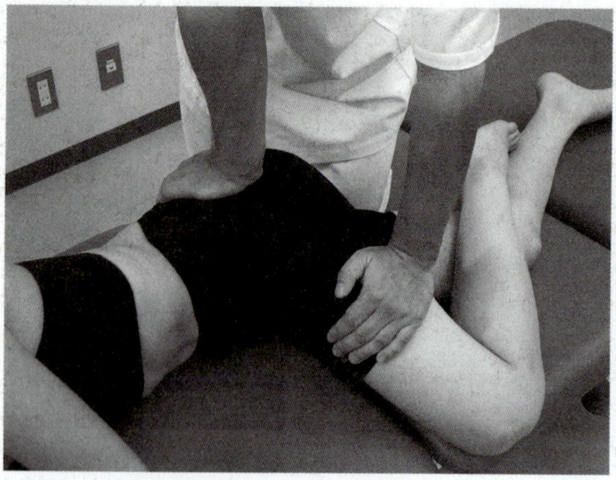

그림 20 궁둥구멍근의 직접적 신장

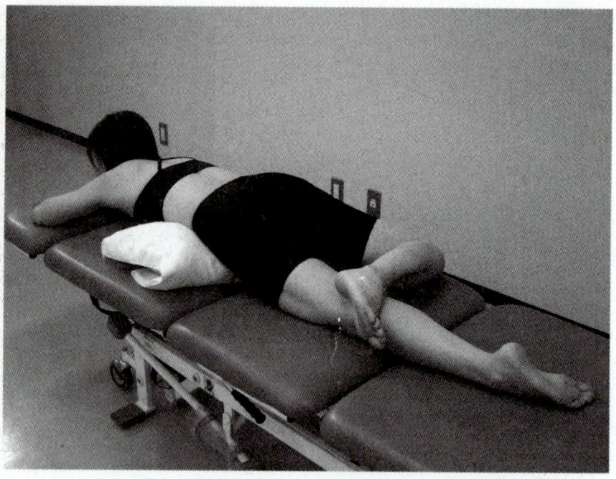

그림 21 오른쪽 궁둥구멍근을 이완시키는 자세

을 수동적으로 가시돌기에 압박을 가하여 앞뒤방향으로 움직인다.

(2) 허리뼈 돌림방향의 움직임 (**그림** 24) : 치료사는 돌기사이관절의 종속 운동을 수동적으로 가로돌기에 압박을 가하여 돌림방향으로 움직인다.

### 4) 엉치엉덩관절성 통증의 치료

엉치엉덩관절의 종속 운동을 수동적으로 치료사가 엉덩뼈를 유지하며, 앞쪽 · 뒤쪽 돌림, 안쪽 · 가쪽돌림 방향으로 움직인다. **그림** 25에 엉덩뼈의 안쪽돌림의 방법을 나타냈다 (Click 9-4)[5].

### 5) 허리뼈 불안정성에 대한 척주고정근육군의 치료 (그림 26~29, Click 9-5~8)

허리통증 환자에서는 척주세움근이나 척주주위근육의 근육피로가 일어나기 쉽다는 것이 지적되어 있다[6]. 또한 이들의 근육이 위축하여 기능저하를 일으키면 관절은 미묘한 조절을 상실되고, 관절구성체의 미소 손상이 반복되면 허리통증으로 발전한다고 일컬어지고 있다[7]. 이 때문에 척주세움근, 척주주위근육의 수축을 촉진하고 척주의 안정성을 높인다. 근력강화운동으로서 네 발로 기기자세 유지연습 (**그림** 30), 몸통근육 훈련 (**그림** 31), 엎드려 누운 자세에서의 운동 (**그림** 32)을 나타냈다.

### 6) 물리치료

필요에 따라서 각종 물리치료를 병행한다.

① 한랭요법 : 주된 적응으로서는 외상부위의 종창, 염증 등을 억제하는 것을 목적으로 하여 사용되는 일이 많다. 또한 통증이나 이들에 수반하는 근육긴장의 경감을 고려하여 적응된다.

② 온열요법 : 통증의 경과가 긴 만성통증이 있는 부위에 대해서 국소순환 혈류량을 증대하고, 통증유발물질을 배제하는 것에 의한 진통효과나 조직의 영양상태를 개선시켜 그 수복능력을 높일 목적으로 사용된다.

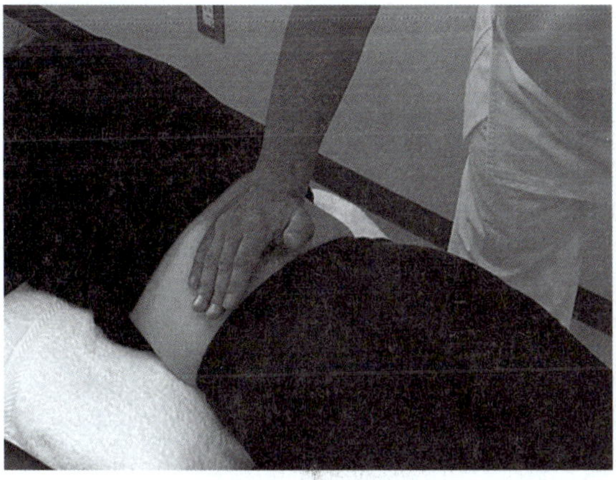
그림 22 돌기사이관절 통증의 치료 Click 9-3

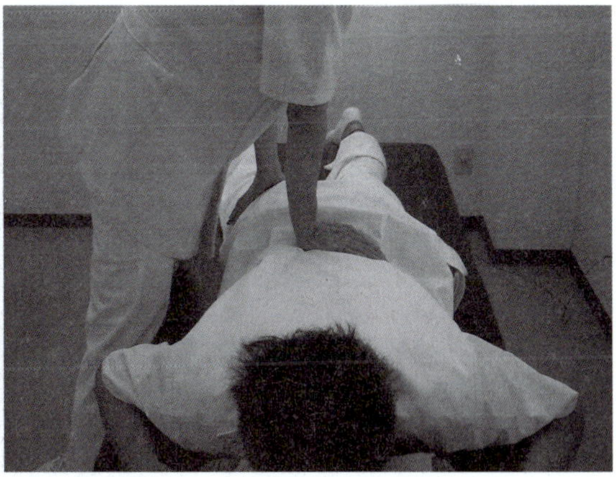
그림 23 돌기사이관절가동술 (앞뒤방향)

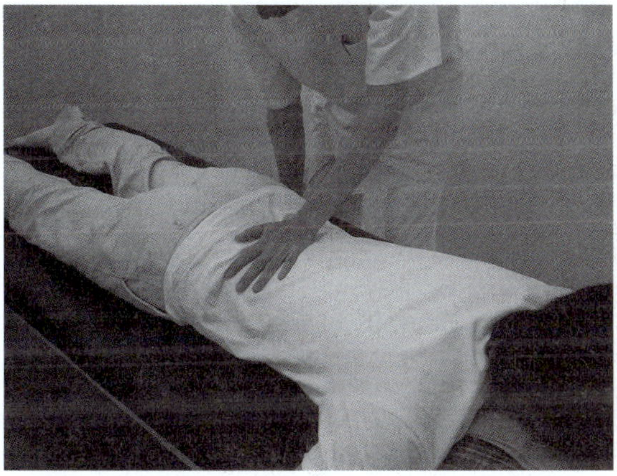
그림 24 돌기사이관절가동술 (돌림방향)

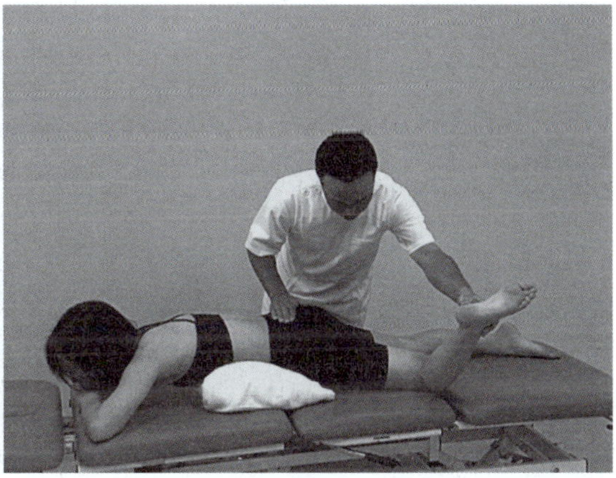
그림 25 엉치엉덩관절 통증의 치료 Click 9-4

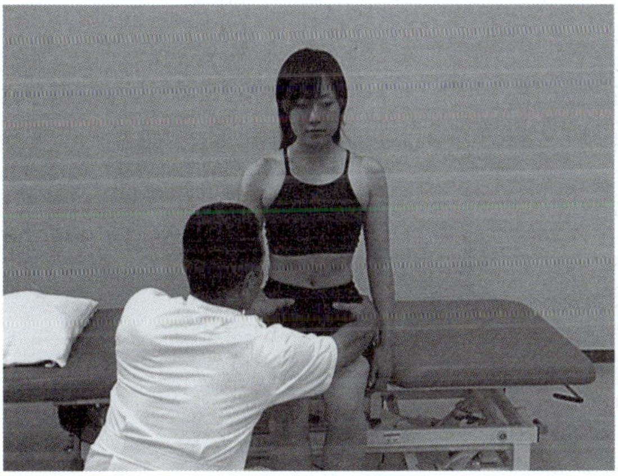
그림 26 척주고정근육군의 치료 (1) : 배가로근 (복횡근) Click 9-5

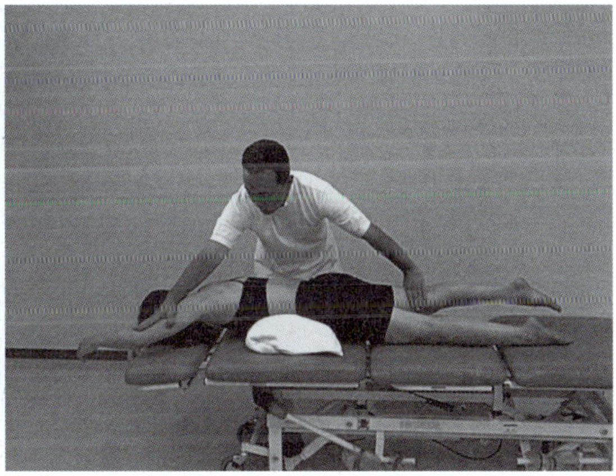
그림 27 척주고정근육군의 치료 (2) : 척주주위 근육 Click 9-6

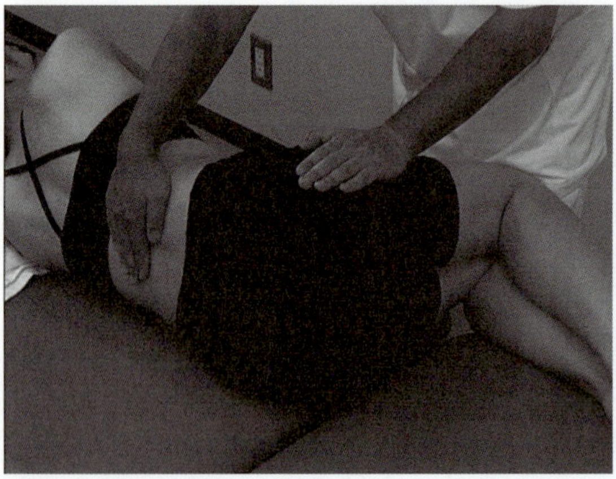

그림 28 척추고정근육군의 치료 (3) : 척추주위근육 Click 9-7

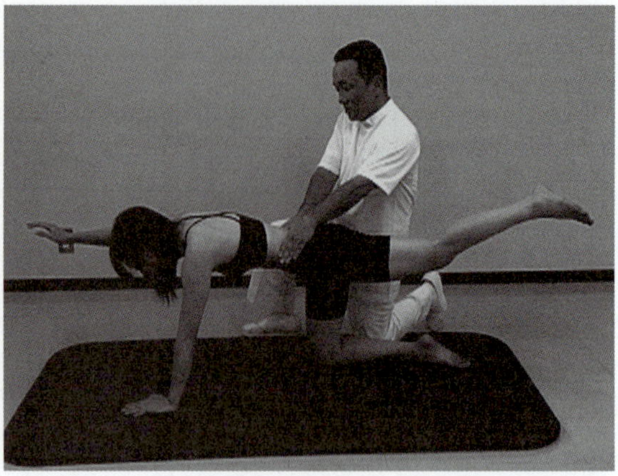

그림 29 척추고정근육군의 치료 (4) : 배가로근 · 척추주위근육 Click 9-8

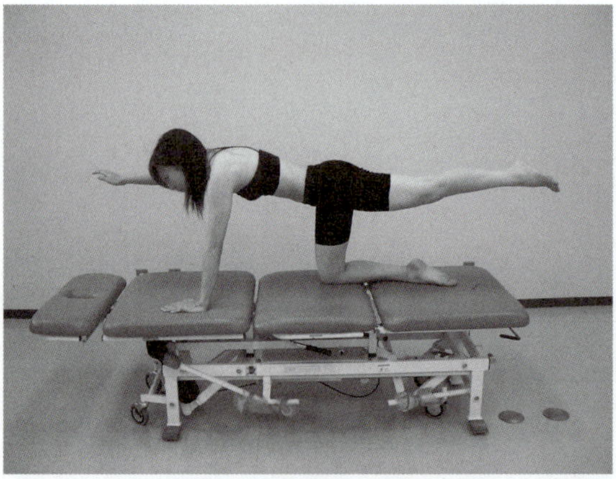

그림 30 척추주위근육의 등척성 운동 : 네발로 기기 자세

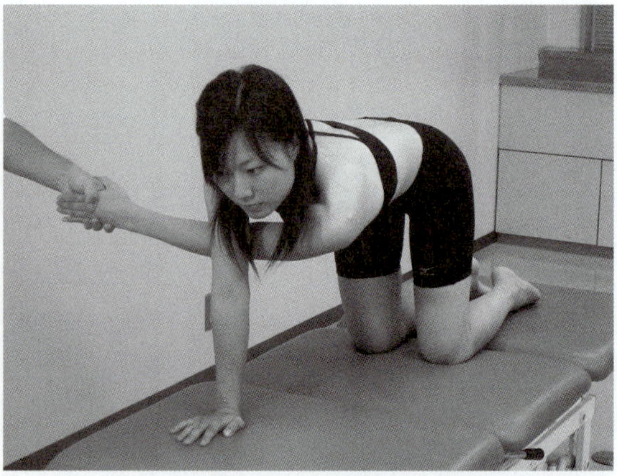

그림 31 몸통근육의 등척성 운동 : 몸통의 돌림을 수반한다.

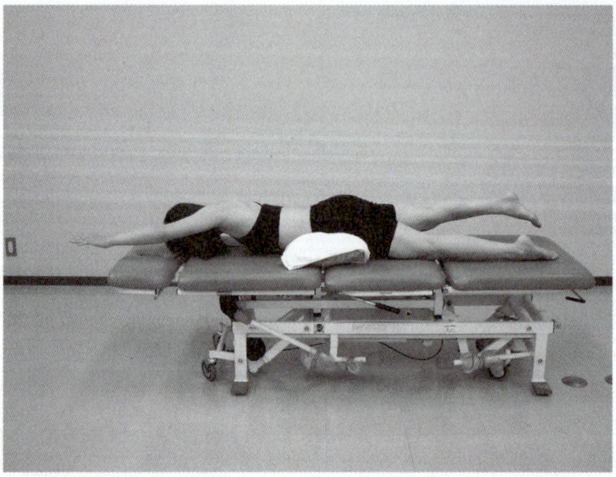

그림 32 척추주위근육의 등척성 운동 : 엎드려 누운 자세

③ 전기치료 : 통증의 경과가 긴 만성통증이 있는 부위에 대해서, 전기자극을 실시함으로써 "gate control theory"에 의해서 통증감각을 약화시킨다. 그 결과 2차적으로 근육긴장의 경감이나 국소순환 혈류량을 증대시켜 통증을 완화시킬 목적으로서 사용된다.

## 4 허리통증의 자기관리

인간이 매일 시행하고 있는 눕다, 앉다, 서다, 걷다 그리고 물건을 들어올려 운반하다 등의 활동에서의 자세의 변화는 허리뼈를 받침점으로 한 상반신의 중력중심의 앞쪽이동을 일으키고, 돌림운동의 torque arm을 길게 하기 때문에 예상 밖의 압박력을 척추원반에 가하는 것이 되어 척추원반과 그 주위조직에 큰 스트레스를 가하게 된다 (**그림 33**)[3]. 이것은 허리통증의 발생에 크게 관여하고 있다. 또한 이러한 것을 이해한 다음에 일상의 자세지도를 시행하는 것이 중요하다.

### a. 자수훈련

허리통증의 재발 예방을 위해 허리나 다리의 유연성을 유지하는 것은 중요하다. 의자나 벽을 이용해서 단시간의 신장에서부터 서서히 시간을 연장하면서 통증이 출현하지 않는 범위에서 실시하도록 지도한다. **그림 34**는 의자를 이용해서 하는 가동범위운동, **그림 35**는 벽을 이용해서 하는 가동범위운동이다.

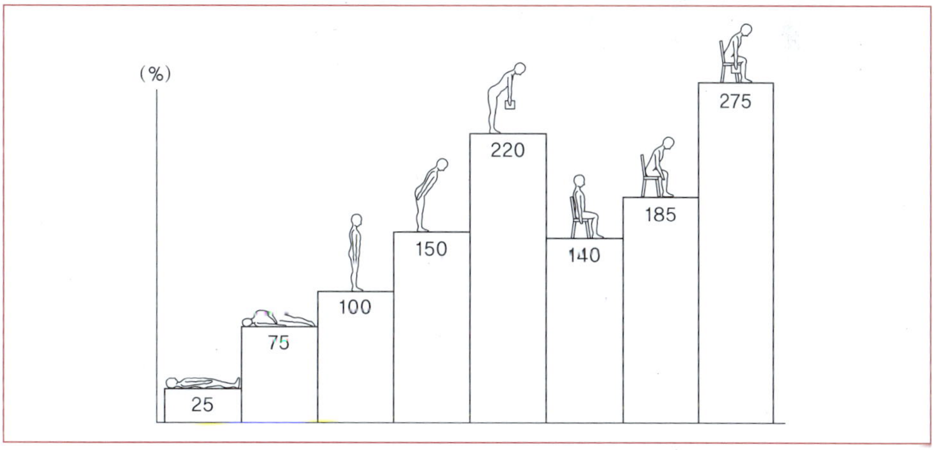


그림 33 자세에서의 척추원반 내압
척추원반 내압은 자세에 따라 변화하고 선 자세를 100으로 하였을 때, 누운 자세에서는 감소하고 앉은 자세나 선 자세에서의 앞굽힘 위치에서 증가한다.
(Paris SV : introduction to spinal evaluation and manipulation. S1 Course Note, institute of Physical Therapy, University of St. Augustine for Health Sciences, 2001에서부터 인용)

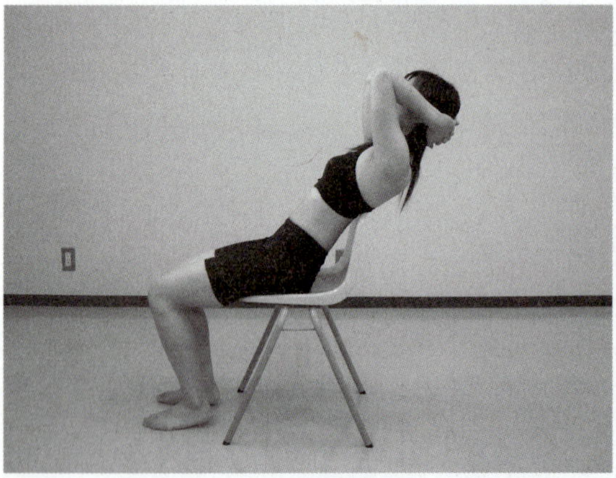
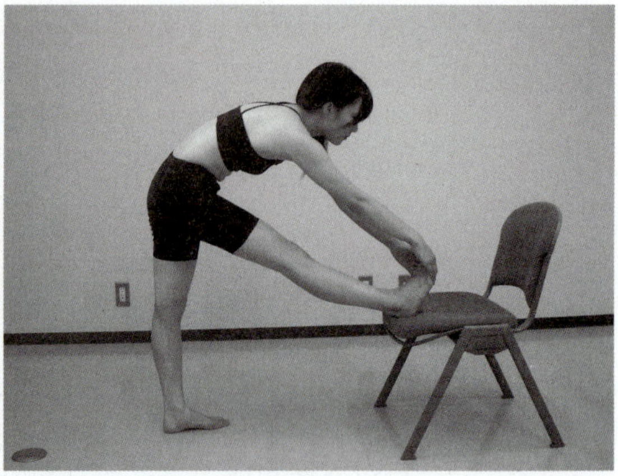

그림 34 의자를 사용해서 하는 가동범위운동

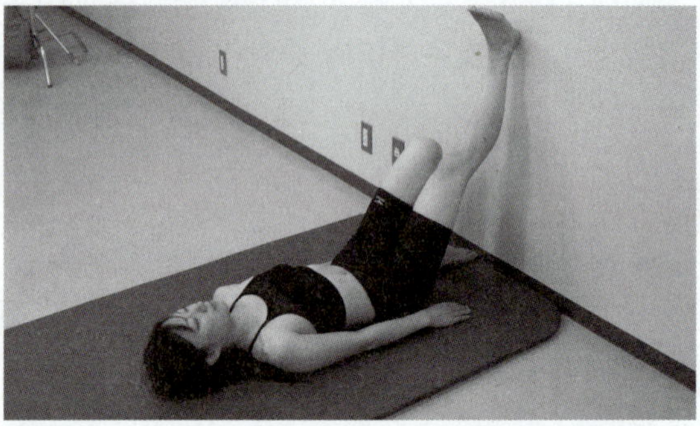

그림 35 의자를 사용해서 하는 가동범위운동

### b. 일상생활상의 주의

일상에서는 아래의 점에 유의하여 생활하도록 지도하다.

① 허리에 대한 부담을 최소한으로 억제하기 위한 자세나 동작으로 생활한다.

② 허리에 대한 부담이 반복해서 가해지는 것을 피한다.

③ 장시간 같은 자세를 취하는 것을 피한다 (20분 이상에서는 자세를 바꾼다).

④ 이른 아침 또는 기상 후 조기부터 허리를 굽히는 것을 피한다.

### c. 자세의 지도

자세의 지도는 허리통증의 재발 예방의 관점에서부터도 매우 중요하며 나쁜 자세는 허리의 근육이나 관절에 대한 부담을 증가시킨다. 이 때문에 허리에 부담이 가해지지 않는 자세를 이해시키도록 교육지도를 한다.

① 선 자세의 지도 (**그림 36**) : 등은 확실하게 펴고 가슴을 지나치게 젖히지 않도록 지도한다.

② 앉은 자세의 지도 (**그림 37**) : 볼기부분은 깊이 걸터앉아 등을 확실히 펴고 발바닥은 바닥에 닿는 높이를 선택한다.

③ 무거운 것을 들어올릴 때의 주의 (**그림 38, 39**) : 바닥에서부터 물건을 들어올

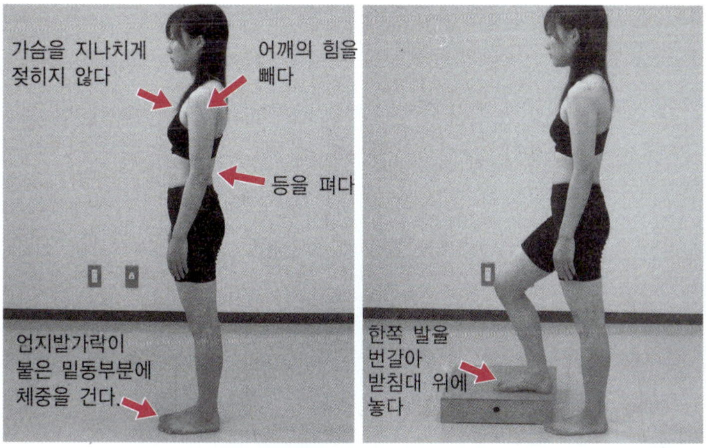


그림 36 바른 자세 (서는 방법)

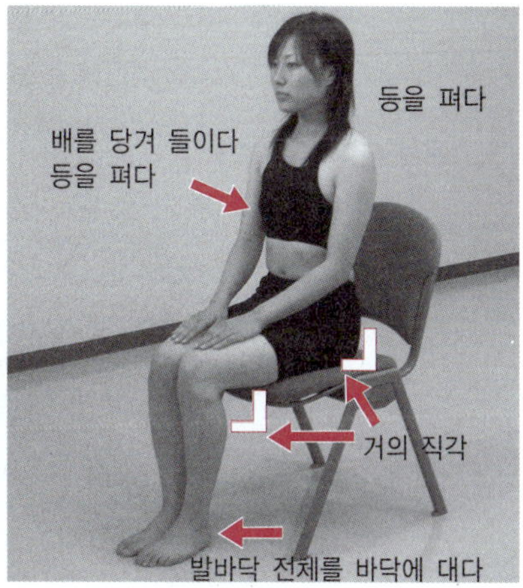


그림 37 바른 자세 (앉는 방법)

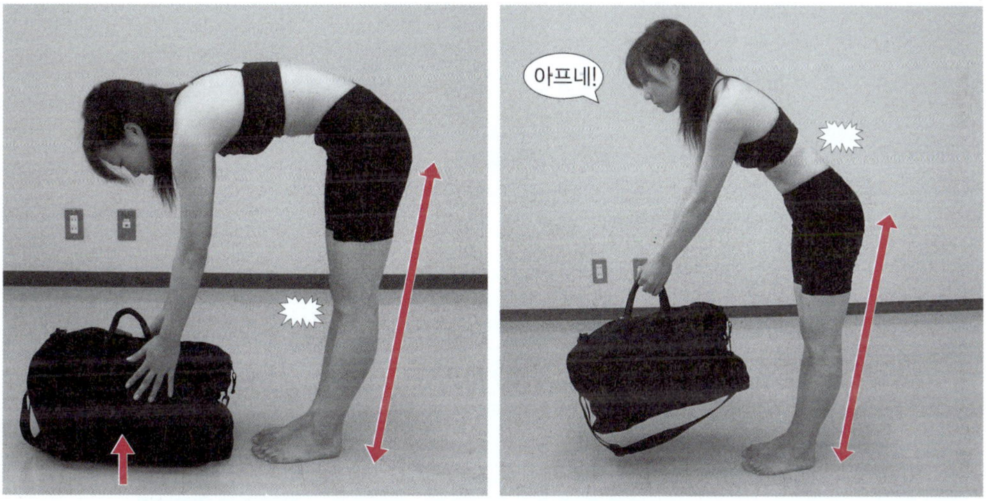


그림 38 잘못된 드는 방법

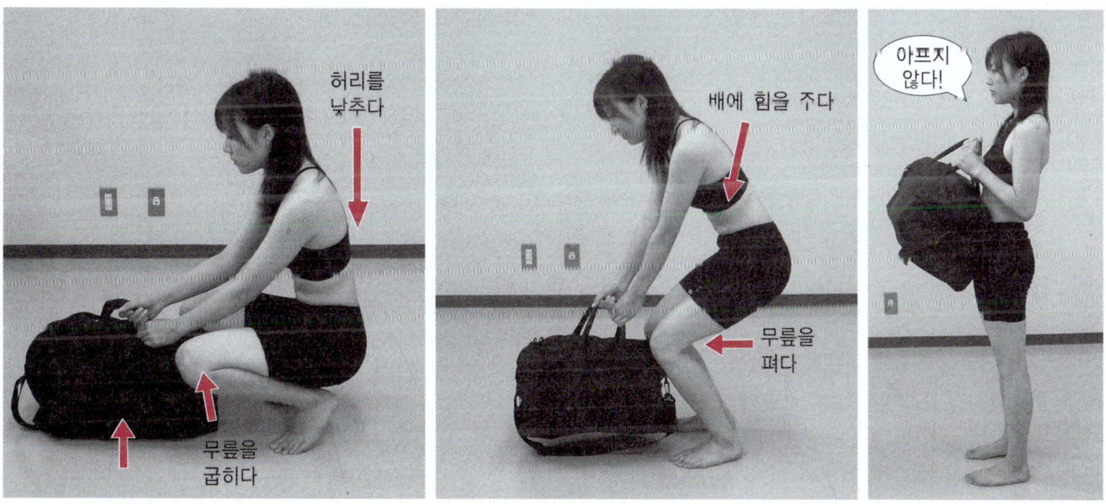


그림 39 올바른 드는 방법

릴 때는 양 무릎을 굽힌 위치에서부터 몸통근육과 다리근육을 잘 사용할 수 있도록 지도한다.

④ 가사동작상의 주의 : 과도한 몸통 앞굽힘 위치는 허리에 대한 부담이 커지기 때문에 금지한다. 청소 (**그림** 40), 취사 (**그림** 41)의 예를 나타냈다.

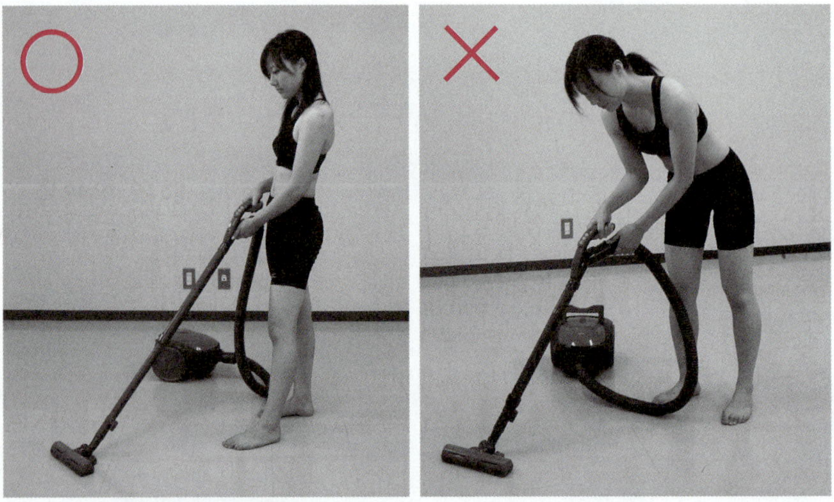

그림 40 일상생활에서의 동작 (청소)

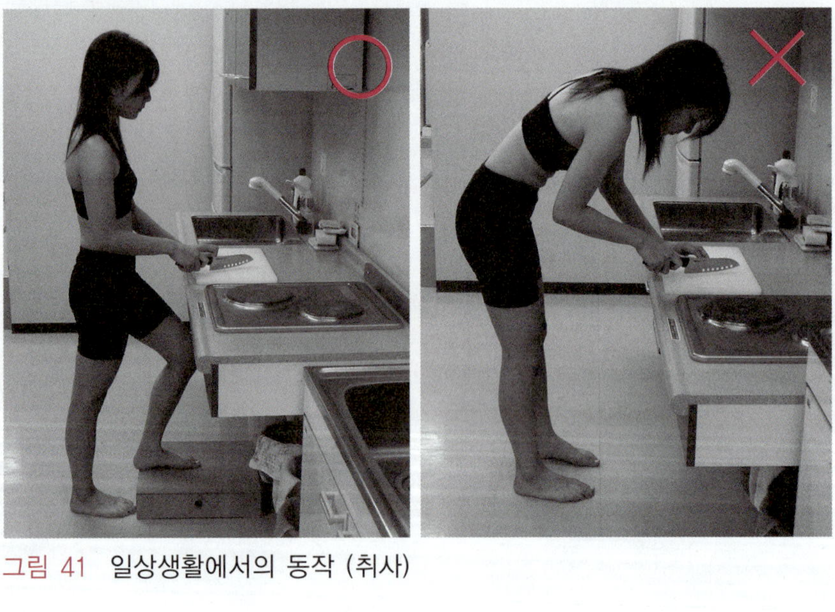

그림 41 일상생활에서의 동작 (취사)

# B. 허리질환 수술 후

## 1 처방전 견본

허리 척주관협착증에 대한 척추뼈고리 절제술 후의 처방전 견본을 나타냈다 (그림 42).

## 2 수술의 이해

허리 척주관협착증에 대한 척추뼈고리 절제술에 대해서는 "DVD Click 수술의 이해 ⑤" 참조.

## 3 처방내용

### a. 질환의 이해

허리 척주관협착증은 돌기사이관절의 변성 비후 (황색인대 비후 · 골화)에 의해서 척주관 내의 말총 (마미), 신경뿌리, 신경뿌리영양혈관 등이 뒤 옆쪽에서부터 협착되어, 허혈이나 울혈상태 등에 의해서 발병한다. 초기에는 보존요법을 우선하고 통증이나 저림 등의 증상의 악화나 신경증상의 진전에 따라서 수술요법을 실시하게 된다. 수술은 창냄술 (개창술), 척추뼈고리절제술, 척주관 확대술, 고정술 등이 시

<table>
<tr><td>1. 성명 :</td><td>2. 성별 : 여성</td><td>3. 연령 : 80세</td></tr>
<tr><td colspan="3">4. 진단명 : 허리 척주관협착증</td></tr>
<tr><td colspan="3">5. 병력 : 약 2년 전부터 오른쪽 다리에 저린 느낌이 출현한다. 최근 오른쪽 다리의 근력 저하가 현저해지고 보행 때에 넘어지게 된다. 보행능력 개선을 목적으로 ○○○○년 ○월 ○일, 척추뼈고리 (주궁)절제술을 실시</td></tr>
<tr><td colspan="3">6. 처방내용 :<br>a. 호흡운동<br>b. 근력유지 · 강화운동<br>c. 몸통근육 훈련<br>d. 관절가동범위의 유지 · 증대<br>e. 자세 재교육<br>f. ADL 지도</td></tr>
<tr><td colspan="3">7. 주의할 점 :<br>a. 수술 후 3일부터 기상을 시작하십시오.<br>b. 선 자세 연습에서부터 서서히 보행연습으로 진행시키시오.<br>c. 보행연습 때의 자세에 주의하여 실시하기 바랍니다.</td></tr>
</table>

그림 42 처방전 견본 (허리 척주관협착증)

행된다[1]. 본 항에서는 허리 척주관협착증의 척추뼈고리절제술 후에 일어나는 문제점인 합병증을 고려하여 치료사로서의 관여하는 방법에 대해서 소개한다.

**메모 : 허리질환의 수술요법**

허리질환에서 수술요법이 적응되는 것으로서 척추종양, 척추염 및 퇴행성 질환 (척추원반 탈출증, 변형성척추증, 분리증 · 분리미끄럼증 및 척주변형 등)으로 구별할 수 있다.
허리뼈 척추원반탈출증, 허리 척주관협착증은 척추, 척추원반의 변성을 주체로 하여 발생하며 초기는 보존요법을 우선하고, 통증이나 저림 등의 증상의 악화나 신경증상의 진전에 따라서 수술요법을 실시하게 된다. 척추원반탈출증에서는 Love법, 경피적 척추원반 절제술, 레이저 척추원반 압력제거술 등이 있다. 최근에는 보다 낮은 침습으로 입원기간이 짧은 내시경 하에서의 수술도 실시되고 있다[1].
허리뼈 종양은 원발성 허리종양에서는 종양이 척추의 뒤쪽으로 국한되어 있는 경우와, 종양이 척추의 위아래 고리 (상하추)로 확대되어 전체 적출이 불가능한 악성종양으로 나뉘며, 전자에서는 뒤쪽고정술, 후자에서는 내고정재를 사용한 뒤쪽고정술이 실시된다. 전이성 종양의 경우는, 척주의 지지성을 얻을 목적으로 인공 척추몸통이나 뼈 이식에 의한 앞쪽고정술이 적응이 된다.

### b. 크리티컬 패스

허리 척주관협착증에 대한 척추뼈고리절제술 후의 크리티컬 패스를 **그림 43**에 나타냈다.

## 4 수술 전 물리치료

### a. 수술 전 물리치료의 평가

수술 전에 시행하는 물리치료 평가에서는 ADL의 확인, 수술 전 이동능력의 평가 (10m 보행속도 · 보수 등), 다리의 근력측정, 근육위축의 유무의 확인 (넙다리 둘레길이 · 종아리 둘레길이의 측정), 다리의 관절가동범위 측정, 감각검사, 심부 힘줄반사검사 등을 통증이 악화하지 않는 범위에서 실시한다. 환자가 고령자의 경우 등은 호흡기능 평가도 아울러서 시행하는 것이 바람직하다.

### b. 수술 전 물리치료의 실제

수술 전은 통증이나 신경증상이 존재하기 때문에 이들을 악화시키지 않는 범위

| | |
|---|---|
| 수술 후 1일째 | 병동에서의 연습 : 침대 곁에서 기립이 가능, 다리근력강화운동 시작, 호흡운동 시작, 관절가동범위운동 시작 |
| 2일째 | 휠체어로 병실을 나옴 : 평행봉 내 보행연습 시작 |
| 3일째 | 보행기 보행연습 시작 |
| 1주째 | 혼자걷기연습 시작 |
| 2주째 | 몸통근육 훈련을 등척성 수축운동으로 허리뼈 골반 중간위치에서 시작 |

그림 43 크리티컬 패스 (허리 척주관협착증)

에서 실시한다는 것이 원칙이 된다. ① 호흡운동, ② 근력강화운동, ③ 관절가동범위운동, ④ 휠체어 조작연습, ⑤ 옮겨타기 (transfer) 연습 등을 통증이나 신경증상의 악화가 없는 것을 확인하면서 실시한다. 통증이 강한 경우는 호흡운동을 중심으로 실시하고 복식호흡을 획득시켜 호흡기 합병증을 예방한다.

관절가동범위운동으로서 발목관절 능동 바닥/발등쪽 굽힘은 반드시 지도해둔다. 이것은 수술 후의 깊은정맥 혈전증의 예방으로 연결된다. 근력강화운동에 관해서는 통증을 유발하는 일이 많기 때문에 수술 후 시행되는 운동방법 등을 설명하는 데에 그치는 일이 많다. 휠체어 조작이나 옮겨타기 연습 등의 ADL 연습에 대해서도 실제의 방법을 나타낸 팸플릿 등을 이용하여 설명해둔다.

## 5 수술 후 물리치료

### a. 수술 후 물리치료의 평가

#### 1) 허리뼈 수술의 합병증에 대해서

여러 가지 합병증이 있으나 치료사로서 이해해야 할 것은 신경증상의 악화이다. 수술 중 조작에 의한 신경뿌리나 경질막관 (경막관)의 과도한 압박에 의한 신경뿌리 장애가 있으며, 드물게 신경뿌리 절단이나 경질막 (경막) 손상 등이 있다. 수술 소견이나 주치의로부터 정보를 수집하여둔다.

수술 후 조기 (1주에서부터 2주까지)의 합병증으로서는 혈종에 의한 신경장애, 감염, 깊은정맥 혈전증 등을 생각할 수 있으므로 증상악화 때는 바로 주치의에게 보고한다.

**메모 : 허리질환의 수술요법**

신경 외상을 원인으로 하여 일어나는 난치성의 신경뿌리 통증은 Battered root라 불리고, 영속적인 신경통 때문에 항상 통증이 있고, 자주 타는 듯한 통증이나 냉감 등의 이상감각을 수반하여 환자의 고통은 크다. 유착성거미막염도 난치성의 합병증이며 말초 (마미)증상이 관찰된다. 임상증상으로서 운동마비, 감각장애 등을 일으킨다. 척추뼈고리, 돌기사이관절의 절제한 양이 많으면, 측만변형이나 고리사이의 불안정이 일어난다. 또한 척추원반 절제 후에 급속히 고리사이 협소가 일어나면, 허리통증의 원인이 된다[2].

#### 2) 수술 후 평가의 실제

위 내용을 정보수집 · 이해한 다음에 평가를 시행하며 크리티컬 패스 (**그림 43**)에 따라서 물리치료를 실시한다. 전신상태에 주의를 기울이며 통증의 정도나 부위를 관찰한다. 신경학적 검사 (근력측정, 감각검사, 깊은힘줄반사검사 등)를 실시하면서 수술 전의 결과와 비교한다. 이들은 안정할 때까지 매일 실시하여 기록해 둔다.

## b. 수술 후 물리치료의 실제

### 1) 수술 후 침대 위에서의 운동

① 호흡운동 : 수술 후의 호흡기 합병증의 예방을 위해 복식호흡을 실시시킨다. 1회 환기량이 감소하여 있는 상황이라면 호흡보조법을 실시한다.

② 근력강화운동 : 넙다리네갈래근의 세팅, 발목관절의 능동 바닥/등쪽굽힘운동부터 실시하고, 통증을 악화시키지 않는 범위에서 무릎관절의 굽힘/폄운동, 엉덩관절의 벌림운동 등의 저항운동을 실시한다. 앞에서 언급한 척추원반탈출증의 수술에서는 수술 후부터 양 다리의 근력강화운동이 가능하다. 허리 척주관협착증의 수술에서는 창냄술 (개창술)은 수술 후부터 가능하지만, 광범위 척추뼈고리 절제술이나 척주관 확대술 등은 안정기간이 길어지는 일도 있다.

③ 관절가동범위운동 : 뒤넙다리근육 · 넙다리근막긴장근이나 종아리세갈래근에 대해서 신장운동을 실시한다. 이들의 다리근육군의 유연성이 저하한 경우, 몸통의 과도한 운동에 의해서 다리의 운동제한을 보상하려고 하기 때문에 수술부위에 과도한 부담이 가해진다.

### 2) 몸통근육에 대한 접근

수술 후의 문제로서 척주의 불안정성을 생각할 수 있다. 인대나 관절판의 절단분리 또는 척추뼈고리 등의 뒤쪽 요소의 절제 등의 경우에는 여러 방면으로의 불안정성을 일으키게 한다. 척주에 부담이 증가하지 않도록 하기 위해 척주를 지지하는 배근육군이나 등근육군을 강화하는 것이 중요하다. 앞면의 안정성에는 배곧은근 (복직근), 배빗근 (복사근), 배가로근 (복횡근)이 작용하고, 또한 척추의 고정과 보호에는 허리뼈의 등쪽에서는 척주세움근인 가장긴근 (최장근)이나 엉덩갈비근 (장늑근)이 중요하게 된다. 몸통근육 훈련은 등척성 수축운동으로 허리뼈 골반 중간위치에서 실시한다.

배가로근은 배의 앞 가쪽을 싸고, 복압을 조절하여 코르셋과 마찬가지의 작용을 하며 골반바닥근육군과 협동적으로 작용하여 앞쪽으로부터의 척주의 안정성에 작용한다.

① 배근육의 근력강화운동 : 매트나 침대의 위에서 바로 누운 자세로 시행하고 허리부분을 보호할 목적으로 반드시 양 무릎을 세워서 허리뼈의 전만을 감소시킨 자세에서 시행한다.

② 등근육의 근력강화운동

(1) 엎드려 누운 자세에서의 근육수축 : 매트나 침대 위에서 엎드려 누운 자세에서 배의 아래에 베개나 쿠션 등을 넣어 몸통을 약간 굽힌 위치의 상태로 하여 시행하고 몸통이 펴지지 않는 정도까지 윗몸을 일으킨다.

(2) 네 발로 기기 자세에서의 근육수축 : 매트나 침대 위에서 네 발로 기기 자세가 되고, 한쪽 팔의 올림을 번갈아 올리는 것부터 시작하여 한쪽 다리 올

림, 반대쪽 팔다리 올림으로 진행시킨다.

③ 배가로근 근력강화운동 : 위앞엉덩뼈가시의 앞 아래쪽과 배가로근의 약간 가쪽에서 양쪽의 엄지로 배가로근을 촉진하고, 하복부를 위쪽 동시에 등쪽으로 움직이도록 하여 수축시킨다.

#### 3) ADL 연습

선 자세 · 보행연습을 중심으로 실시하지만, 수술방식에 따라서 시작 시기는 다소 다르다. 코르셋을 장착하여 가능한 한 조기부터 보행연습을 시작한다. 마루 위 동작연습에서는 수술부분에 부담이 가해지는 과도한 몸통의 앞굽힘 위치나 뒤굽힘 위치가 되지 않도록 주의하여 지도한다. 신속한 움직임이나 몸통의 돌림을 수반한 움직임도 주의한다.

### 6 퇴원할 때의 주의할 점

허리질환 수술 후의 환자에서는 허리에 부담이 가해지는 자세로서 앞으로 구부려서 바닥의 물건을 드는, 무거운 짐을 들고 걷는, 머리 위의 짐을 삽는 등의 동작을 금지한다. 자리에 앉을 때는 천천히 그리고 조용히 시행한다. 넘어짐을 방지하는 등을 지도한다.

## C. 척추 압박골절

### 1 처방전 견본

척추 압박골절의 처방전 견본을 나타냈다 (**그림 11**).

### 2 처방내용

#### a. 질환의 이해

골다공증을 기반으로 하여 발병하는 일이 많고, 부상기선으로서는 뒤쪽으로의 넘어짐, 물건을 들어올릴 때나 몸통을 돌릴 때 등에도 일어나며 또한 부상기전이 명백하지 않은 것도 있다[1]. 척추 압박골절이 잘 발생하는 부위는 등뼈/허리뼈 이행부분이다. 고령자나 합병증이 있는 경우는 적극적인 정복은 시행하지 않고 부상 후 3~4주일은 안정하여 병상에 누워 있고, 4주 이후부터 코르셋 장구를 장착하여 앉

| 1. 성명 : | 2. 성별 : 여성 | 3. 연령 : 76세 |
|---|---|---|
| 4. 진단명 : L1 압박골절 | | |
| 5. 병력 : OOOO년 O월 O일, 아침부터 짐을 들려고 하다가 균형이 무너져 뒤쪽으로 넘어져 부상당하다. | | |
| 6. 처방내용 :<br>a. 근력유지 강화운동<br>b. 관절가동범위의 유지 · 증대<br>c. 몸통근육 훈련<br>d. 자세 재교육<br>e. ADL 지도 | | |
| 7. 주의할 점<br>a. 통증이 경감하면 코르셋을 장착하여 앉은 자세유지 연습을 시작하시오.<br>b. 보행연습 때의 자세에 주의하여 실시하기 바랍니다. | | |

그림 44 처방전 견본 (척추 압박골절)

| 부상 후 2~3주일 | 마루 위에서의 팔다리 근력유지운동 (통증을 자제하는 범위 내) |
|---|---|
| 3~4주일 | 안정하여 병상에 누워 있음, 몸 구르기 |
| 4주일 | 앉은 자세유지 연습 |
| 4~5주일 | 선 자세~보행 연습 |

그림 45 크리티컬 패스 (척추 압박골절)

은 자세유지, 선 자세 · 보행연습으로 옮겨가서 조기기상을 촉진한다.

### b. 크리티컬 패스

일반적인 크리티컬 패스는 없다. 조기 기상이 바람직하지만, 코르셋 장착, 통증을 자제하는 범위 내에서 실시한다 (**그림 45**).

## 3 물리치료

척추 압박골절의 물리치료에는 급성기에서 침대 위의 안정에 의한 통증 개선을 도모하는 시기와, 서서히 통증이 개선되어 활동량을 증가시킬 수 있는 시기의 물리치료가 있다. 통증이 심한 급성기는 손상된 척추뼈몸통의 안정 고정을 목적으로 하여 몸통 석고붕대 고정이나 몸통장구가 처방된다.

### a. 급성기의 물리치료

부상 후 2~3주일은 체위를 변환할 때에도 강한 통증을 호소한다. 이 시기는 기본적으로는 식사와 화장실 이외는 침대 위에서 안정을 취한다. 그러나 가능한 한 통증이 일어나지 않는 범위에서 근력유지에 노력한다.

#### 1) 급성기의 평가

통증의 부위, 질, 정도나 환부의 열감, 근육긴장 등을 확인한다. 통증이 악화하는 자세도 파악해두어야 한다. 또한 시간의 경과와 더불어 변화하는 통증, 열감, 근육긴장의 상태도 기록해둔다. 근력검사도 안정 와상에 의하여 폐용성 근육위축이 예상되기 때문에 통증이 일어나지 않는 범위에서 가능한 자세에서 실시하고 근력을 파악해둔다.

#### 2) 급성기의 물리치료의 실제

통증이 일어나지 않는 범위에서 근력유지에 노력해야 한다. 통증이 경감되는 자세에서의 팔다리 근력유지운동을 실시한다. 특히, 다리에 대해서는 폐용성 근육위축을 예방하는 목적도 크며 통증이 경감된 후의 ADL 연습에도 크게 영향을 주기 때문에 가능한 범위에서 실시한다. 발목관절의 능동 바닥/등쪽 굽힘운동, 넙다리네갈래근의 세팅 등부터 시작한다. 통증이 심한 환자에게는 근방호 (근육성 방어수축)가 존재하기 때문에 근육에 대한 이완도 적용이 되는 일이 있다.

몸통장구를 장착해서 하는 앉은 자세유지 연습은 서서히 4주째 정도부터 시작한다. 앉은 자세유지 연습을 할 때는 손상된 척추뼈몸통에 축압이 가해져 통증이 출현하기 때문에 치료사가 환자의 양 겨드랑이에서부터 체중을 지지하여 축압을 경감하는 것에 의해서 통증을 완화하며 앉은 자세유지 시간을 서서히 연장하여 앉은 자세를 획득해가는 것이 바람직하다.

앉은 자세가 가능해지면, 보행기를 사용해서 하는 선 자세 · 보행연습으로 진행한다. 보행기에 의한 선 자세 · 보행연습에서는 확고하게 양 아래팔로 지지하여 손상된 척추뼈몸통에 가해지는 축압을 경감한다.

보행할 때의 자세로서는 몸통의 앞경사는 피해야 한다.

### b. 통증 완화기의 물리치료

통증이 경감하는 부상 후 1개월 이후의 이 시기에 몸통근육을 강화하여 척주 전체의 안정성을 높인다.

#### 1) 통증 완화기의 평가

안정하여 병상에 누워 있음으로써 일어나고 있을 가능성이 있는 폐용성 근육위축의 상태를 확인하기 위해 근력검사를 실시한다. 넘어짐 등을 고려하여 균형근력을 검사할 목적으로 Timed up and go test, functional reach test, 한쪽다리 선 자세 유지시간 등을 측정해둔다. 전신 지구력의 파악을 위해 6분간 보행검사 등도 필요에 따라 실시한다.

#### 2) 통증 완화기의 물리치료의 실제

① 몸통근육에 대한 접근

(1) 등근육 근력강화운동 : 매트나 침대 위에서 엎드려 누운 자세가 되어 배의 아래에 베개나 쿠션 등을 넣어 몸통을 약간 굽힘 위치의 상태로 하여 시행하고, 등이나 허리부분의 근육수축을 느끼면서 몸통이 펴지지 않는 정도까지 윗몸을 일으킨다. 또한 몸통을 약간 굽힘 위치의 상태로 한 채로 한쪽 팔을 번갈아 올리고, 등이나 허리의 근육수축을 느낀다. 숙달되면 교차성 팔다리 올림도 운동으로서 추가한다.

(2) 배근육 근력강화운동 : 매트나 침대 위에서 바로 누운 자세가 되고 허리를 보호할 목적으로 반드시 양 무릎을 세워서 허리뼈의 전만을 감소시킨 자세가 되며 등은 올리지 않고 천천히 머리를 들어올려 배근육의 수축을 느끼고 3～5초 유지하여 천천히 내린다.

② ADL 연습 : 코르셋을 장착하고 보행기를 사용해서 통증을 확인하면서 서서히 보행거리를 연장하여간다. 보행의 안정성이 확인되고 통증의 악화나 출현이 없으면 보행기의 사용을 중지한다. 마루 위 동작연습에서는 골절부분에 부담이 가해진다. 과도한 몸통의 앞굽힘 위치나 뒤굽힘 위치가 되지 않도록 주의하여 지도한다. 신속한 움직임이나 몸통의 돌림을 수반한 움직임도 주의한다.

③ 퇴원할 때의 주의할 점 : 척추 압박골절 환자에서는 앞으로 구부려서 바닥의 짐을 드는, 무거운 짐을 들고 보행하는, 머리 위의 짐을 받는 등의 동작을 금지한다. 자리에 앉을 때는 천천히, 조용히 시행한다. 넘어짐을 방지하는 등을 지도하여 새로운 골절을 예방한다.

## 문헌

《A. 비특이적 허리통증》

1) Cailliet R : 腰痛症, 荻島秀男 (訳), 医歯薬出版, 1972
2) 伊藤俊一ほか : 腰痛症者の理学療法評価の臨床的思考過程. 理療ジャーナル **41** (2) : 113-121, 2007
3) Paris SV: Introduction to spinal evaluation and manipulation. S1 Course Note, Institute of Physical Therapy, University of St. Augustine for Health Sciences, 2001
4) Paris SV : S2 Course Note, Institute of Physical Therapy, University of St. Augustine for Health Sciences, 1998
5) Cibulka MT: The treatment of the sacroiliac joint component to low back pain; a case report. Phys Ther **12** : 917-922, 1992
6) Jorgensen K et al : Muscle fibre distribution, capillary density and enzymatic activities in the lumber paravertebral muscles of young men. Significance for isometric endurance, Spine **18** : 1439-1450, 1993
7) 小形洋悦 : 筋肉痛に対するマニュアルセラピー. 理学療法 **18** : 485-492, 2001
8) Nachemson AL: The lumber spine; an orthopaedic challenge. Spine **1** : 1-59, 1976

《B. 허리질환 수술 후》

1）本田　淳ほか：腰椎椎間板ヘルニアと腰部脊柱管狭窄症のおもな手術と術後のリハビリテーションの留意点. MED REHABIL64 : 27-34, 2006
2）永田見生ほか：腰部椎間板ヘルニア. 脊柱管狭窄症に対する手術の合併症, 整・災外 44 : 243-252, 2001
3）橋本伸朗：脊柱管狭窄症に対する腰椎椎弓切除術のクリティカルパス. 整・災外 47 : 579-587, 2004
4）石井美和子：腰椎後側方固定術のクリティカルパス. 理療ジャーナル 37, 2003
5）大川　淳：保存的治療の限界と手術治療の選択. J Clin Rehabil 9（3）: 244-249, 2000
6）渡辺栄一ほか：腰痛のみの場合の手術（後方）. 医のあゆみ 180（9）: 626-631, 1997
7）高橋和久：腰痛症に対する腰椎前方固定術. 医のあゆみ 180（9）, 632-637, 1997

《C. 척추 압박골절》

1）田中　聡：骨粗鬆症および椎体圧迫骨折による背部痛. 理学療法 23（1）, 310-316
2）林　泰史：骨粗鬆症. 脊椎椎体圧迫骨折の保存療法, 脊椎脊髄ジャーナル 16（9）: 955-960, 2003
3）吉田　徹ほか：骨粗鬆性脊椎圧迫骨折の保存療法. 整・災外 49 : 779-787, 2006
4）田中清和：脊椎圧迫骨折の装具療法とリハビリテーション. MED REHABIL59 : 37-43, 2005

# 10 목척추굳음증성 척수병증 · 목-어깨-팔 증후군

## A. 목척추굳음증성 척수병증

### 1 처방전 견본

처방전 견본을 **그림 1**에 나타냈다.

| 1. 환자성명 | 외래 (입원) |
|---|---|
| 2. 챠트번호 :<br>O세 남성 | 3. 소개자 : 정형외과 OO선생 |
| 4. 주된 과의 병명 : 목척추굳음증성 척수병증 | |
| 5. 병력 :<br>• OOOO년 5월 양 손의 저림 출현<br>8월 젓가락 사용이 곤란, 보행 장애 출현<br>10월 1일 보행 장애 악화가 인지되어 인근의 의사에게 진찰받다.<br>MRI로 $C_{3/4,\ 4/5}$, $C_{6/7}$에 cord의 압박 +, 상기 진단<br>10월 3일 우리 병원 정형외과를 소개받아 진찰받다.<br>10월 13일 수술목적으로 입원<br>10월 15일 척추뼈고리 (추궁) 성형술 ($C_3$~$_7$) 시행<br>10월 20일 재활 의뢰 | |
| 6. 합병증<br>a. 허리 척주관협착증<br>b. 당뇨병 (HbA1c : 8.2, 인슐린 사용)<br>c. COPD (%VC : 70%, 1초율 : 45%) | |
| 7. 기왕력 : OOOO년 △월 백내장 수술 | |
| 8. 금기 · 주의사항 : 운동 중 $SpO_2$ 〉 93%, 저혈당 발작에 주의하기 바랍니다. | |

그림 1 처방전 견본 (목척추굳음증성 척수병증)

## 2 수술의 이해

### a. 목뼈 척추뼈고리 (추궁) 성형술 · 목뼈 앞쪽 고정술

〈수술소견을 보는 방법〉

① dura 손상 (수액누출) : 수술 중에 경질막의 손상이 있었던 경우, 배출관(drain)을 뽑아내는 것이 지연되어 기상시기가 연장되는 경우가 있다. 또한 두통 등의 자각증상에 주의하면서 기상을 시행한다.

② dura 부풀어 오름 : 압력제거에 의해서 경질막이 부풀어 오른다. 경질막이 부풀어 오른 정도를 수술 후의 회복예측의 참고로 한다.

③ 뼈 이식의 유무, instability의 유무 : 앞쪽 고정술 때, 이식뼈의 거짓관절이나 탈전에 의해서 신경증상의 악화가 인지되는 일이 있다. 뼈의 유합이 완성하여 있지 않은 시기의 물리치료에서는 목의 안정 (보호)에 주의한다. 또한 뼈를 채취한 부위의 통증이 인지된 경우, 물리치료를 실시하는 데에 고려가 필요하다.

④ 한쪽만 여는 척추뼈고리 성형술의 open side는 침습이 크고, 축성 통증이나 목의 가동범위 제한의 원인부위가 되는 일이 있기 때문에 확인한다.

## 3 처방내용

### a. 질환의 이해

변형성 목척추증은 목뼈부분의 척추원반 변성, 척추뼈몸통 및 돌기사이관절의 변형이나 뼈곁돌기 (골극) 형성 등이 일어난 상태를 말한다[1]. 이들의 변성 · 변형에 의해서 초기에는 목이나 등의 윗부분의 불쾌감, 통증, 어깨결림 등의 증상을 호소한다. 또한 목의 가동범위 제한이 관찰되는 일도 있으니, 일상생활동작 (ADL)에 지장을 미칠 정도는 아니며 오히려 통증이나 불쾌감에 의한 ADL에 대한 영향이 문제가 되는 경우가 많다.

변성 · 변형이 과하게 되면, 신경뿌리나 척수의 압박에 의해서 신경증상이 출현한다 (목 척추굳음증성 신경뿌리병증, 척수병증).

### b. 크리티컬 패스

척추뼈고리 성형술에서의 패스는 **그림** 2에 나타낸 대로이다. 수술 후 3주에서 바깥 고정을 제거하고, 목의 가동범위운동, 퇴원지도를 실시하여 퇴원이 된다. 척수병증 환자의 동작능력이나 장애의 중증정도는 폭넓으며 제외 기준으로 수술 전에 보행이 불가능한 증상사례, 중증의 합병증이 있는 증상사례를 열거하고 있다.

# 4 물리치료

## a. 수술 전 검사 · 평가

### 1) 수술 전 검사

척수병증 환자는 수술 후만이 아니라, 수술 전 평가가 매우 중요하다. 그 이유로서 ① 팔다리, 몸통에 다채로운 신경증상을 나타내고 다양한 ADL 장애를 초래하기 때문에 여러 갈래에 걸친 평가가 필요하다. ② 수술 후 초기는 수술의 영향 (통증이나 안정에 수반하는 일과성의 기능장애 등)을 받기 때문에, 수술 전 증상을 이해하고 있지 않으면, 기능장애 · 동작장애가 척수병증 (신경증상)에 유래하는 것인지, 수술의 영향에 의한 것인지의 판별이 곤란하다. ③ 신경손상 (신경증상의 악화)의 조기발견, ④ 수술 후의 목표설정을 위한 정보가 된다, 등을 열거할 수 있다.

또한, 고령자의 수술적응이 증가하며 관절질환, 호흡 순환장애, 당뇨병, 신부전이라는 합병증을 가진 비율이 높고, 이들 합병증에 의한 동작에 대한 영향도 파악해둘 필요가 있다. 특히 당뇨병의 신경증상이나 허리 척주관협착증 등의 합병에 의해서 임상증상의 감별이 순조롭지 못한 일이 있다.

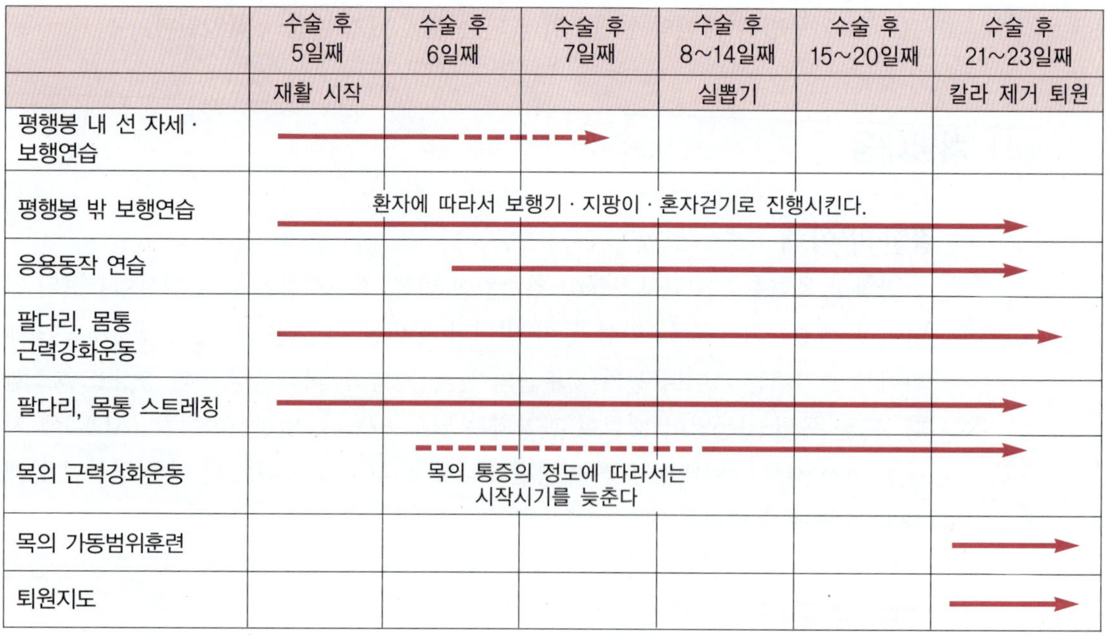


그림 2 크리티컬 패스 (척추뼈고리 성형수술 후)

> 다채로운 증상을 나타내기 때문에 평가한 신경증상 (척수병증의 증상)의 정도와 동작능력이 일치하는가를 재검토하여 평가결과의 뒷받침을 얻어둔다. 신경증상으로부터 동작 또는 그 반대를 상기하고 타당성이 결여되어 있는 경우에는 신경증상의 간과나 평가오류, 척수병증 이외의 합병증이나 기능장애를 갖고 있을 가능성이 있다.
> 또한, 평가결과를 정리하며 key로 되어 있는 impairment (신경증상)와 activity limitation (동작 장애)을 명확히 해두면 수술 후의 효과판정이나 목표설정이 용이하다.

**a) 근력검사**

① 기본은 도수근력검사 (MMT)를 사용하지만, 악력계 등을 사용해서 간략화 · 수치화하는 것도 효과적인 수단이다. 특히 미세한 근력의 변화는 MMT의 결과에 나타나기 어렵기 때문에 hand-held dynamometer 등에 의한 객관적 평가법의 도입을 권장한다.

② 경직이나 감각장애에 의한 근력저하의 가능성도 있다 (편의상, 근육 출력저하라 표기한다). 이 경우 수술 후의 경직이나 감각장애의 개선에 수반하여 근육 출력이 향상된다고 예상되고, 그 경우는 동작 장애의 원인으로 되지 않는다. 따라서 절대적 근력저하 (운동마비)가 다른 요인에 의한 근육 출력저하인지를 가능한 한 감별하여 기재해둔다.

③ 근육 출력저하의 경우, 반복운동이나 포지션, 등장성 수축과 등척성 수축으로 근력이 변화하는 일이 많다. 명백히 협동성이 저하하여 있을 때는 반복 측정 또는 등척성 근력검사 (break test)를 실시하면 좋다.

**b) 감각검사**

① 팔다리, 몸통의 표면 (표재) · 깊은 (심부)감각 이외에 발바닥의 감각을 주의 깊게 평가한다. 복합감각 검사판을 사용해도 좋다 (**그림** 3).

② 발바닥의 감각은 표면감각 (촉각 · 온통각), 깊은 감각 이외에 이상감각 (막이 팽팽한 느낌, 울퉁불퉁한 곳을 밟고 있는 느낌 등)을 수반하는 일이 있으므로 확인한다.

**c) 통증 · 저림**

① 수술 후 저림의 범위나 정도가 경감하기는 하지만, 완전히 소실되지 않는 일이 많기 때문에 저림의 유무만이 아니라 그 부위와 정도를 파악한다.

② 환자에 따라서 저림을 통증으로서 파악하고 있는 경우나, 통증을 수반한 저림, 또는 저림만이 있는 등 느끼는 방법이 다르기 때문에 문진을 할 때에는 주의 깊게 청취한다.

③ 신경뿌리 증상으로의 통증도 있는 반면, 척수증상의 저림에 수반하는 통증도 있어, 통증의 부위가 피부분절(dermatome)에 일치하고 있는지, 말초신경 지배영역에 일치하고 있는지를 상세히 검사함으로써 구별할 수 있다.

**d) 경직**

① 힘줄반사 항진을 특싱으로 하지만 반드시 힘줄반사와 근육긴장의 정도는 일치하지 않기 때문에 운동 · 동작 중에서 경직 (근육긴장 항진)을 평가하며 동작에 대한 영향을 확인한다.

② 허리 척주관협착증을 합병하고 있는 증상사례에서는 다리의 힘줄반사가 저하하여 있는 경우가 있다.

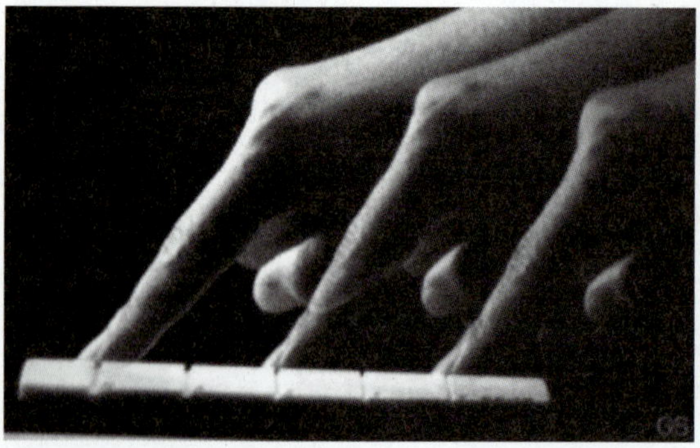

그림 3 복합감각검사판
※ OG기술연구소 : GS-20

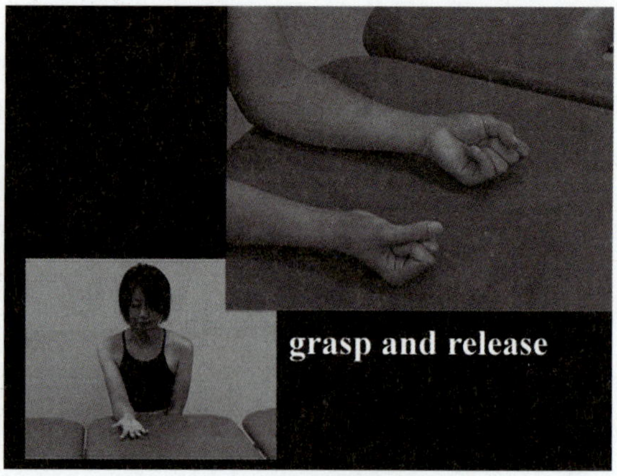


그림 4 정교성의 평가 Click 10-1

③ 경미한 경직 (움직임 속에서의 경직)은 간과하기 쉽다. 이러한 경우는 운동속도를 올리거나 신속한 반복동작을 시행하면 탐지하기 쉽다. 구체적으로는 원활한 운동이 저해되어 자각적으로도 움직이기 어려움이 강화된다. 근육의 단축의 유무 등도 참고로 한다.

④ 팔에 관해서는 쥐기와 이완 검사 (grasp and release test) (**그림** 4, Click *10-1*)의 감수성이 높아 10초 테스트로 평가한다 (10초 동안에 몇 번 주먹을 쥐었다 폈다 할 수 있는가를 본다. 20회 이하라면 myelopathy hand가 의심된다). 다만, 근력저하나 감각장애가 영향을 주고 있을 가능성이 있기 때문에 횟수에 연연하지 말고 움직임을 관찰한다. 구체적으로는 경직이라면 펼 때에 굽힘근의 긴장이 항진하여 완전히 펼 수 없는 일이 있고, 감각장애라면 움직임 자체는 가볍게 느끼고 (경직이 중증이라고 느낀다면) 반복하는 속도나 운동범위가 변화한다, 등에 주목한다.

⑤ 쥐기와 이완 검사는 정량적 평가로 객관화하기 쉬운 반면, 검사를 할 때에 전체 가동범위를 움직이고 있지 않는, 또는 움직일 수 없는, 불완전한 쥐기와 이완 검사 (grasp and release test)가 도중에 혼재하는 등 측정횟수의 신뢰성, 재현성이 부족한 경우가 있다. 가급적 최종가동범위까지 움직이도록 지시하고 측청오차가 없도록 주의함과 동시에 운동의 특징, 근육긴장 항진의 유무나 운동범위, 속도의 변화의 유무, 손목관절의 고정의 정도 등에 착안하여 기록하여 둔다. 동시에 환자의 주관적인 동작이 곤란한 느낌 (움직이기 어려운, 뻣뻣해지는, 당기는 등)도 아울러서 확인하여 기록한다.

⑥ 손의 쥐기와 이완 검사 (grasp and release test)에 대해서 발의 10초 테스트 [foot pat test (**그림** 4, Click *10-1*)]를 사용하는 일이 있다. 손의 경우와 마찬가지로 횟수만이 아니라, 운동의 특징을 관찰한다.

⑦ 감각장애에 의한 불안정성이나 관절질환에 의한 한쪽다리 지지시간의 단축

등이 있으면, 경직보행이 조장되어 관찰되는 경우가 있다. 평행봉 내 보행 등 안정된 환경에서 경직의 정도를 재평가하여 다시 보행의 문제점을 파악한다.

⑧ 2차 장애로서의 근육단축, 구축의 유무를 확인한다.

**e) 손가락의 정교성**

① 반드시 좌우대칭인 것은 아니므로 잘 쓰는 손 · 잘 쓰지 않는 손을 고려하면서 평가한다.

② 운동과 감각은 밀접하게 관계되어 있고, 감각장애가 정교성을 현저하게 저하시키고 있는 일이 있다. 신경증상을 염두에 두면서 정교성을 평가한다.

③ peg board, STEF (간이 팔의 기능평가) 등을 이용하여 정량적 평가를 시행하는 것도, 수술 후의 효과판정을 하는 데에 유용하다.

④ 흔히 있는 ADL 장애 : 젓가락의 사용 곤란, 글씨쓰기 곤란, 작은 단추의 채우고 벗기기의 곤란, 약을 꺼내는 것의 곤란

⑤ 선별검사로서 손가락의 반복 태핑 (tapping) (엄지손가락과 집게~새끼손가락)을 사용한다.

(1) 손가락 끝에 닿지 않는다. 정확한 맞섬 (대립)운동을 할 수 없다 : 손의 내재근의 근력저하를 의심한다.

(2) 위치가 일정하지 않다 : 감각장애를 의심한다.

(3) 속도의 저하 : 경직을 의심한다.

다만, 신경증상이나 기타의 손가락의 검사결과를 대조하여 재확인하는 것이 필요하다.

### 메모

손가락의 정교성 · 손가락에 관한 ADL 능력은 환자의 호소와 실제의 능력에 차이가 인지되는 일이 있어 실제로 시행시키는 것이 중요하다. 손가락의 이상감각 (저린 느낌 등)이 있는 경우, 환자 자신이 젓가락의 사용이나 글씨쓰기가 불가능하다고 호소하고 있어도, 실제로 시행시키면 가능한 경우가 많이 관찰된다. 다만, 환자 자신이 곤란하다고 느끼고 있는 것은 사실이며, 객관적 평가와 주관적 평가의 차이로서 파악해둘 필요가 있다.

### 메모 : myelopathy hand

척수병증에서의 손의 증상으로서 아래와 같은 특징이 있다.

① 손가락의 정교성 저하
② 손가락 떨어짐 징후 (finger escape sign : FES) 양성 (표 1)
③ 신속하게 주먹을 쥐었다 폈다 하는 것이 곤란 (slow grasp and release)
④ 양쪽성의 힘줄반사 항진 내지는 Hoffmann 반사의 양성

**표 1 FES 중증정도 분류**

| | |
|---|---|
| 0 | 전체 손가락의 폄 · 손가락 가지런히 하기 가능 |
| 1 | 1분 정도에서 새끼손가락 모음의 유지 불가능 |
| 2 | MP의 폄은 가능, 새끼손가락 또는 반지손가락 가지런히 하기 불가능 |
| 3 | 새끼손가락 또는 반지손가락의 MP관절의 폄 불가능 |
| 4 | 가운데손가락 또는 집게손가락의 MP의 폄 불가능 |

**f) 선 자세 (정적 유지능력)**

① 선 자세의 가능 · 불가능만이 아니라, 유지시간, 중력중심 위치, 동요의 정도, 지지성, 정렬 등을 평가한다. 중력중심 동요계를 사용해서 정량화를 해도 된다.

② 다리를 닫고 선 자세 : 다리를 벌리고 선 자세 · 평행봉 내 선 자세, 롬베르크 징후 등 설정을 바꿔서 평가한다.

③ 선 자세 능력으로부터 신경증상의 선별검사를 한다.

- 감각장애 : 롬베르크 징후의 양성 · 지지 기저면의 감소로 동요가 강화되는 일이 많다. 감각장애에 의해서 팔의 지지가 없이 하는 선 자세유지가 불안정해도 평행봉 내 선 자세에서는 현저하게 안정성이 높아지는 경우가 있다 (평행봉을 만지는 정도라도 안정성이 향상되는 경우가 있다).

※ 다만, 중증의 감각장애가 있고 근육출력이 현저하게 저하하여 있어 선 자세가 위험한 경우는 제외한다.

④ 근력저하에 의한 지지성의 저하가 있는 경우, 선 자세를 유지할 때에 팔의 과도한 지지를 필요로 한다. 다만, 중증의 협동성장애 (감각장애)와의 감별이 필요하다.

**g) 보행**

① 신경증상이나 중등도에 따라 보행능력의 차이는 뚜렷하다. 개개의 특징을 파악한다.

② 보행수단, 속도, 보폭 (걸음 수), 지구성, 안정성, 경직의 유무 등을 평가한다.

③ 선 자세와 마찬가지로 보행수단 · 환경을 바꾸면 걷는 모습이나 안정성 등이 현저하게 바뀌는 일이 있기 때문에 그 변화를 확인하여 보행장애의 원인추구의 참고로 한다.

④ 넘어진 경력을 확인한다 [빈도 · 방향 · 시간대 · 장소 · 어떻게 (무릎꺾임 · 걸려 넘어짐 등)].

⑤ 경직보행이 특징이라 하고 있으나, 반드시 인지되는 것은 아니다.

**h) 기타**

① 고령자의 수술적응이 증가하는 가운데, 합병증을 가진 환자가 증가하고 있다. 운동을 실시하는 데에 고려가 필요한지 아닌지의 관점에서, 그 병태, 고려할 점을 파악한다. 특히 보행이나 손가락의 정교성 등, 동작에 영향을 주는 것에 대해서는 현재의 보행 장애가 척수병증 유래인가, 또는 합병증의 영향이 큰가에 주의하여 평가할 필요가 있다. 또한, 척수병증 환자에서 허리 척주관협착증을 합병하고 있는 증상사례를 드문드문 볼 수 있으며, 이러한 경우 다리증상은 양쪽의 영향을 받기 때문에 증상 · 장애의 원인을 이해할 때에 고려가 필요하다.

② 기타의 합병증으로서 호흡 순환장애, 관절질환 등에 주의가 필요하다.

### 메모 : JOA 스코어 (일본정형외과학회 척수병증 치료성적 판정기준)

일본정형외과학회 척수병증 치료성적 판정기준 (JOA 스코어, **그림 5**)은 정형외과 의사가 빈번하게 사용하는 평가의 하나이지만, 환자의 주관적인 평가나 QOL의 평가가 포함되어 있지 않는 등의 문제점으로부터, 최근에는 신체적 건강 [신체기능 · 일상역할 기능 (신체) · 몸의 통증 · 전체적 건강감]과 정신적 건강 [활력 · 사회적 생활기능 · 일상역할 기능 (정신) · 마음의 건강]으로 구성되는 SF-36 (Short-Form 36-Item Health Survey) 등도 척수병증 환자의 평가방법의 하나로서 주목되고 있다.

### 메모 : 자각적 평가와 객관적 평가

각 신경증상은 환자의 주관적 증상과 의료자쪽에서부터 평가가 가능한 객관적 증상의 어느 것인가에, 또는 양쪽에 영향을 미친다. 따라서 객관적 평가만 실시하면, 수술 후의 효과판정에서 의료자쪽과 환자쪽에서 차이가 발생하는 결과가 된다. 따라서 환자의 주된 호소나 자각증상 등에 주의하여 문진을 진행시키는 것이 중요하다.

예컨대 저림은 때로는 정교성 장애의 원인이 되지만, 그것 이상으로 "손가락의 움직임의 어색함"이나 "저림 그 자체에 대한 정신적 고통"이 크게 영향을 주는 일이 있다. 수술 후 운동기능이 개선되었음에도 불구하고 저림의 잔존에 의해서 환자 자신이 개선을 자각할 수 없는, 또는 ADL에서 손가락을 사용하려고 하지 않는 등의 예도 있으므로 주관적인 호소도 기록한다.

### 메모 : 문진 때의 주의 (환자의 호소에 현혹되지 않는다)

보행 장애가 인지되는 환자에서 "발의 힘이 떨어졌다", "힘이 들어가지 않는다"라는 것처럼 근력저하를 호소하는 일이 많다. 그러나 실제로는 근력저하 (운동마비)가 인지되지 않고 경직이나 감각장애가 원인이 되어 "근력이 저하한 느낌"을 호소하고 있는 일이 있다. 환자의 호소에 귀를 기울이면서, 객관적인 평가로 확인하는 것이 필요하다. 그리고 검사결과와 문제점을 설명하여 환자 자신에게 장애를 이해시키는 것이 그 후의 물리치료를 진행하는 데에 중요하다.

#### 2) 수술 전 물리치료

입원기간의 단축에 의해서 수술 전 물리치료를 충분히 시행할 수 없는 일도 많다. 이 때문에 수술 후를 상정한 ADL 방법 (목에 부담을 가하지 않는 방법)의 지도 등을 중심으로 시행한다 ("수술 후 물리치료" 참조).

## b. 수술 후 검사 · 평가

#### 1) 수술 후 평가

수술 후, 신경증상이 변화한다. 수술 후 재활을 시작할 때에 각 신경증상을 평가하는 것만이 아니라, 입원 중을 통해서 그 변화를 파악해갈 필요가 있다. 특히 수술 후의 마비 악화를 조기 발견하기 위해서도 중요하다.

또한, 수술 후에 새로이 목의 통증 (축성 통증)이 출현하는 일이 있다. 목의 통증이 재활 진행의 저해인자가 되는 일이나 수술의 만족도를 경감시키는 일이 있기 때문에, 그 정도나 부위에 대해서 정기적으로 평가할 필요가 있다.

더욱이 수술 직후에 일과성의 불온상태나 인지 장애가 출현하는 일이 있어, 챠트

병 명 ______________ 수 술 일 ______ 년 월 일

환자성명 ______________ 수술방식 ______________

챠트번호 ______________ 수 술 자 ______________

잘 쓰는 손(우, 좌)

| | | | | | 연월일 | 연월일 |
|---|---|---|---|---|---|---|
| 운동기능 | 팔 | 손가락 | 0 [불능] | 자력으로는 불능 (젓가락, 스푼, 포크, 단추 채우기 모두 불능) | | |
| | | | 1 [고도 장애] | 젓가락, 글씨쓰기 불능, 스푼 · 포크 간신히 가능 | | |
| | | | 2 [중등도 장애] | 젓가락으로 큰 물건을 집을 수 있다. 글씨쓰기 간신히 가능,<br>큰 단추 채우기 가능 | | |
| | | | 3 [경증 장애] | 젓가락, 글씨쓰기 어색하다. 와이셔츠 소매의 단추 채우기 가능 | | |
| | | | 4 [정상] | 정상 | | |
| | | 어깨 · 팔꿈치 기능 | −2 [고도 장애] | 어깨세모근 또는 위팔두갈래근≦2 | | |
| | | | −1 [중등도 장애] | 〃 =3 | | |
| | | | (−0.5 [경증 장애] | 〃 =4) | | |
| | | | −0 [정상] | 〃 =5 | | |
| | 다리 | | 0 [불능] | 독립, 혼자걷기 불능 | | |
| | | | (0.5 | 선 자세는 가능) | | |
| | | | 1 [고도 장애] | 평지에서도 지지가 필요 | | |
| | | | (1.5 | 평지에서는 지지가 없이 걸을 수 있으나 불안정) | | |
| | | | 2 [중등도 장애] | 평지에서는 지지가 불필요. 계단 오르내리기에 난간이 필요 | | |
| | | | 2.5 | 평지에서는 지지가 불필요. 계단 내려가기만 난간이 필요) | | |
| | | | 3 [경증 장애] | 어색하지만 속보가 가능 | | |
| | | | 4 [정상] | 정상 | | |
| 지각기능 | 팔 | | 0 [고도 장애] | 지각탈실 (촉각, 통각) | | |
| | | | (0.5 | 5/10 이하의 둔마 [촉각, 통각]. 견디기 어려울 정도의 통증, 저림 | | |
| | | | 1 [중등도 장애] | 6/10 이상의 둔마 [촉각, 통각]. 포착된 느낌, 저림, 과민 | | |
| | | | (1.5 [경증 장애] | 가벼운 저림뿐임. "지각 정상") | | |
| | | | 2 [정상] | 정상 | | |
| | 몸통 | | 0 [고도 장애] | 지각탈실 (촉각, 통각) | | |
| | | | (0.5 | 5/10 이하의 둔마 [촉각, 통각]. 견디기 어려울 정도의 통증, 저림) | | |
| | | | 1 [중등도 장애] | 6/10 이상의 둔마 [촉각, 통각]. 포착된 느낌, 저림, 과민 | | |
| | | | (1.5 [경증 장애] | 가벼운 저림뿐임. "지각 정상") | | |
| | | | 2 [정상] | 정상 | | |
| | 다리 | | 0 [고도 장애] | 지각탈실 (촉각, 통각) | | |
| | | | 0.5 | 5/10 이하의 둔마 [촉각, 통각]. 견디기 어려울 정도의 통증, 저림) | | |
| | | | 1 [중등도 장애] | 6/10 이상의 둔마 [촉각, 통각]. 저림, 과민 | | |
| | | | (1.5 [경증 장애] | 가벼운 저림뿐임. "지각 정상") | | |
| | | | 2 [정상] | 정상 | | |
| 방광기능 | | | 0 [고도 장애] | 요폐, 실금 | | |
| | | | 1 [중등도 장애] | 잔뇨감, 소변을 보려고 안간힘을 씀, 소변이 깔끔하게 끊이지 않음<br>배뇨시간 연장, 소변이 샘 | | |
| | | | 2 [경증 장애] | 시작 지연, 빈뇨 | | |
| | | | 3 [정상] | 정상 | | |
| 합계 | | | 17 | 계<br>(개선률) | | |

그림 5 일본정형외과학회 척수병증 치료성적 판정기준 (1994년)

기재 등을 체크할 필요가 있다. 또한 폐렴의 유무 등, 수술 후의 물리치료 진행상, 고려해야 할 점을 명확히 해둔다.

### 메모 : 수술 후의 마비

척수의 이동, 앞쪽 고정술의 이식뼈의 탈전, 혈종형성 등에 의해서 마비의 악화가 인지되는 일이 있다. 이식뼈 탈전이나 혈종형성에 의해서 마비의 악화가 인지된 경우, 응급수술이 되는 일도 있어, 정기적으로 신경증상의 변화를 파악해둘 필요가 있다. 그리고 수술 후의 신경증상의 악화를 파악하기 위해서도 수술 전 평가가 중요하다.

※ C5 마비 : 척추뼈고리 성형술 후, 5% 전후의 증상사례에 어깨세모근이나 위팔두갈래근 등의 근력저하를 나타내는 일이 있다고 일컬어지고 있다[1]. 그 발생기전에 대해서는 아직 결론이 나와 있지 않고, 척수 또는 신경뿌리의 어느쪽이 장애되어 있는지 결론이 나와있지 않다.

### 메모 : 목의 통증 (축성 통증)

목의 통증은 목척추굳음증에 수반하여 수술 전부터 인지되는 것도 있는가 하면, 수술 후에 출현 · 악화하는 것도 있다. 목척추굳음증에 수반하는 것으로서는 신경뿌리 장애만이 아니라 척추원반 · 돌기사이관절 · 근육이나 근막으로부터의 감각신경의 일부가 교감신경을 통하고 있기 때문에 목의 통증 이외에 뒤통수나 어깨부분에 통증이 발생하는 일도 있다. 이른바 어깨결림 중에는 이 축성 통증의 만성형이라 생각되는 것도 있다[2]. 한편 수술 후의 목의 통증의 원인으로서는 수술에 의한 근육이나 돌기사이관절에 대한 침습, 목뼈의 정렬 (지세)불량, 목 부분의 근력저하, 수술 후 바깥고정 (장구) 등을 생각할 수 있고, 수술방식으로서는 앞쪽 수술보다 뒤쪽 수술에서 출현하기 쉽다고 일컬어지고 있다. 축성 통증의 경감을 위해 수술방식의 연구나 바깥고정기간의 단축, 물리치료 등이 시행되고 있으나, 그 개선에는 아직 검토의 여지가 남아 있다.

## 2) 수술 후 물리치료

### a) 수술 후의 목의 보호

수술 후 목의 보호에 대해서 환자에게 설명함과 동시에 치료사도 보조 때 주의할 필요가 있다. 목의 보호로서는 "포지셔닝", "바깥고정 (칼라)의 장착", "ADL동작에서 목에 부담을 가하지 않는 방법의 습득"이 있다.

### b) 목의 포지셔닝

바로 누운 자세는 목이 생리적 만곡을 유지하도록 베개의 높이를 조정한다 (약 15° 굽힘 위치). 이 때, 척주 전체의 정렬을 고려할 필요가 있다. 병동에서의 침상에 누워있을 때에 신경증상 (통증이나 저림)의 증가나 목의 통증 등을 호소하는 경우는 베개의 높이를 재조정한다. 병동에서는 통일된 베개를 사용하고 있는 경우가 있으므로 주의한다 (**그림 6**).

또한 침대를 개취업 (Gatch up)할 때 발쪽으로 흘러내리는 일이 있어, 목의 각도를 일정하게 유지할 수 없는 경우가 있으므로 개취업의 도중 및 앉은 자세에 대해서도 목의 포지셔닝에 문제가 없는지 주의를 기울인다 (**그림 7**).

### c) 칼라 장착방법

최근에는 척추뼈고리 성형술 후에 목뼈장구에 의한 고정을 시행하지 않는 경우

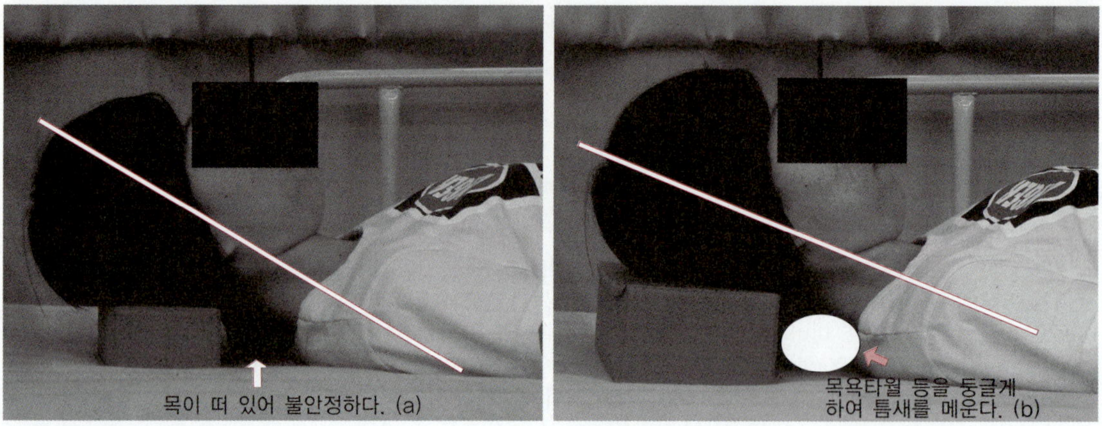


그림 6 목의 포지셔닝 a|b

a : 과다굽힘 b : 적절

※ 다만, 수술내용에 따라 목의 최적의 각도가 다른 경우가 있으므로 반드시 수술자에게 확인할 것

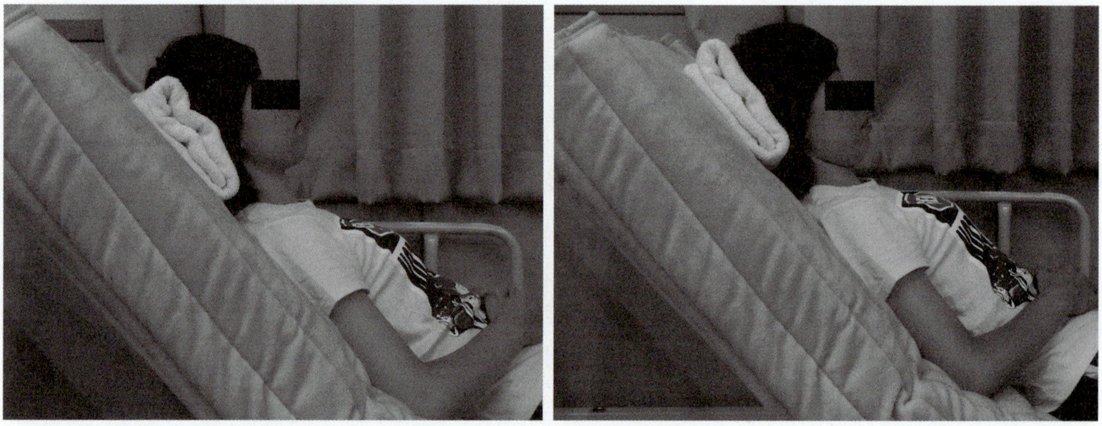

그림 7 개취업 때의 주의사항 a|b

a : 꼬리쪽 방향으로 흘러내려 목이 과도하게 굽혀져 있다.

b : 일으키면서 베개의 위치를 수정하여 목의 자세를 바르게 한다.

도 증가하였으나, 앞쪽 고정술 후 등에서 목의 보호, 바로 누운 자세에서의 칼라 장착이 의무화되어 있는 경우는 목과 몸통의 각도를 일정하게 유지하면서 시행한다(**그림** 8, *Click 10-2*).

**d) 일어나기 동작**

기상 시작 때는 완전보조 또는 부분보조로 개취업 앉은 자세에서부터 끝에 걸터앉은 자세에의 일어나기 방법을 확인하면서 시행한다 (**그림** 9, *Click 10-3*). 목의 불안정성이나 기립성저혈압 등의 문제가 없으면, 바로 누운 자세로부터의 일어나기 방법을 지도한다. 앞에서 언급한 것처럼 수술 전에 일어나기 방법의 지도나 확인을 시행해두면 원활하게 진행시킬 수 있다.

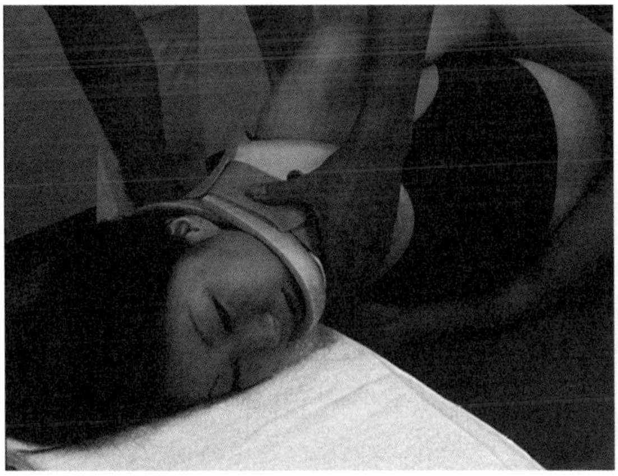

그림 8 목뼈 칼라 장착방법 Click 10-2

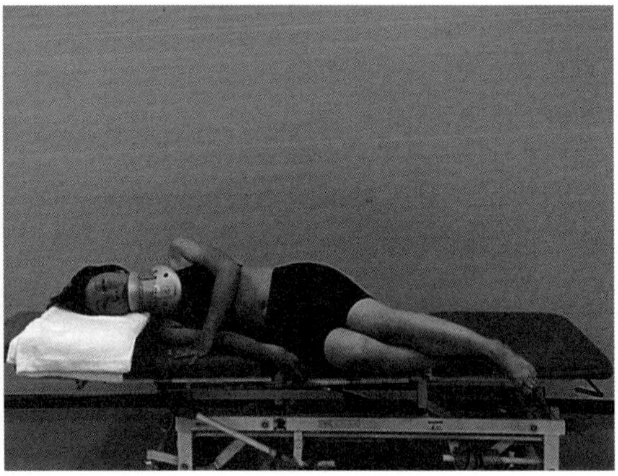

그림 9 일어나기 Click 10-3

**e) 스트레칭, 관절가동범위운동 (그림 10, Click 10-4)**

경직이 심한 환자는 근육의 수의적인 이완 (relaxation)이 곤란하며 보행을 더욱 곤란하게 한다. 그 결과 보행 때의 과도한 노력이 더욱 경직을 조장한다는 악순환에 빠진다. 따라서 운동에 의해서 긴장이 높아진 후에 쿨링다운 (cooling down)으로서 스트레칭을 시행할 뿐만 아니라, 동작연습 전에도 스트레칭을 실시한다.

척수병증의 경우, 편마비환자와 달리 주동근 · 길항근의 두 근육군의 단축이 인지되는 사례가 많다. 따라서 뒤넙다리근육 (hamstrings)만이 아니라, 앞면근육 (넙다리네갈래근)도 충분히 스트레칭을 실시한다. 또한 발가락 폄근이나 엉덩관절 굽힘근에 단축이 인지되는 사례도 볼 수 있다.

또한 중증의 경직보행 환자는 팔 · 다리만이 아니라, 몸통근육, 특히 뒷면 (등근육군)이나 옆면 (배빗근군)의 근육단축이 인지되는 일이 많고, 이것에 대해서 스트레칭을 시행한다. 보행 때에 골반의 앞경사 · 허리뼈 전만이 현저한 증상사례는 골반의 뒤경사 · 허리뼈 굽힘 또는 돌림의 가동성이 저하하여 있는 일이 있어, 가동범위운동을 도입한다. 또한 등근육군의 긴장이 1차성 즉, 경직에 의한 것인지, 또는 2차성 즉, 다리의 경직이나 전신의 정렬이상의 보상으로서 일어나는지는 명백하지 않나. 성석인 상태나 스트레칭 때에 수의적으로 긴장을 조절하는 일도 있어, 후자일 가능성도 부정할 수 없다.

**f) 근력강화운동**

운동마비가 인지되는 근육군을 중심으로 시행한다. 또한 고령자에서는 다리의 관절질환을 가진 경우가 많아 통증의 악화에 주의하면서 근력강화를 실시하여 보행능력 개선을 도모한다.

또한, 경직이나 감각장애에 의한 협동성장애에 의해서 최대출력이나 원심성 수축, 동작할 때의 적절한 근육출력이 곤란한 경우가 있어, 협동성 향상과 근력강화를

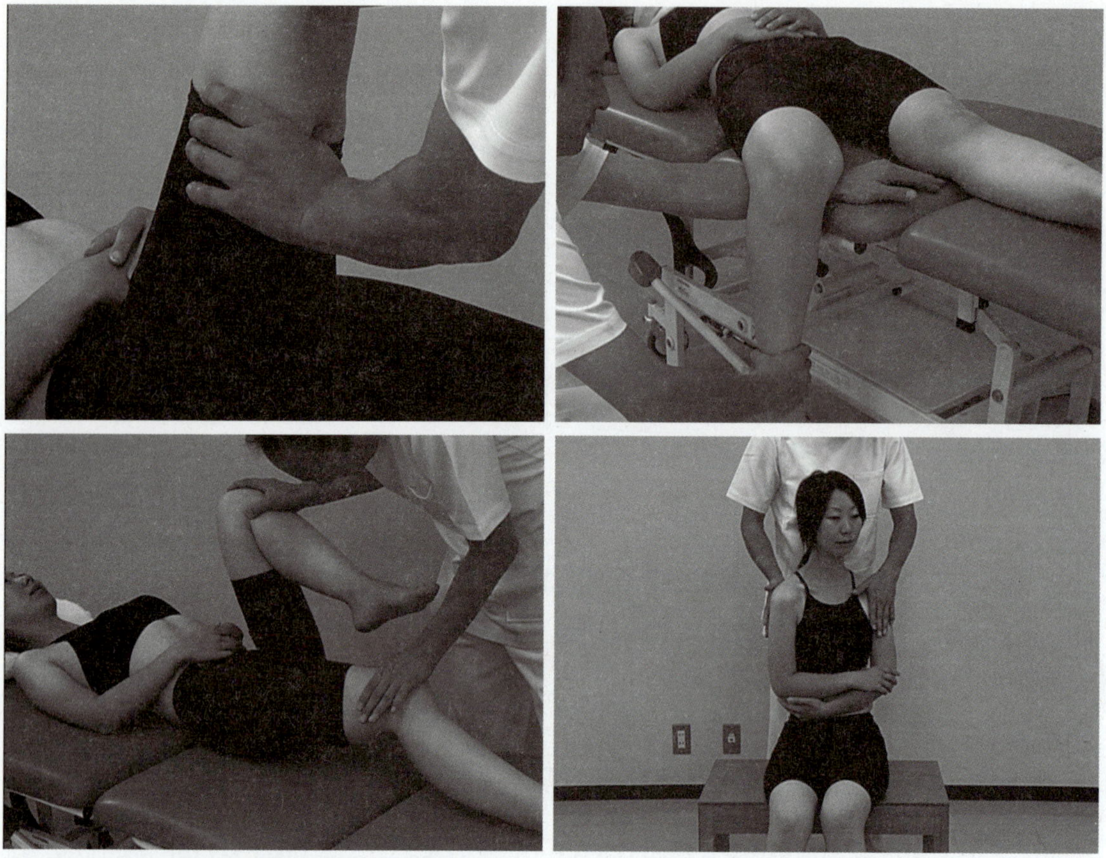

그림 10 스트레칭 Click 10-4

a : 뒤넙다리근육 (hamstrings)

b : 넙다리곧은근

c : 엉덩관절 굽힘근 (토마스 자세의 이용)

d : 몸통 돌림의 유도

a|b c|d

병행하는 것도 필요하다.

**g) 협동성 훈련, 균형훈련 (그림 11, Click 10-5)**

협동성 저하의 특징, 또는 동작 때의 특징을 구체적으로 파악하고, 그것에 따른 협동성 훈련을 선택하는 것이 중요하다. 동작수행 때에 과도한 노력이 인지되는 증상사례에 대해서는 그 원인이 경직에 의한 것인지 중증의 감각장애에 의한 것인지를 확실히 확인한 다음에 과도한 노력의 수정이나 감각입력의 강화 등을 도입한다.

① 선 자세 장애의 특징을 파악하고 그것에 따라서 "중력중심 위치의 전위의 수정", "동요의 경감", "중력중심 조절 (기저면 내에서의 중력중심 이동)" 또는 "정렬의 수정", "다리의 지지성 향상"을 시행하여간다. 이 때, 단순히 선 자세 연습을 실시하는 것이 아니라, 발바닥 감각이나 청각 (말을 검), 시각 또는 handling 등을 이용한다. 척수병증 환자에서는 발바닥의 감각장애가 있고, 균

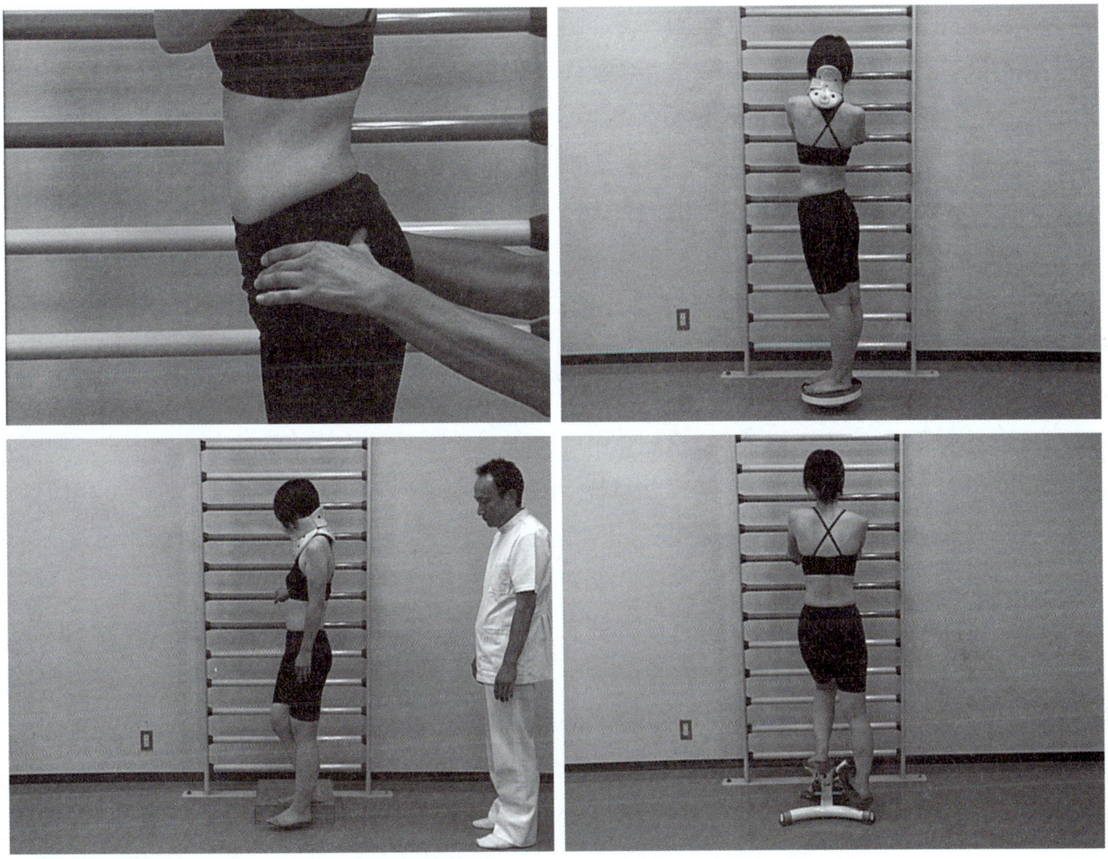

그림 11 협동성과 균형의 훈련 Click 10-5

a|b
c|d

a : 골반 앞경사 · 뒤경사 b : 평형판 (balance board) 위에서의 허리돌림 (배근육군의 촉진)
c : 계단 오르내리기 d : stepper

형 장애에 영향을 미치고 있는 일이 있으며, 이러한 경우, 발바닥 감각을 의식시키는 것만으로 감각입력이 증가하여 균형이 향상되는 경우가 있다. 구체적으로는 (1) 환자에게 발바닥 감각 · 하중위치를 의식시키는, (2) 하중위치를 의식하면서 자신이 중력중심을 앞뒤 · 좌우로 이동시켜 조절하는, (3) 바닥면의 소재를 바꾸는 (요철이 있는 것) 등을 시행하다. 다만 감각장애가 중증인 증상사례는 표면 · 고유 감각에 의한 피드백이 되기 어려워 다른 것 (시각 등)을 피드백에 이용한다.

② 환자에게 자신의 선 자세균형 장애의 특징 (중력중심위치의 전위 · 동요, 중력중심 이동의 곤란 등)이나 원인 (감각장애, 근력저하 등)에 대해서 충분히 설명하여 이해를 시킨다. 한편, 어떻게 하면 균형이 향상되는지를 설명함으로써 평소의 ADL에서 균형능력을 높이는 것이 가능하다.

**h) 보행연습**

① 경직보행이 인지되는 증상사례는 탈력 (이완한 상태 · 긴장이 떨어진 상태 ·

정상에 가까운 상태)을 의식 · 이해시킨다. 경직이 중증이 될 수록 보행이 곤란해지고, 그 결과 환자는 더욱 보행 때에 과도한 노력이 되어 긴장이 높아진다. 우선 가능한 한 긴장이 저하한 보행을 실제로 체험시킴으로써 이상보행과의 차이를 인식하고 환자 자신이 보행 때에 좋고 나쁨의 피드백을 할 수 있도록 (조절할 수 있도록) 한다. 긴장이 저하한 보행을 체험시키기 위해서는 보행의 난이도를 내려서 평행봉 등의 안정된 상태에서 연습하는, 또는 handling이나 구두지시 (힘을 빼고 걷는, 발을 바닥에 놓고 가는 것처럼 걷는 등을 지시하는) 등의 방법이 있다.

② 경직보행에서 허리뼈 전만 · 골반 앞경사가 심한 경우, 배근육군의 수축이 불충분한 경우가 있기 때문에 보행 때에는 배근육의 수축을 의식시키면, 몸통의 안정성이 높아질 뿐만 아니라, 다리의 근육긴장 항진도 경감하는 일이 있다.

③ 감각장애에 수반하는 불안정성이 인지되는 경우, 고정된 물체를 잡으면 그만큼 안정하는 일이 많이 있다. 이러한 경우는 보행수단의 선택이 목표를 결정하는 데에 중요하다. 또한 보행기 보행에서는 추를 보행기에 올려놓는 것만으로도 안정성이 향상된다.

④ 감각장애에 의한 협동성이나 균형의 저하가 보행 장애의 원인으로 되어 있는 경우, 탄성붕대나 시각 보상, 반복연습에 의한 운동학습 등을 실시한다. 또한 발바닥부분의 감각장애가 중증인 경우, 뒷발부분과 앞발부분에 발바닥판을 넣으면, 발바닥으로부터의 감각 피드백이 강화되어 발꿈치 접지나 앞발부분 하중에 의한 중력중심 이동을 이해하기 쉬워져, 보행의 안정성 향상에 효과적이다.

### 메모 : 병동과의 연계

깊은 정맥 혈전 (deep vein thrombosis : DVT)이나 폐용 예방, 또는 조기 퇴원을 위해 병동에서의 조기보행의 시작이 바람직하다. 조기보행의 시작을 가능케 하기 위해, 치료사는 보행조건이나 제한에 대해서 구체적으로 병동 간호사에게 보고한다 (표 2).

**표 2 병동에서의 보행개시에 관한 연락사항**

| 치료사에서부터 병동 간호사에게로 | |
|---|---|
| 보행 자립도 | 감시가 없음 · 감시 하 · 보조 하 |
| 보행의 수단 | 보행기 · 지팡이 · 혼자걷기 · 기타 |
| 보행기에 대해서 | 높이 (아래팔 지지 · 손바닥 지지) · 추의 유무 (보행기에 추를 붙여서 안정성을 높인다) |
| 거리의 제한 | 병동 내 · 원내 · 원외 가능 |
| 휠체어 병행의 유무 | 지구성이나 실용성에 따라서 휠체어를 병행한다.<br>방향전환이 많고 사람이 밀집하기 쉬운 엘리베이터의 사용을 무서워하는 경우나 연속보행으로 통증이 출현하는 경우, 또는 감각장애에 의해서 시각 보상이 없어지면 불안정성을 나타내는 환자의 야간이동 등은 휠체어를 사용케 한다. |
| 기타 | 넘어짐에 대한 주의사항 (예 : 걷기 시작할 때의 넘어질 위험성이 높은, 걸려서 넘어지기 쉬운, 무릎꺾임에 주의 등), RA 등에서 팔에 장애가 있는 경우는 보행기 조작의 보조를 요청하는 등 |

**i) 손가락 정교성 훈련**

① peg board를 이용한 정교성 훈련이나 빨래집게 등을 이용해서 하는 근력강화 운동을 실시한다.

② 글씨쓰기, 젓가락, 단추 채우기/벗기기를 실시한다.

③ 장시간의 작업은 목의 통증이 악화하는 일도 있어 주의해서 시행한다. 특히 앞굽힘 위치나 같은 자세가 장시간 강제되지 않도록 한다.

**j) 기타 (응용보행, 계단)**

① 계단 오르내리기 : 바깥고정 장착 때는 아래쪽의 시계가 좁기 때문에 주의한다.

② 보행기능에 따라서 단계적으로 응용보행 (가로 · 뒤로 걷기, 크로스)이나 스텝동작 (가랑이를 벌리고 넘는 동작)의 훈련을 시행한다.

**k) 축성 통증의 경감에 대한 스트레칭과 보조기를 이용한 물리치료**

축성 통증이 수술 후의 프로그램 진행의 방해가 될 가능성이 있기 때문에 조기부터의 진통을 위한 스트레칭 (**그림** 12, *Click 10-6*)이나 온열요법 (핫팩)을 실시한다. 온열요법은 창상부분에 닿지 않는 것이 원칙이지만, 창상의 바로 위에 시행하고 싶은 경우는 창상을 닫힌 것의 확인 (주치의에게 확인)이 필요하며, 보통은 실을 뽑아낸 후에 실시한다. 목의 안정기간은 목의 고정 (부동)에 배려하고, 어깨뼈 주위근육이나 목의 근육의 스트레칭을 수동 또는 능동으로 시행한다 (**그림** 13, 14).

**l) 목의 훈련**

① 가동범위운동 ; 수술 후, 목의 가동성이 저하하기 쉬워, 목의 가동범위운동을 실시하다. 가동범위운동은 원칙적으로 능동운동으로 한다. 시작 시기는 수술방식이나 시설의 방침에 따라서도 다르지만, 척추뼈고리 성형술에서는 바깥고정 장착기간의 단축이나 비장착의 시설이 증가하고 있어 조기에 시작하는 경향을 볼 수 있다.

② 근력강화운동 : 목의 부담에 주의하고 능적성 수축으로 시행한다. 척추뼈고리 성형술에 관해서는 수술 후 조기부터 시작하지만, 이 때, 창상부분이 통증이 심한 경우는 시작 시기를 늦춘다. 앞쪽 고정술에서는 뼈 이식의 탈전이나 이동 등의 리스크 때문에 실시할 수 없는 경우가 있어, 주치의에게 확인이 필요하다.

## 5 퇴원할 때의 지도

### a. 퇴원할 때의 주의할 점

1) 넘어짐 예방

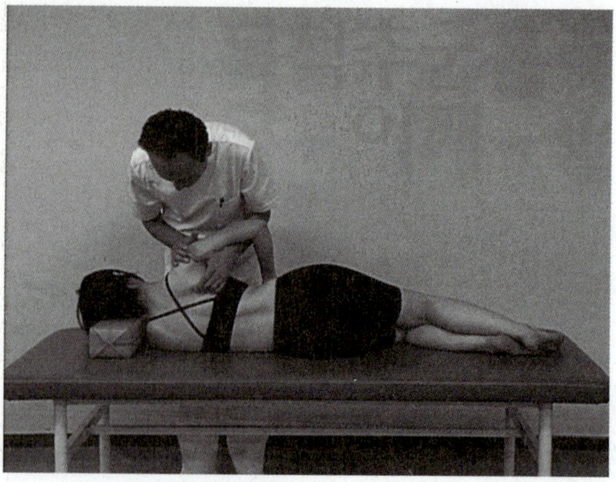

그림 12 어깨 주위의 스트레칭 : 마름근 (능형근), 어깨올림근 (견갑거근) Click 10-6

올림 ← 시작자세 → 내림

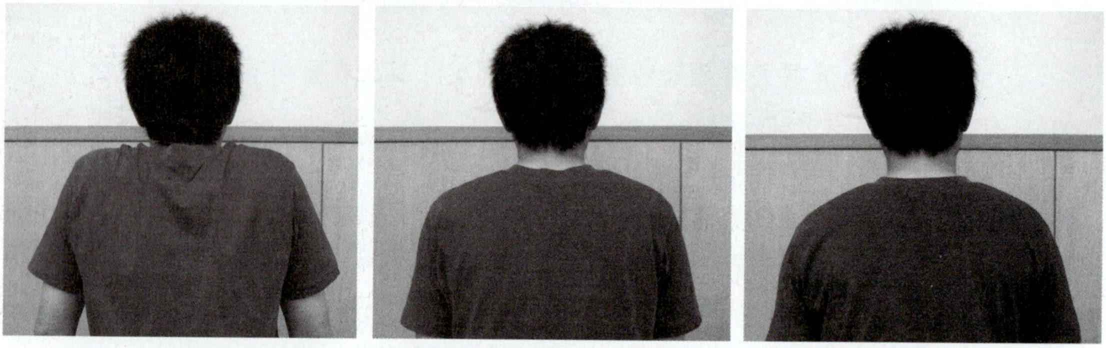

그림 13 어깨뼈 주위근육군의 스트레칭 (1) (등세모근 상부섬유, 목 뒷근육군을 신장한다)
이완을 의식시키기 위해 올림부터 시행한다. 내림은 "어깨를 늘어뜨리는" 것이 아니라, 적극적으로 내린다.

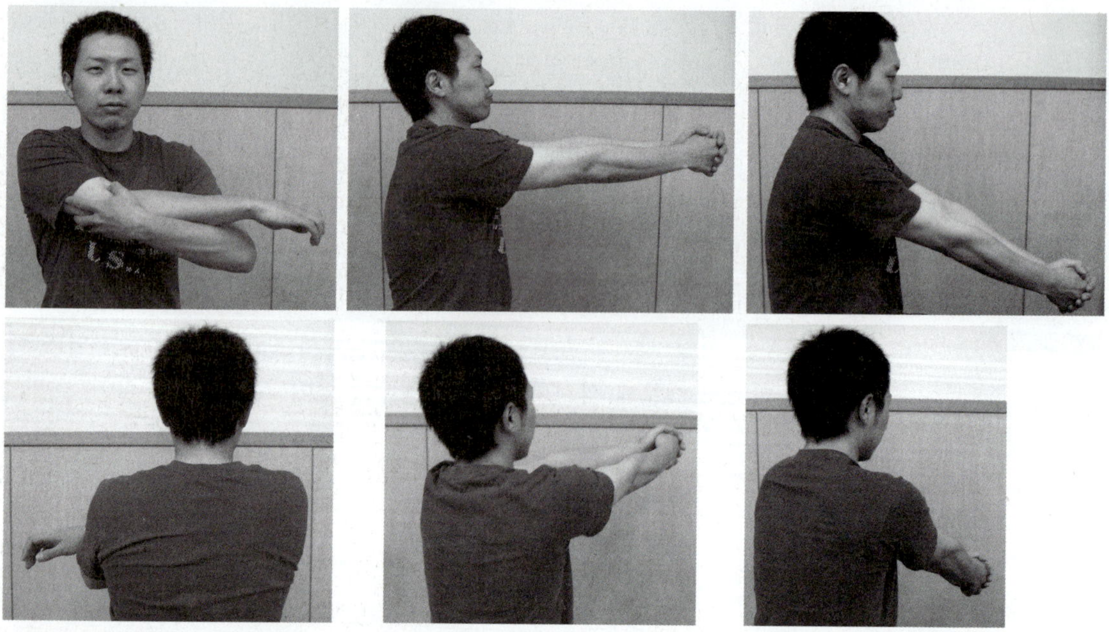

그림 14 어깨뼈 주위근육군의 스트레칭 (2) a|b|c
a : 가시위근 b : 마름근 c. 어깨밑근
어깨뼈의 움직임을 의식시키면서 가시위근, 가시아래근, 마름근군을 신장한다.

환자에 따라 넘어지기 쉬운 상황이 다른 일이 있기 때문에 이들을 구체적으로 제시함으로써 넘어짐에 대한 주의 · 이해를 보다 높일 필요가 있다.

① 깊은 감각 장애 (롬베르크징후 양성)가 심한 경우 : 시각의 보상이 없어지면 넘어짐의 위험성이 높아진다는 것을 이해시킨다. 구체적인 지도로서는 야간의 화장실에의 이동 등, 어두운 장소에서의 이동을 피하거나 반드시 조명을 켜둔다. 두 눈을 감는 세수나 머리감기는 앉아서 시행하거나 한손으로 난간 등을 잡거나, 세면대에 기대어 시행하는 등이다. 또한 감각장애에 수반하는 선 자세의 불안정성이 있는 경우는 난간과 같은 고정된 물체를 잡음으로써 안정성이 높아지므로 난간의 설치 등에 대해서도 필요에 따라서 지도한다.

② 경직이 심한 경우 : 아침의 기상 후에 움직이기 시작하거나 걷기 시작할 때에 넘어질 위험성이 높다. 움직이기 시작하기 (걷기) 전에, 바로 누운 자세나 앉은 자세에서 손발을 움직이는 등의 준비체조를 하는 것이 좋다. 또한, 반복운동이나 연속보행에 의해서 근육의 유연성이 반대로 저하하여 넘어질 위험성이 높아지는 경우가 있다. 이러한 경우는 운동이나 보행의 도중에 휴식을 넣거나 스트레칭을 시행하는 것을 지도한다.

③ 목뼈의 가동성이 저하하여 있는 경우 (바깥고정 장착 때를 포함함) : 뒤를 돌아보는 동작 때 등, 반응의 지체나 목 · 몸통의 돌림 부족에 의해서 균형이 저하하기 쉽다는 것을 설명한다. 또한 발밑을 보기 어려워지므로 계단을 오르내릴 때에 난간을 사용하는 것이나, 방을 정리 정돈하는 것 등을 지도한다.

### 2) 목의 포지셔닝

일상생활의 불량자세를 예방하기 위해 TV나 작업대의 높이 등을 조정하도록 지도한다. 또한 취침할 때의 베개의 높이나 침구의 적당한 딱딱함에 대해서도 마찬가지로 지도한다.

### 3) 목의 통증에 대해서

온열요법이나 목 · 어깨뼈 주위근육의 운동 (근력강화나 스트레칭), 양호한 자세의 유지를 지도한다. 또한 같은 자세의 계속은 목 주위근육의 기장항진, 혈류장애를 초래하기 때문에 휴식과 적당한 운동의 도입, 이완을 지도한다.

또한 목을 움직이는 것에 대한 불안감 때문에 장구 제거의 허가가 나와도 장구의 장착을 계속하거나 목의 운동을 시행하려고 하지 않는 경우도 있기 때문에, 그 안전성의 운동의 필요성을 충분히 설명한다.

### 4) 과도한 훈련의 억제

목의 안정이나 보호가 의무화되어 있는 기간은 수술부분에 부담이 가해지는 운동이나 스포츠를 피하도록 설명한다. 특히 뼈 유합을 필요로 하는 앞쪽 고정술에서는 주의가 필요하다. 스포츠 등의 시작에 대해서는 외래진찰 때에 주치의에게 확인하도록 설명한다.

### 5) 자택에서의 훈련의 지도

자택에서의 훈련은 안전하게, 확실하게, 간단하게, 계속해서 시행할 수 있는 것이 중요하며, 환자에게 필요한 운동을 선택해서 지도한다. 또한 구두에 의한 설명만이 아니라 서면 (문장과 일러스트)으로 배포하고, 경우에 따라서는 가족에게도 그 내용을 지도하여둔다. 운동은 목의 가동범위운동 · 근력강화, 팔다리, 몸통의 근력강화 · 스트레칭 · 협동성 훈련, 보행연습 등을 지도한다. 또한, 퇴원할 때의 동작능력이 낮은 사례에서는 퇴원 후에 활동성이 저하하여 동작 장애가 진행되는 가능성이 있기 때문에, 방문재활이나 도우미와의 외출을 할 수 있는 간병 서비스를 이용하여 활동성을 유지 · 향상시키는 것이나, 외래에서의 재활을 계속 적극적으로 권장한다.

## B. 목-어깨-팔 증후군

목-어깨-팔 증후군은 뒷목부분-어깨-팔에 걸친 근육통증, 통증, 냉감, 저린 느낌을 주된 증상으로 하고, 현기증, 어깨결림, 두통 등이 수반하는 일이 있다. 이들의 증상은 여러 가지의 질환의 부수증상으로서도 나타나지만, 원질환이 명백한 경우는 그 치료가 최우선된다. 여기서는 특정 질환에 기인하지 않는 목-어깨-팔 증후군에 대해서 언급한다.

### 1 처방전 견본

처방전 견본을 **그림 15**에 나타냈다.

### 2 평가

목-어깨-팔 증후군의 증상은 자각적인 것이 많으며, 환자는 심한 고통을 받고 있으나, 객관적으로는 파악하기 어렵다. 따라서 치료효과의 판정을 위해서도 가급적 객관적인 증상으로서 파악하도록 평가를 진행시키는 것이 필요하다.

① 자세 : 안정 선자세 때에 옆쪽으로부터 머리와 목의 굽힘 각도를 측정한다. 머리의 굽힘은 얼굴의 자세에 주의한다 (턱을 당기고 있는, 턱을 내밀고 있는 등).

② 관절가동범위 : 목의 굽힘 · 폄, 옆굽힘, 돌림, 빗장뼈의 올림 · 내림, 어깨뼈의

<table>
<tr><td>1. 환자 성명</td><td rowspan="2">외래 (입원)<br>3. 소개자 : 정형외과 ○○선생</td></tr>
<tr><td>2. 차트 번호 :<br>○세 여성</td></tr>
<tr><td colspan="2">4. 주된 과의 병명 : 목–어깨–팔 증후군</td></tr>
<tr><td colspan="2">5. 병력 : 약 10년 전부터 어깨결림의 증상이 있으며, 최근에 뒷목부분에서부터 어깨뼈 안쪽의 통증이 심해지고 가사로 개인용 컴퓨터 작업 중 악화. 목 X선 사진에서 경증의 목뼈 변형이 인지되지만, 명백한 신경증상은 볼 수 없다.</td></tr>
<tr><td colspan="2">6. 합병증 : 특별히 없음</td></tr>
<tr><td colspan="2">7. 기왕력 : 특별히 없음</td></tr>
<tr><td colspan="2">8. 처방 : 뒷목부분에서부터 등의 윗부분, 어깨뼈주위근육의 이완, 자세 및 일상생활상의 주의할 점의 지도, 가정운동 (home exercise) 지도</td></tr>
<tr><td colspan="2">9. 금기 · 주의사항 : 경증이지만, 목뼈의 가령 (aging) 변형이 인지되므로 과도한 목의 운동은 금기이다.</td></tr>
</table>

그림 15 처방전 견본 (목–어깨–팔 증후군)

올림 · 내림, 어깨관절의 전체운동방향, 운동의 도중 또는 끝범위에서의 통증의 유무에 주의한다.

③ 근력 : 목의 근육군, 등세모근, 어깨세모근, 어깨올림근, 마름근, 위팔두갈래근, 위팔세갈래근, 악력을 측정한다. 근육이 수축할 때의 통증에 주의한다. 현저한 근력저하가 관찰되는 경우에는 신경 · 근육계 또는 기타의 어떠한 질환이 관여하고 있다고 생각해야 한다.

④ 통증 : 안정 때의 통증의 부위 · 압통, 운동할 때 (동작을 할 때)의 통증을 검사한다. 통증의 종류와 정도를 VAS 등을 사용해서 평가한다. 통증에 의해서 곤란을 수반하는 동작이나 운동에 대해서도 청취한다.

⑤ 저린 느낌 : 자각적인 호소의 기록에 그치는 일이 많지만, 부위와 정도를 상세하게 기록한다. 또한, 표면감각의 검사도 아울러서 실시하지만, 정상인 경우가 많다.

## 3 물리치료

물리치료의 목적은 이완 (relaxation)이라 해도 지나친 말이 아니다. 그러나, 목 · 어깨 · 팔의 증상은 일상의 동작반복이나 장시간의 동일한 작업에 의해서 재발하기 쉽고, 최종적으로는 "생활" 에 관계되는 부분에서의 연구가 요구된다.

〈물리치료 프로그램의 예[3]〉

① 치료 전 평가 (위의 평가를 매번 반복한다)

② 핫팩 (뒷목부분 ~ 팔이음뼈, 증상에 따라 위팔부분)

③ 능동운동 (뒷목부분, 팔이음뼈, 어깨관절을 "천천히 크게" 움직인다)
④ 스트레칭 (뒷목근육군, 등세모근상부섬유, 어깨올림근, 마름근, 작은원근)
※ ③ ④를 몇 회 반복한다.
⑤ 가벼운 저항운동 (뒷목근육군, 등세모근상부섬유, 어깨올림근을 중심으로 순환개선을 목적으로 실시)
⑥ 강한 저항운동 (등세모근상부섬유, 어깨올림근을 중심으로 근력강화를 목적으로 실시)
※ 이들의 근육에 대해서 내피로성을 향상시키기 위해 예방적으로 시행한다.
⑦ 스트레칭 (④와 마찬가지이다)
⑧ 효과판정 (①과 마찬가지이다)

## 4 가정운동 (home exercise)

위 프로그램 중에서부터 스트레칭→운동→스트레칭의 흐름을 지도한다 (③ ④ ⑤).

능동운동은 최대가동범위에서 시행시키며 끝범위에서 강하게 등척성 수축을 시행하여 천천히 완전하게 힘을 빼는 것을 의식시킨다.

또한 일상생활 등에서는 동일한 자세나 팔을 올린 상태에서 작업을 장시간 계속하지 않도록 지도한다. 구체적으로는 팔을 공간에 유지한 상태에서 작업을 시행하는 경우, 아래팔~손을 받침대 위에 놓거나, 팔걸이 (arm rest) 이용도 효과적이다. 더욱이 30분~1시간에 한 번은 일어서서 크게 "기지개"를 펴는 등, 항상 "목 · 어깨 · 팔" 부분의 근육수축과 이완 (relaxation)을 의식시키는 것이 증상의 개선 · 예방에 효과적이다.

### 문 헌

1) 淵岡 聡, 井上 悟：変形性頸椎症の病期別理学療法ガイドライン. 理学療法 19 (1)：76-84, 2002
2) 近藤泰児：痛みを伴う頸部疾患とその診断. 痛みと臨 3 (2)：114-122, 2003
3) 河村廣幸, 小柳磨毅, 淵岡 聡：ここがポイント！ 整形外科疾患の理学療法, 第 2 版, 金原出版, 2006

# 찾아보기

## A



## B



## C



## E



## G



## I



## K



## M



## N



## O



## P



## R



## S



## T



## ㄱ



## ㄴ



## ㄷ

# 부록 DVD를 사용할 때의 주의사항

1. 본 DVD는 DVD-Video 형식이며. DVD-Video 전용 플레이어로 보기 바랍니다.
2. DVD-Video 전용 플레이어 이외의 환경에서 사용된 경우의 동작 보증은 하지 않습니다.
   당사의 실험에서는 DVD-ROM 드라이브를 탑재하여 DVD-Video형식에 대응한 재생소프트가 설치되어 있는 대부분의 개인용 컴퓨터에서는 거의 정상으로 동작하였으나, 개인용 컴퓨터에서의 동작을 보증하는 것은 아닙니다.
3. 본 DVD를 무단으로 복사, 복제, 상영하는 것은 저작권법으로 금지되어 있습니다.
4. 본 DVD의 사용 또는 사용불능에 의해서 일어난 손해에 대해서 보상은 하지 않습니다.
5. 수록한 동영상의 내용은 권두 vii~ x 페이지에 게재한 "동영상 타이틀 일람표"를 참조하기바랍니다.
6. DVD 조작에 대해서는 사용하는 DVD-Video 전용 플레이어의 취급설명서 등을 참조하기 바랍니다.
7. 내용에 관한 문의는 아래의 Fax 또는 E-mail로 부탁드립니다.
   Fax : 03-3811-8660
   E-Mail : support@nankodo.co.jp

DVD VIDEO